世界青光眼学会联合会共识系列

WGA Consensus Series

青光眼药物治疗

Medical Treatment of Glaucoma

编委会主任 王宁利

Director of Editorial Board: Ningli WANG

编委会副主任 张秀兰

Vice Director of Editorial Board: Xiulan ZHANG

U0392033

人民卫生出版社

People's Medical Publishing House

世界青光眼学会联合会共识系列　青光眼药物治疗
总 主 译　王宁利
分册主译　刘旭阳　王　涛

图书在版编目(CIP)数据

青光眼药物治疗 / 韦瑞博(Weinreb, R.N.)主编；王宁利译.
—北京：人民卫生出版社，2016
（世界青光眼学会联合会共识系列）
ISBN 978-7-117-22288-4

Ⅰ.①青…　Ⅱ.①韦…②王…　Ⅲ.①青光眼－药物疗法
Ⅳ.①R775.05

中国版本图书馆 CIP 数据核字(2016)第 054699 号

图字：01-2015-4457

世界青光眼学会联合会共识系列
青光眼药物治疗

总 主 译：王宁利
分册主译：刘旭阳　王　涛
出版发行：人民卫生出版社（中继线 010-59780011）
地　　址：北京市朝阳区潘家园南里 19 号
邮　　编：100021
E - mail：pmph @ pmph.com
购书热线：010-59787592　010-59787584　010-65264830
印　　刷：北京铭成印刷有限公司
经　　销：新华书店
开　　本：710×1000　1/16　**印张**：17　**字数**：324 千字
版　　次：2016 年 5 月第 1 版　2016 年 5 月第 1 版第 1 次印刷
标准书号：ISBN 978-7-117-22288-4/R・22289
定　　价：70.00 元
打击盗版举报电话：010-59787491　E-mail：WQ @ pmph.com
（凡属印装质量问题请与本社市场营销中心联系退换）

世界青光眼学会联合会共识系列

青光眼药物治疗

Medical Treatment of Glaucoma

主　　编　Weinreb，Araie，Susanna，Goldberg，Migdal，Liebmann

总 主 译　王宁利

Chief Editor　Ningli WANG

分册主译　刘旭阳　王　涛

Editors　Xuyang LIU，Tao WANG

译　　者（按姓氏笔画排序）

王宁利　王　涛　石晶明　刘旭阳　周　琦　夏晓波

袁援生　葛　坚

Contributors

Ningli WANG，Tao WANG，Jingming SHI，Xuyang LIU，

Qi ZHOU，Xiaobo XIA，Yuansheng YUAN，Jian GE

人民卫生出版社

People's Medical Publishing House

主　　编

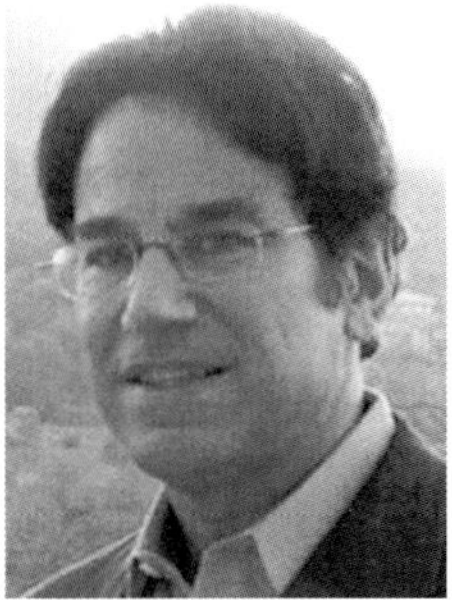

Robert N. Weinreb

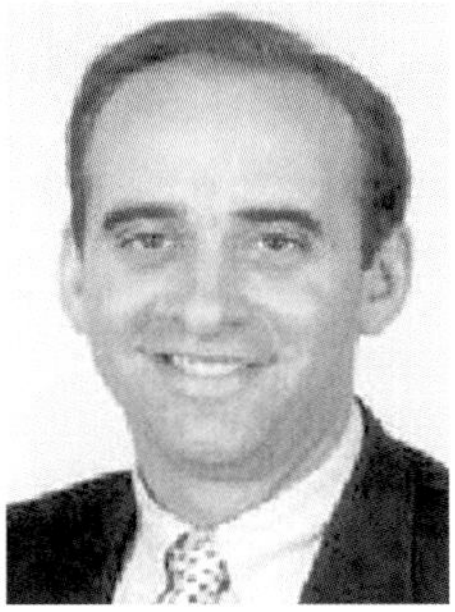

Jeffrey Liebmann

会议组成员

Consensus Chair
Robert N. Weinreb, USA

Section leaders
Makoto Araie, Japan
Ivan Goldberg, Australia
Jeffrey Liebmann, USA
Clive Migdal, UK
Remo Susanna, Brasil

Co-leaders
Augusto Azuaro-Blanco, UK
Anne Coleman, USA
Jonathan Crowston, Australia
David Friedman, USA
Ronnie George, India
Chris Girkin, USA
David Greenfield, USA
Neeru Gupta, Canada
Mingguang He, China
Paul Healey, Australia
Megumi Honjo, Japan
Jost Jonas, Germany
Kenji Kashiwagi, Japan
Fabian Lerner, Argentina
Chris Leung, Singapore
Keith Martin, UK
Felipe Medeiros, USA
Norbert Pfeiffer, Germany
Robert Ritch, USA
Tarek Shaarawy, Switzerland
Kuldev Singh, USA
Arthur Sit, USA
Clement Tham, Hong Kong
Carlo Traverso, Italy
Tina Wong, Singapore

Participants
Makoto Aihara, Japan
Oscar Albis, Mexico
Luciana Alencar, USA
Albert Alm, Sweden
Alfonso Anton, Spain
Norman Aquino, Philippines
Sanjay Asrani, USA
Tin Aung, Singapore
Ramesh Ayyala, USA
Keith Barton, UK
Eytan Blumenthal, Israel
Michael Boland, USA
Rupert Bourne, UK
James Brandt, USA
David Broadway, UK
Alain Bron, France
Robert Casson, Australia
Garudadri Chandra Sekhar, India
Abbott Clark, USA
Francesca Cordeiro, UK
Ranier Covar, Australia
Tanuj Dada, India
Karim Damji, Canada
Helen Danesh-Meyer, New Zealand
Gustavo de Moreas, USA
Renato de Natale, Italy
Philippe Denis, France
Sunil Deokule, USA
Seng Kheong Fang, Malaysia
Robert Fechtner, USA
Julio Garcia Feijoo, Spain
Robert Feldman, USA
Sandra Fernando, USA
Murray Fingeret, USA
Josef Flammer, Switzerland
Stefano Gandolfi, Italy
Jian Ge, China
Franz Grehn, Germany
Ian Grierson, UK
Daniel Grigera, Argentina
Franz Grus, Germany
Masanori Hangai, Japan
Alon Harris, USA
Tomomi Higashide, Japan
Ching Lin Ho, Singapore
Sek-Tien Hoh, Singapore
Gábor Holló, Hungary
Anton Hommer, Austria
Michel Iester, Italy
Masaru Inatani, Japan

Aiko Iwase, Japan
Henry Jampel, USA
Malik Kahook, USA
Michael Kass, USA
L. Jay Katz, USA
Paul Kaufman, USA
Changwon Kee, South Korea
Peng Khaw, UK
Anthony King, UK
Jonathan Kipnis, USA
Anastasios Konstas, Greece
Michael Kook, South Korea
Günter Krieglstein, Germany
Ted Krupin, USA
Steven Kymes, USA
Jimmy Lai, Hong Kong
Dennis Lam, Hong Kong
Simon Law, USA
Paul Lee, USA
Dexter Leung, Hong Kong
Len Levin, Canada
Hani Levkovitch-Verbin, Israel
Richard Lewis, USA
Shan Lin, USA
Stuart Lipton, USA
John Liu, USA
Eugenio Maul, Chile
Peter McCluskey, Australia
Stuart McKinnon, USA
Grant McLaren, South Africa
Stefano Miglior, Italy
James Morgan, UK
Sayoko Moroi, USA
Sameh Mosaed, USA
Maneli Mozaffaraieh, Switzerland
Ronit Nesher, Israel
Kouros Nouri-Mahdavi, USA
Carlo Nucci, Italy
Robert Nussenblatt, USA
Neville Osborne, UK
Augusto Paranhos, Brasil
Rajul Parikh, India
Vincenzo Parisi, Italy
Ki Ho Park, South Korea
Sung Chul Park, South Korea
Rodolfo Perez Grossmann, Peru
Bruce Prum, USA
Harry Quigley, USA
Nathan Radcliffe, USA
Sushma Rai, USA
Anthony Realini, USA
Douglas Rhee, USA
Robert Ritch, USA
Prin RojanaPongpun, Thailand
Lucca Rosetti, Italy
Lisandro Sakata, Brasil
Patricio Schlottmann, Argentina
Leopold Schmetterer, Austria
Joel Schuman, USA
Gail Schwartz, USA
Stephen Schwartz, USA
Michal Schwartz, Israel
Jovina See, Singapore
Janet Serle, USA
Peter Shah, UK
Anurag Shrivastava, USA
Kwok-Fai So, Hong Kong
George Spaeth, USA
Ingeborg Stalmans, Belgium
Kazuhisa Sugiyama, Japan
Hidenobu Tanihara ,Japan
Ivan Tavares, Brasil
Hagen Thieme, Germany
Ravi Thomas, Australia
John Thygesen, Denmark
Atsuo Tomidokoro, Japan
Fotis Topouzis, Greece
Carol Toris, USA
Ian Trounce, Australia
James Tsai, USA
Anja Tuulonen, Finland
Rohit Varma, USA
Lori Ventura, USA
Manuel Vidal-Sanz, Spain
Ananth Viswanathan, UK
Marco Vizzeri, USA
Ningli Wang, China
He Wei, China
Tony Wells, New Zealand
Lingling Wu, China
Tetsuya Yamamoto, Japan
Takeshi Yoshitomi, Japan
Yeni Yücel, Canada
Thierry Zeyen, Belgium

Consensus Development Panel
David Greenfield, USA
Jonathan Crowston, Australia
Felipe Medeiros, USA
Robert Ritch, USA
Kuldev Singh, USA
Chris Leung, Singapore
Carlo Traverso, Italy
Ningli Wang, China
Makoto Araie, Japan
Ivan Goldberg, Australia
Jeff Liebmann, USA
Clive Migdal, UK
Remo Susanna, Brasil
Robert N. Weinreb, USA

Recording Secretaries
Mauro Leite, Brasil
Harsha Rao, India

Glaucoma Societies/Sections of the following countries and regions have agreed to review the report:

Africa, Argentina, Asian-Oceanic, Australia and New Zealand, Austria, Azerbaijan, Bangladesh, Belgium, Bolivia, Brazil, Bulgaria, Canada, Chile, China, Colombia, Costa Rica, Croatia, Czech Republic, Denmark, Ecuador, Egypt, Estonia, Europe, Finland, France, Georgia, Germany, Greece, Hungary, Iceland, India, Indonesia, Iran, Ireland, Israel, Italy, Japan, Kenya, Korea, Latin-America, Latvia, Lesotho, Lithuania, Mexico, Netherlands, Nigeria, Norway, Pakistan, Pan America, Pan Arab, Paraguay, Peru, Philippines, Poland, Portugal, Puerto Rico, Romania, Russia, Saudi Arabia, Serbia, Singapore, Slovakia, Slovenia, South Africa, South-East Asia, Spain, Sweden, Switzerland, Taiwan, Thailand, Turkey, Ukraine, United Kingdom, USA, Venezuela, Zambia, Optometric Glaucoma Society and International Society for Glaucoma Surgery

前　　言

第七届世界青光眼学会共识的主题是青光眼的药物治疗。青光眼治疗的核心始终是青光眼的药物治疗。因此，本报告的结果对于青光眼的研究和临床实践将有广泛和显著的影响。全球同行，包括来自临床及科研方面医疗管理的权威，于2010年5月1日在劳德代尔堡讨论报告和细化共识声明。

与以往的会议相同，对这样一个复杂和微妙的主体寻求和达成共识是一个艰巨的任务。目前还不清楚我们每个人是如何决定我们的实践，且能够用于指导我们行为的证据尚且不足。因此，这种共识与其他的共识一样，不仅是基于已发表的文献中，也基于专家意见。虽然共识并不能代替并且不能成为科学研究的替代品，但它确实提供了相当大的价值，特别是当缺乏关键的证据时。该共识的目的是为青光眼药物治疗提供一个基础，如何把这种共识更好的应用于临床实践中。因此，认知这些我们没有多少证据的领域，必要的额外研究始终是一个高优先级。我们希望这份共识报告将成为我们理解的基准。然而，这份共识报告，与其他的一样，都是为了成为主流共识。希望新证据的出现将对其进行修订和改进。

主席：Robert N. Weinreb

共同主席：

Makoto Araie

Ivan Goldberg

Jeffrey Liebmann

Clive Migdal

Remo Susanna

（王宁利 译）

（**Translated by Ningli WANG**）

目　录

导　读

我们连续第七年记录世界青光眼协会青光眼共识。此次，我们的主题是青光眼的药物治疗。

通过国际合作组机构，邀请、聚集全球专家，开始于 2009 年 11 月，参与该项目论坛讨论区，一个独特的在线机会来促进每一个共识会议的讨论。与会者参与十个主题领域的讨论，对每一个关键问题达成共识，围绕和渗透青光眼药物治疗的所有方面。这些深思熟虑的讨论结果将由每个部分的摘要方式形成初步共识声明。共识报告的草案，包括于 2010 年 5 月 1 日星期六在劳德代尔堡初步共识声明，先于被分配给社会和合作伙伴审查和评论之前的共识会议。有关的利益相关者参与这次促进性的、有教育意义和启发性的会议，强调了审查和修订共识声明。针对讨论过程中的反馈意见，以及孕妇和儿童青光眼患者治疗部分，连同对这些问题的共识声明都被加入到《青光眼药物治疗》一书。共识报告由共识主席和编辑最后敲定。共识声明由专家协商小组最后确定。

Robert N. Weinreb
Jeff Liebmann

（葛　坚译）
（Translated by Jian GE）

第1章 什么样的人应该接受治疗?

Felipe A. Medeiros, Remo Susanna Jr., Kuldev Singh

章节主编 Remo Susanna
章节副主编: Felipe Medeiros, Kuldev Singh
编著者: Rupert Bourne, Bruce Prum, Anne Coleman, Tanuj Dada, Murray Fingeret, Christopher Girkin, Fabian Lerner, Felipe Medeiros, Eugenio Maul, Stefano Miglior, Sameh Mosaed, Kouros Nouri-Mahdavi, Remo Susanna, Kuldev Singh, Augusto Paranhos, Rajul Parikh, Lisandro Sakata, AnuragShrivastava, Ravi Thomas, Fotis Topouzis

共识观点

1. 总的来说,治疗是针对青光眼患者以及有视功能损害进展或者有视力相关生活质量降低风险的可疑青光眼患者。

注解: 当疾病进展风险大于治疗所带来的风险和副作用时,通常建议治疗。

2. 所有的治疗决策都应该考虑到与之共存的患者眼部条件、预期寿命、全身健康情况以及患者对治疗的认识和期望。

3. 在考虑青光眼患者的治疗方案时,评估疾病进展是至关重要的。对于疾病进展速率将极有可能导致余生视力相关生活质量明显下降的患者建议治疗。

4. 治疗一般来说针对有确定青光眼性视野缺损的患者,尤其是此类缺损是进展性缺损且此进展可以被检测到。

5. 视神经和视神经纤维层的青光眼特征性改变预示了青光眼的功能性视野缺损,因此这类确定有进展性损害的结构证据的患者一般需要进行降低眼内压治疗。

6. 要不要治疗可疑青光眼患者需要考虑以下关于疾病发展的危险因素,包括年龄、青光眼家族史、眼内压、中央角膜厚度、假性剥脱表现、视乳头出血、视神经乳头和视网膜神经纤维层结构及功能完整性的测量。

注解: 虽然有关青光眼进展相关危险因素的研究已经取得进展,但仍需要做大量工作来更好改进风险模型。尽管如此,那些影响疾病进展的危险因素还是可以帮助判断患者疾病治疗的预后,决定随访的频率和所采取的治疗力度。

7. 视神经乳头和视网膜神经纤维层的影像资料能够提供有用的预测数据,估计青光眼造成的进展性的功能丧失的风险。因此能够作为视力损失可替代的检测方法。

8. 选择性的视功能检查可以预测青光眼患者的功能损失，因此可以作为辅助检查帮助决定治疗方案。

9. 前瞻性模型或者风险估算可以协助临床医生来提供更多关于个体患者进展性的青光眼风险客观评价的信息。

注解: 前瞻性模型是根据严格筛选的患者群体建立的。患者群体是按照严格的入选标准和排除标准选择的，且可能不代表在每天的临床工作上遇到的全体患者。这些模型的使用应该严格针对那些与上述研究中类似的病人。

基本概念

青光眼是一种进行性视神经病变，可能导致严重的视力损害，使得患者的健康状况、生活质量乃至经济状况均受到影响[1]。随着老龄化加剧，到 2020 年为止，估计有超过 5800 万人将患有开角型青光眼，其中大约 10% 会导致双侧致盲，这使得青光眼成为全球范围内首位不可逆致盲疾病[2]。在美国，每年青光眼治疗费用高达 25 亿美元，同时青光眼也是患者去看医生的最常见原因之一[3]。此外，受损的生理和心理健康状况以及由于视力原因下降的生活质量严重地增加了这个疾病造成的负担。

在过去的十年里，我们对于眼内压（IOP）在青光眼中的认识有了重要的发展。现在我们已经清楚地认识到降低 IOP 疗法可以显著地延缓或是阻止青光眼进展。尽管现在的以降低眼压为主的疗法普遍被认为是安全的，但是仍可能有严重的局部或是全身副作用。另外，由于在诊断、日常用药的负担及治疗费用等方面所导致的患者焦虑或抑郁症状，治疗开始阶段可能会导致患者生活质量的降低。因此，青光眼的治疗应该以评估功能性损害进展或是视觉相关的生活质量下降带来的风险为根据，并且考虑多种因素，比如眼部条件，患者预期寿命，全身健康状况以及患者对治疗的认识和预期。

已经确认有视功能损伤或是有视觉损害风险的病人需要治疗，这点很少有争议，但是在疾病早期阶段或是有可疑青光眼的症状但是没有明确结构或是功能损害证据的病人是否需要治疗，就存在争议。根据美国眼科学会推荐的实践指南，可疑青光眼患者的治疗是“复杂并且取决于眼部、全身、医疗以及社会心理因素”。最近一些多中心的临床实验结果如高眼压症治疗研究（OHTS）[4]、欧洲青光眼预防研究（EGPS）[5]，提供了关于青光眼在高压眼症患者的发病率以及相关影响因素的证据。并不是所有高压眼症患者都会患青光眼。事实上，即使不治疗，高压眼症患者五年内发生早期视神经或视野损害症状的平均比例不超过 10%。然而，如果有相关确定的风险因素，那么患病的风险就会大大提高，这些因素的信息，可以为治疗可疑青光眼患者提供更好的循证医学指南。

即使是有青光眼视神经病变或是被标准自动视野计检测出视野丢失的患者，治疗时还应该考虑疾病发展的速度。尽管在疾病的发展过程中，绝大多数青光眼患者会表现出一些疾病进展的证据，恶化的速度可以是不一致的 [1，6~8]。有些患者在几年甚至是几十年的病程中可能只有很少的视力下降，但是同时也有一些患者的疾病进展很快速，除非采取合适的治疗干预措施，最终会导致眼盲或是严重损害。因此，评估病变程度是治疗中一个最基础的方面，这样，医疗资源可以指向那些最有可能出现严重损害的患者。

下面，我们回顾一些一致同意可以指导治疗青光眼患者或是疑似青光眼患者的证据。

降低眼压延缓或是阻止青光眼发展的有效性

治疗方法阻止疾病发展的有效性是决定某些情况下治疗是否开始的一项基本考虑因素。目前的研究显示，降低眼内压是能够有效延缓或阻止青光眼进展的唯一有效的方法。最近几年里，几个多中心临床试验的结果提供了降低眼压对防止青光眼造成的结构和功能损害的巨大作用的证据。在青光眼治疗中，降低眼压的有效作用证据是存在的，既可以降低疾病发生率，也可以减慢它的进展。

OHTS[4，9] 和 EGPS[5，10] 两个实验证明了降低眼压可以防止或是延缓高眼压患者的青光眼视神经病变和可疑青光眼患者的视野缺损。在 OHTS 中，1636 名患者被随机分为观察组和实验组，平均随访时间 72 个月。高眼压症基于一只眼压 24～32mmHg，另一只眼压 21～32mmHg，且房角镜检查房角开放，视野正常，视乳头正常。分配到实验组的参与者开始治疗，目标眼压是 24mmHg 或更低，至少比平均预设 IOP 降低 20%。治疗组和观察组的平均基线 IOP 分别为 24.9±2.6mmHg 和 24.9±2.7mmHg。治疗组的平均 IOP 降低 22.5%±9.9%，而观察组则降低 4.0%±11.6%。60 个月里，进展为原发性开角型青光眼概率在治疗组为 4.4%，而观察组则为 9.5%，治疗降低了 54% 的几率进展青光眼风险。

EGPS 是设计来调查在高眼压患者中开角型青光眼的发生是否能够被治疗阻止。EGPS 的入选标准和 OHTS 相似。然而，预设的 IOP 要求至少一只眼在 22～29mmHg 之间，由至少间隔两小时的两次连续测量为准，对另一只眼的眼压没有入选 / 排除标准。EGPS 实验中 1081 位参与者随机接受多佐胺或是安慰剂治疗，平均计划随访五年。然而，只有 64% 的治疗组患者和 75% 的安慰剂组完成了这次试验。多佐胺组平均基线 IOP 为 23.4mmHg，安慰剂组为 23.5mmHg。五年内平均 IOP 减少为多佐胺组 22.1%，安慰剂组 18.7%。实验完成时，进展为青光眼概率并没有显著差异。有些原因可以解释 OHTS 和 EGPS 实验结果的不同，包括平均效果的减退，缺少目标 IOP 和有选择性的失访。然而，尽管用多佐胺的实验组效果并没有比安慰剂更优越，但是 EGPS 实验结果依然支持高 IOP 是青光眼发生的危险因素。在一个包含年龄、心血管疾病的表现、CCT 和假剥脱样表现的多元模型中，1mmHg 眼压的升高会使青光眼发病率提高 18%。

对于已确诊为青光眼的患者，多个临床试验均能提供证据表明降低眼内压能停止疾病的进展。EMGT[11] 专门为评估降低眼内压在青光眼进展的治疗效果而设计的。EMGT 招募 255 例新诊断的、之前未治疗的开角型青光眼患者，在基线水平上有视野的缺损。患者被随机分配到治疗组和未治疗组，平均随访时间为 6 年。治疗组的平均眼压降幅达 25%，对照组则无变化。对照组中，青光眼进展的患者的比率明显比治疗组大（62% 相对 45%；危险率 = 0.50；95%CI：0.42～0.84；$P = 0.003$）。随访时，平均眼内压每升高 1mmHg，意味着进展风险增加 13%（HR = 1.13；95%CI：1.07～1.19；$P < 0.001$）。在调整为其他危险因素的多变量模型中，结果都是一致的。

CNTGS[12] 招募了 230 例单侧或者双侧为正常眼压性青光眼患者，其有典型的青光眼视杯凹陷的改变，有确定的视野缺损，在十次基线测量中，平均眼压为 20mmHg 或者低于 20mmHg（没有超过 24mmHg 的眼压记录）[12]。患眼被随机分组到对照组或者通过药物治疗 / 手术治疗使眼压降低 30% 的试验组。此研究发现在校正了白内障增加频率对基线眼压水平的影响之后的分析中，和对照组相比较试验组有更少的进展（12% 对比 35%），然而，这种意向性治疗分析不能显示出治疗的优势。

其他前瞻性临床试验也提供了一些证据：眼压降低可以延缓青光眼的进展。然而，值得注意的是这些试验都不是专门为表明眼压降低与青光眼进展的关系而设计的。进展期青光眼干预治疗试验（AGIS）[13] 是为了研究评估药物无法控制的开角型青光眼分别接受两种手术治疗的临床路径的长期试验，591 例患者，789 只眼随机分组到（1）氩激光小梁成形术，小梁切除术和小梁切除术（ATT）或者是（2）小梁切除术、氩激光小梁成形术和小梁切除术（TAT）。AGIS[13] 中的一个报告证实了眼压的控制与视野缺损的关系。在此相关性（ASSOCIATIVE ANALYSIS）分析中，患眼根据低于 18mmHg 眼压的随访比例分组。分为 4 组，100%（A 组），75%～100%（B 组），50%～75%（C 组），0～50%（D 组）。A 组的平均变化从基线到视野缺损的分值接近于 0，相比于 A 组，B、C、D 组的患者的视野缺损都有进展。在分析 AGIS 中视野丢失的可预测因素中，在随访最初的 18 个月，眼内压每升高 1mmHg 都使的在随后的随访中视野缺损分数升高 0.10，而且此结果是在调整了种族、设置的干预顺序、年龄、糖尿病、性别、相关眼内压及相关视野缺损分数因素之后 [13] 得出的结论。

CIFTS[14] 随机选择新诊断的开角型青光眼的 607 患者来比较药物治疗和手

术治疗。每个患者都被制定一个目标眼压，即眼压基线和一个参考的视野，以至于越严重的患者的眼压需要降低更多。药物治疗组的病人在眼科医师的指导下使用降眼压药物，然而手术治疗组的病人被安排小梁切除术（根据眼科医师的判断使用 5-FU）。手术组眼压平均下降 48%，药物组下降 35%。视野使用一个定义好的协议采用计分制（分数越高反映视野丢失严重程度，范围从 0 到 20）。在最近几年的随访中，两组的视野评分在平均水平上有细微的变化。在 CIGTS 中，手术组的病人平均眼压降得更低，除了在长期疗效的统计学分析方面外，似乎没有更深远的益处，这揭示了手术组在阻止早期视野丢失上有更好的结果[15]。

影响青光眼进展的危险因素

对于可疑青光眼患者，治疗应依据对其青光眼相关的危险因素的具体分析。同样，对于已有青光眼损害体征的患者，治疗的选择也应考虑到其疾病进展及视力损害的危险因素。危险因素的分析需要和治疗副作用、预期寿命和眼部及合并全身疾病的表现综合分析。

多个研究都已调查了影响青光眼进展的危险因素。这些研究的分析显示，多个危险因素或多或少影响青光眼进展：高眼压，老龄化，疾病重（已有确定损害的病人），视乳头出血，黑人，角膜薄[16]。最近，有更多证据指出眼灌注压是疾病进展另一个危险因素[17]。其他因素，例如：性别，糖尿病表现，体循环动脉高压，偏头痛病史，近视，还缺乏证据去证实与之相关。即使有青光眼家族史的人很有可能发生青光眼，但是是否能影响青光眼的发展，尚不清楚。以下我们介绍与青光眼进展相关的危险因素和相关依据。

眼内压

多个临床试验支持较高平均眼内压是作为青光眼发展的一个危险因素，对于有青光眼表现的个人，也是会导致疾病进展。在 EMGT，AGIS，OHTS，EGPS 和加拿大人青光眼研究[18]中显示，眼内压每升高 1mmHg 会增加 10%～19% 的风险。

年龄

有证据显示老龄化是作为青光眼发展进展的一个独立危险因素。这已被多个纵向临床试验和基于多人群的研究证实。老龄化对于增加青光眼风险的影响会在预期寿命的内容中解释。即使老龄化有增加疾病进展的风险，但由于预期寿命较短，疾病进展导致功能性障碍相对风险较低。

角膜厚度

角膜厚度是导致青光眼发展进展的另一个危险因素。在 OHTS[9]，EGPS[10] 和巴巴多斯眼研究 [19] 中显示，中央角膜厚度是原发性开角型青光眼进展的一个重要预测因素。角膜厚度对于已有青光眼性视神经损害的病人和具有相关结构与功能性异常的青光眼病人的视野缺损的进展是一危险因素 [20, 21~23]。EMGT 中一个长期随访报告证实角膜厚度对于已有青光眼和眼压升高的病人来讲，是导致疾病进一步发展的危险因素。角膜厚度每降低 40μm，就增加 25% 风险 [17]。

疾病严重程度

多项调查表明疾病越严重的患者，青光眼进展及致盲的风险越高。EMGT 中 [17, 24]，视野缺损更严重的患者随着时间推移更有机会进展。但是值得一提的是，疾病严重程度测量不能完全作为疾病的危险因素，因为它只是定义的一部分。然而，疾病严重程度在预测模型中的评估已经被证明对预测什么样的病人未来更有可能发展为疾病的某一重要临床分期有帮助 [25~26]。实际上，高眼压症、眼底杯盘比大或者视野标准模式偏差结果较差的病人显示出更大风险使青光眼进展。这些可预测危险因素在预测此类人群疾病风险时已经被纳入到成功模型中。

黑色人种

祖先是非洲裔的人开角型青光眼的发病率较高，早期疾病就易进展，疾病进展和致盲率较高 [27, 28]。还有许多因素导致青光眼进展和致盲，包括缺乏反应和获得治疗的机会。而且，祖先为非洲裔的人显示出更大的视乳头和更小的盘沿，较少数量视神经纤维，这在生物力学上存在劣势。这些人角膜偏薄，无形中增加了疾病危险因素，这一点在前面已提及。总的来说，他们也很少体检和治疗，对青光眼的风险也缺乏认识，在治疗依从性和持久性方面亦存在较大差异。然而，尽管环境、教育及医疗条件存在差异，还是有证据表明非洲裔的人种存在青光眼疾病的风险。

视乳头出血

许多研究包括 OHTS[29] 及 EMGT[30] 显示，视乳头出血通常与开角型青光眼进展的风险增加联系在一起的。而且，视乳头出血与疾病进展加快相关 [31]。这些出血可能是由于盘沿的缺血性梗死或者因视神经纤维萎缩导致毛细血管的机械性损伤，一般会在数月后消失。

家族史

基于人群的研究显示有证据强烈支持原发性开角型青光眼的家族遗传性。在鹿特丹研究中，有家族史的人得青光眼的风险比没有家族史的人高 10 倍 [32]。重要的是，在此项研究中，所有能涉及的家庭成员都接受了检查，以便除去潜在回忆偏倚和来自自我报告数据错误分类的可能性。在巴巴多斯家系研究中，根据对病人的亲属的检查，家族史也是被确认为一个青光眼主要危险因素 [33]。OHTS 和 EGPS 没有发现有家族史是青光眼进展的危险因素，所以这是这些研究中方法学上的不足。因为这些研究没有检查研究对象的亲属，研究中不得不依靠自我报告的家族史，存在潜在的不准确性。

在已经确定有青光眼损害的病人中，家族史和疾病进展的风险的关系还不确定。家族中又因青光眼致盲的历史可能暗示会患有严重类型的青光眼，进展可能性更高。然而，现在还没有研究来证实这个假说。

其他危险因素

越来越多的证据显示眼灌注压降低是青光眼进展的危险因素。在 EMGT 中，收缩灌注压低于 125mmHg 的人相比于大于 125mmHg 的人高出 42% 的风险 [17]。在调整了其他危险因素后，灌注压的影响仍然存在。

糖尿病常规被认为是原发性开角型青光眼的一个危险因素，直到最近的 15 年，几个多基于群体的研究和临床试验显示与原发性开角型青光眼没有联系。过去认为糖尿病和青光眼有相关性，部分是来源于确认偏倚，因为糖尿病患者会接受更多的眼科检查。现在认为，糖尿病与青光眼进展的风险的关系还不确定。

在 CNTGS 中，有偏头痛的病史被认为是正常眼压性青光眼患者进展的危险因素。研究显示，血管痉挛影响青光眼的发病 [34]。其他全身血管痉挛的症状，例如，雷诺现象，还没有被其他研究显示与青光眼进展有关联。

近视曾经被研究认为与青光眼患病率有关系 [35]，然而，与已确定有青光眼损害的患者疾病进展的风险的确切关系尚不清楚。

辅助检查在评估治疗决策的作用

诊断一个疾病，医生通常要整合一系列病人所表现出来的症状和体征，然后根据其表现来确定疾病的可能性程度。评估青光眼时，通常先是问病史，接下来是查体，通常是包括裂隙灯检查，眼压测量，视神经检查。在所有信息收集后，医生会假设患青光眼的可能性，然后预约更多的检查，例如视野检查。通常病人有可疑视乳头表现，但视野检查表现出正常或是无定论。在这种情况下，考虑到诊断不确定性，需要增加检查，例如视乳头和/或视神经纤维层照相或者功能特异性视野检查可以减小错误范围。然后，检查结果用来帮助临床评估，来决定是否这个可疑病人真的患病还是健康的。这些信息可以和风险因素的信息一起来决定是否病人应该接受治疗还是决定随访的必要性和频率。为了评估辅助检查的作用，有必要知道它们在预测青光眼功能性损害进展中的优势及局限性。

之前的调查显示横断面基线结构测量，不论是专家评估的眼底立体像或者客观照相技术，都可以预测可疑青光眼患者未来视野损害的进展。这表明这些检查方法在青光眼早期排查和可疑青光眼治疗方面是重要的[26, 36~41]。作为 OHTS 共聚焦扫描激光检眼镜辅助检查研究的一部分，盘沿视神经纤维薄的高眼压病患者在随访中显示出进展为青光眼的风险更大。偏振光扫描仪和 OCT 的研究也表明 RNFL 薄的可疑青光眼患者进展为确定青光眼性功能损害的风险更大。然而，在这些研究中，预测性的检查方法通常显示横断面结构性检测对预测个体功能性损害的精确性较低。例如，在 OHTS CSLO 研究中，Moorfields 回归分析显示一个异常结果的阳性预测率仅有 14.1%，表明在预测青光眼个体未来进展方面基线测量的精确性较低[37]。因为视神经及其纤维层个体差异性较大，使得以疾病早期体征来诊断是困难的。即使视乳头改变随着时间进展的检测更有可能具体预测青光眼结构性及功能性损害，但视乳头进展性改变在预测青光眼患者功能性结局的能力只是在最近得到了解释。Medeiros 等[42]的研究显示，眼底立体像有进展视乳头改变的可疑青光眼患者在随访时比没有改变的患者视野缺损的几率高出 26 倍的机会（HR = Hazard ratio，HR: 25.8; 95%CI: 16.0～41.7）。视乳头进展性改变是最重要的危险因素，R2 为 79%，比其他可知的危险因素都要重要，例如眼压，角膜厚度。Chauhan 等[43]在对 81 人的队列研究预测功能性损害的一项研究也显示，用海德堡视网膜断层分析的 TCA 软件检测出视乳头进展的变化，显示出照相设备检测也能被用来检测视乳头改变表现。

检测青光眼进展性功能损害在临床上是非常有意义的。最近基于人群数据的分析显示出青光眼患者甚至是轻微的视野丢失也对视觉相关的生活质量有消极的影响[44]。假使保守治疗有效，超过 10% 的诊断为早期视野损害的青光眼患者接受保守治疗，将还是会在日后导致视力损害甚至致盲[45]。这些证据似乎指出在视野丢失进展前早期诊断及治疗青光眼是非常有必要的。因此，在视野损害发生之前检查视神经改变的目的是为了早期检测出青光眼，减少青光眼相关的功能性损害。

特异性功能性视野检查例如 SWAP 或者 FDT 已经被建议作为早期侦查青光眼性功能损害的辅助检查。即使初始 SWAP 的评价相比于全阈值视野计显示出有意义的结果，但是更多研究显示当与 SITA 标准视野计相比时，SWAP 的优点尚不明确[46~48]。对于 FDT，现在的研究显示其可能侦查到功能性损害在 SITA 标准视野之前，然而，也只是一些纵向研究中有证明[49~51]。更多的是，当一个临床医生评估这些检查结果时和如何纳入这些信息决定治疗时，还不清楚应该使用哪个参数。

在青光眼治疗中预测模型是否有用?

即使个体危险因素的信息可能帮助临床医生做出治疗决策，但是把几个危险因素的信息整合在一起然后为某个具体的病人提供一个全面评估通常是困难的。在这种状况下，预测模型或者风险计算器（Risk Calculator）可能帮助临床医生提供一份更客观的风险评估。Mansberger 等演示了一项眼科医师去评估他们在预测高眼压患者的青光眼进展风险的能力的调查[52]。眼科医师有口头评述及总结 OHTS 结果的手写材料的优势。调查发现与风险计算器估计的风险相比，眼科医师倾向于低估风险。眼科医师也有一个大范围的预测，有时会比真实的风险相差 40%，这更说明了需要一个更标准的风险评估方法。

预测模型的发展需要经过一系列复杂的过程。最开始包括在多次严格随访患者之后在一个或多个纵向研究基础上对研究资料的获取与分析。2005 年 Medeiros 等[26]人发表了一个风险计算器的研究结果来评价高眼压症患者发展为青光眼的风险，这个风险计算器的结果来源于 OHTS[9, 53]研究发表的结果。这个风险计算器的设计是为了评估如果左眼在 5 年内不进行治疗其右眼从高眼压症发展为青光眼的风险有多大？为了简化风险计算器的使用，特意为临床医生设计了一个点系统（Point System）和一个电子计算器。在 2007 年 OHTS 和 EGPS 调查者发表了基于 OHTS/EGPS 数据库分析基础上的一个青光眼风险计算器进展分析结果，此结果和 2005 年发表的预测模型的结果是相似的[41]。这个风险计算器包括了和青光眼风险密切相关的 5 个因素：年龄、IOP、PSD、CCT 以及垂直 C/D 比值。

来源于某一个特殊的数据集的预测模型并不保证对一个不同组的病人有效。事实上，回归模型（风险计算器）作为诊断或者预测工具的表现通常比建立在新数据上的同样的模型好。因此，在风险计算器成功应用于临床工作中前，它们需要在不同人群中被证实有效，也就是说，它们必须表明在病人身上能有满意的效果，而不只是从模型得出的数据结果上看有意义。Medeiros 等在 2005 年发表的风险计算器，在 DIGS 的一个独立的群体中被证实有效，体现出在确认青光眼进展方面相当的预测能力。这个风险模型来源于集中 OHTS/EGPS 样本中，超过 1100 例高眼压患者，也显示出 0.74 的统计量和好的精准度。OHTS/EGPS 风险计算器可以在以下网址上查阅到：http://ohts.wustl.edu/risk.

青光眼进展的预测模型

对已经确诊青光眼的患者评估青光眼进展损害和对评估未患青光眼患者发展成为青光眼的风险同样重要。青光眼进展的预测模型可以用同样的准则，像用在青光眼发展和证实的模型上一样。一开始，审核那些随访青光眼患者的纵向研究来确认与疾病进展相关的危险因素。预测模型理论上根据以上纵向研究的结果可以被开发出来。这样的一个模型在评估青光眼患者是否有较大风险导致视觉功能丧失很有帮助。值得强调的是，任何一个预测模型都会在一个独立病人群体中被证实有效，正如上述高眼压病的风险计算器一样。

预测模型的局限性

预测模型在临床的应用上有诸多局限。预测模型是以严格筛选的病人群体为基础的，是有严格的入选标准和排除标准的，这可能不能代表我们每天在临床上见到的病人。这些模型的使用应该限制在与研究中类似的患者中。值得重视的是，其实预测模型能提供一个更为客观的风险评估，但是它们的使用并不能代替临床医生为病人做治疗决策。举个例子，现有的风险计算器可以评估青光眼进展的风险，但是并不包括指导治疗例如健康状况、预期寿命、病人的治疗意愿、治疗花费、治疗对生活质量的影响等重要信息。还有需要强调的是，现在的青光眼风险计算器已经被设计成评估早期疾病的进展风险，并不对患者视觉质量有影响。最后，越来越多关于疾病发展及进展相关危险因素的证据被发现，因此，有理由相信，更新更好的预测模型将会被开发用来替代现有的模型。

疾病进展速度评估对治疗决策的重要性

在考虑青光眼患者的治疗时，评估疾病进展是最根本和重要的。对疾病进展极有可能导致余生视觉相关生活质量下降的患者，通常建议治疗[8]。因为在不同患者青光眼病变的进展是完全不同的，一些患者可能进展缓慢而疾病在视觉质量上只有轻微的影响，另一方面，快速进展且急剧恶化的患者随着时间推移可能会导致功能性损害，导致生活质量迅速下降。

标准自动视野计仍然是评估青光眼功能性损害的金标准。EMGT 最近的一项报告提供了开角型青光眼的自然病史和视野丢失进展率的相关信息[7]。未治疗的青光眼患者平均随访了 6 年。平均视野丢失速率是 0.4dB/ 每年。但在不同患眼之间青光眼的进展速度还是存在很大的变异，有些患眼在随访期间很稳定，进展几乎为 0dB，然而有些患者却以每年 5dB 速度进展。如此大的变异率暗示有必要针对每个病人进行个体化评估疾病进展速率。

多项研究提供证据显示，在标准自动视野计上检测到确定的功能性视野丢失之前，有意义的视乳头和视神经纤维层的结构性改变就已经有可能出现[4, 42, 54~50, 9]。标准视野计对疾病早期检测的相对低敏感度，可能与疾病的自然病程相关或者可能反映出测量方法和视野数据对数函数的变异性。对数函数可能显示出青光眼的结构与功能性检测值之间的相关比例关系[56~57, 60~61]。对数函数可以使视野在一个低 dB 水平上的敏感性变化更明显而在高 dB 水平上则相反。因此，视觉功能改变在疾病早期不如结构性损害会那么明显，以致给人的印象是结构改变在先，这一点在疾病进展的测量中也许暗示，应用 SAP 对疾病早期功能性损害的测量可能不敏感，更强调了对结构性改变测量的重要性。

即使视乳头立体像已经被认为是评估青光眼结构性损害的金标准，但由于这项检查的定性与主观特性，使用立体像评估青光眼结构性改变还存在困难。来源于图片影像技术的客观及定量检查方法的使用可以帮助评估疾病结构性损害。多个研究显示已经用图片影像技术例如共聚焦扫描激光检眼镜[62~64]，偏振光激光扫描仪[8, 65~67]和 OCT 来评估青光眼的进展[68, 69]。另外，其他研究也显示运用这些影像设备来评估疾病进展也与疾病危险因素相关，例如眼压[67]。这些结果显示使用以上设备来评估结构性改变可以提供更多的信息来评价使用标准自动视野计检测视野进展性丢失。

其他方面

成本效益

开始青光眼的治疗所需的花费对于个人还是社会来说，都需要仔细的评估，因为治疗可能性与可用资源之间的间隙持续在加大。最近，有更多关于研究青光眼治疗的成本效益[70]，然而，主要的带有经济学模型方法学问题是临床相关长期成本效益研究所缺乏的。一个使用成本效用分析的类似的研究以患有高眼压症的人做假设性队列研究，不同治疗范围从“一个不治”到“治疗所有人”[71]。这样治疗所有人的选择比其他选择花费更多且效益更低。每年青光眼进展风险大于 2% 的患者接受治疗可能是最有成本效益的。一些医疗结构尝试为青光眼及高眼压患者提供成本效益策略，然而以成本效益为根据的证据有限。

预期寿命和全身健康状况

在决定是否治疗时，病人的预期寿命和全身健康状况是非常重要考虑因素。使用计算从特定年龄组的发病率得出的开角型青光眼患病率的模型，Broman 等[72]估计，从青光眼诊断时的年龄评估预期寿命，欧洲人平均为 13.1 年，西班牙人平均为 13.0 年，中国人平均为 10.5 年，非洲人平均为 15.4 年。现有风险计算器并不包括指导治疗的关键信息例如预期寿命和病人对日复一年使用眼药水的意愿[7]。评估 5 年的青光眼风险时，应考虑到死亡率，Griffin 等[73]报道死亡风险（使用 Charlson 指数）可以被用来计算在个体一生中青光眼进展的风险。另外，非常重要的是要保证病人可以依从并坚持治疗。

避免伤害

病人需要对治疗有切合实际的期望，这需要和临床医生进行有效的沟通。青光眼治疗可能会有以下副作用，从过敏性结膜炎到导致盲的手术并发症。对于青光眼治疗的误解可能会使以下情形发生：可能对治疗依从性产生影响，不仅关系到个人，也会在参与到的朋友及家人中，阻碍青光眼护理工作。当决定是否及如何治疗青光眼病人时，这些问题需要被考虑到。

（王　涛 译）

参考文献

1. Weinreb RN, Khaw PT. Primary open-angle glaucoma. Lancet 2004; 363: 1711-1720.
2. Quigley HA, Broman AT. The number of people with glaucoma worldwide in 2010 and 2020. Br J Ophthalmol 2006; 90: 262-267.
3. Schappert SM. Office visits for glaucoma: United States, 1991-92. Adv Data 1995;1-14.
4. Kass MA, Heuer DK, Higginbotham EJ, et al. The Ocular Hypertension Treatment Study: a randomized trial determines that topical ocular hypotensive medication delays or prevents the onset of primary open-angle glaucoma. Arch Ophthalmol 2002; 120: 701-713; discussion 829-830.
5. Miglior S, Zeyen T, Pfeiffer N, Cunha-Vaz J, Torri V, Adamsons I. Results of the European Glaucoma Prevention Study. Ophthalmology 2005; 112: 366-375.
6. Anderson DR, Drance SM, Schulzer M. Natural history of normal-tension glaucoma. Ophthalmology 2001; 108: 247-253.
7. Heijl A, Bengtsson B, Hyman L, Leske MC. Natural history of open-angle glaucoma. Ophthalmology 2009; 116: 2271-2276.
8. Medeiros FA, Zangwill LM, Alencar LM, Sample PA, Weinreb RN. Rates of progressive retinal nerve fiber layer loss in glaucoma measured by scanning laser polarimetry. Am J Ophthalmol 2010; 149: 908-915.
9. Gordon MO, Beiser JA, Brandt JD, et al. The Ocular Hypertension Treatment Study: baseline factors that predict the onset of primary open-angle glaucoma. Arch Ophthalmol 2002; 120: 714-720; discussion 829-30.
10. Miglior S, Pfeiffer N, Torri V, Zeyen T, Cunha-Vaz J, Adamsons I. Predictive factors for open-angle glaucoma among patients with ocular hypertension in the European Glaucoma Prevention Study. Ophthalmology 2007; 114: 3-9.
11. Heijl A, Leske MC, Bengtsson B, Hyman L, Bengtsson B, Hussein M. Reduction of intraocular pressure and glaucoma progression: results from the Early Manifest Glaucoma Trial. Arch Ophthalmol 2002; 120: 1268-1279.
12. Collaborative Normal-Tension Glaucoma Study Group. Comparison of glaucomatous progres-

sion between untreated patients with normal-tension glaucoma and patients with therapeutically reduced intraocular pressures. Am J Ophthalmol 1998; 126: 487-497.
13. The Advanced Glaucoma Intervention Study (AGIS): 7. The relationship between control of intraocular pressure and visual field deterioration.The AGIS Investigators. Am J Ophthalmol 2000; 130: 429-440.
14. Lichter PR, Musch DC, Gillespie BW, et al. Interim clinical outcomes in the Collaborative Initial Glaucoma Treatment Study comparing initial treatment randomized to medications or surgery. Ophthalmology 2001; 108: 1943-1953.
15. Lichter P, Musch DC, Gillespie BW, Niziol LN. Trabeculectomy as initial treatment for open-angle glaucoma patients with substantial visual field defects. Abstract presented at: American Glaucoma Society Annual Meeting, March 2006, Charleston, South Carolina.
16. Boland MV, Quigley HA. Risk factors and open-angle glaucoma: classification and application. J Glaucoma 2007; 16: 406-418.
17. Leske MC, Heijl A, Hyman L, Bengtsson B, Dong L, Yang Z. Predictors of long-term progression in the early manifest glaucoma trial. Ophthalmology 2007; 114: 1965-1972.
18. Chauhan BC, Mikelberg FS, Balaszi AG, LeBlanc RP, Lesk MR, Trope GE. Canadian Glaucoma Study: 2. risk factors for the progression of open-angle glaucoma. Arch Ophthalmol 2008; 126: 1030-1036.
19. Nemesure B, Wu SY, Hennis A, Leske MC. Corneal thickness and intraocular pressure in the Barbados eye studies. Arch Ophthalmol 2003; 121: 240-244.
20. Medeiros FA, Sample PA, Zangwill LM, Bowd C, Aihara M, Weinreb RN. Corneal thickness as a risk factor for visual field loss in patients with preperimetric glaucomatous optic neuropathy. Am J Ophthalmol 2003; 136: 805-813.
21. Medeiros FA, Sample PA, Weinreb RN. Corneal thickness measurements and frequency doubling technology perimetry abnormalities in ocular hypertensive eyes. Ophthalmology 2003; 110: 1903-1908.
22. Medeiros FA, Sample PA, Weinreb RN. Corneal thickness measurements and visual function abnormalities in ocular hypertensive patients. Am J Ophthalmol 2003; 135: 131-137.
23. Henderson PA, Medeiros FA, Zangwill LM, Weinreb RN. Relationship between central corneal thickness and retinal nerve fiber layer thickness in ocular hypertensive patients. Ophthalmology 2005; 112: 251-256.
24. Leske MC, Heijl A, Hussein M, Bengtsson B, Hyman L, Komaroff E. Factors for glaucoma progression and the effect of treatment: the early manifest glaucoma trial. Arch Ophthalmol 2003; 121: 48-56.
25. Medeiros FA, Weinreb RN. Predictive models to estimate the risk of glaucoma development and progression. Prog Brain Res 2008; 173: 15-24.
26. Medeiros FA, Weinreb RN, Sample PA, et al. Validation of a predictive model to estimate the risk of conversion from ocular hypertension to glaucoma. Arch Ophthalmol 2005; 123: 1351-1360.
27. Tielsch JM, Sommer A, Katz J, Royall RM, Quigley HA, Javitt J. Racial variations in the prevalence of primary open-angle glaucoma. The Baltimore Eye Survey. JAMA 1991; 266: 369-374.
28. Leske MC, Connell AM, Schachat AP, Hyman L. The Barbados Eye Study. Prevalence of open angle glaucoma. Arch Ophthalmol 1994; 112: 821-829.
29. Budenz DL, Anderson DR, Feuer WJ, et al. Detection and prognostic significance of optic disc hemorrhages during the Ocular Hypertension Treatment Study. Ophthalmology 2006; 113: 2137-2143.
30. Bengtsson B, Leske MC, Yang Z, Heijl A. Disc hemorrhages and treatment in the early manifest glaucoma trial. Ophthalmology 2008; 115: 2044-2048.
31. Medeiros FA, Alencar LM, Sample PA, Zangwill LM, Susanna R, Jr., Weinreb RN. The Relationship between Intraocular Pressure Reduction and Rates of Progressive Visual Field Loss in Eyes with Optic Disc Hemorrhage. Ophthalmology In press (Epub ahead of print).

32. Wolfs RC, Klaver CC, Ramrattan RS, van Duijn CM, Hofman A, de Jong PT. Genetic risk of primary open-angle glaucoma. Population-based familial aggregation study. Arch Ophthalmol 1998; 116: 1640-1645.
33. Nemesure B, He Q, Mendell N, et al. Inheritance of open-angle glaucoma in the Barbados family study. Am J Med Genet 2001; 103: 36-43.
34. Anderson DR. Collaborative normal tension glaucoma study. Curr Opin Ophthalmol 2003; 14: 86-90.
35. Grodum K, Heijl A, Bengtsson B. Refractive error and glaucoma. Acta Ophthalmol Scand 2001; 79: 560-566.
36. Lalezary M, Medeiros FA, Weinreb RN, et al. Baseline optical coherence tomography predicts the development of glaucomatous change in glaucoma suspects. Am J Ophthalmol 2006; 142: 576-582.
37. Zangwill LM, Weinreb RN, Beiser JA, et al. Baseline topographic optic disc measurements are associated with the development of primary open-angle glaucoma: the Confocal Scanning Laser Ophthalmoscopy Ancillary Study to the Ocular Hypertension Treatment Study. Arch Ophthalmol 2005; 123: 1188-1197.
38. Mohammadi K, Bowd C, Weinreb RN, Medeiros FA, Sample PA, Zangwill LM. Retinal nerve fiber layer thickness measurements with scanning laser polarimetry predict glaucomatous visual field loss. Am J Ophthalmol 2004; 138: 592-601.
39. Alencar LM, Bowd C, Weinreb RN, Zangwill LM, Sample PA, Medeiros FA. Comparison of HRT-3 glaucoma probability score and subjective stereophotograph assessment for prediction of progression in glaucoma. Invest Ophthalmol Vis Sci 2008; 49: 1898-1906.
40. Medeiros FA, Zangwill LM, Bowd C, Vasile C, Sample PA, Weinreb RN. Agreement between stereophotographic and confocal scanning laser ophthalmoscopy measurements of cup/disc ratio: effect on a predictive model for glaucoma development. J Glaucoma 2007; 16: 209-214.
41. Gordon MO, Torri V, Miglior S, et al. Validated prediction model for the development of primary open-angle glaucoma in individuals with ocular hypertension. Ophthalmology 2007; 114: 10-19.
42. Medeiros FA, Alencar LM, Zangwill LM, Bowd C, Sample PA, Weinreb RN. Prediction of functional loss in glaucoma from progressive optic disc damage. Arch Ophthalmol 2009; 127: 1250-1256.
43. Chauhan BC, Nicolela MT, Artes PH. Incidence and Rates of Visual Field Progression after Longitudinally Measured Optic Disc Change in Glaucoma. Ophthalmology 2009; 116: 2110-2118.
44. McKean-Cowdin R, Varma R, Wu J, Hays RD, Azen SP. Severity of visual field loss and health-related quality of life. Am J Ophthalmol 2007; 143: 1013-1023.
45. Rein DB, Wittenborn JS, Lee PP, et al. The Cost-effectiveness of Routine Office-based Identification and Subsequent Medical Treatment of Primary Open-Angle Glaucoma in the United States. Ophthalmology 2009; 116: 823-832.
46. Sample PA, Medeiros FA, Racette L, et al. Identifying glaucomatous vision loss with visual-function-specific perimetry in the diagnostic innovations in glaucoma study. Invest Ophthalmol Vis Sci 2006; 47: 3381-3389.
47. Van der Schoot J, Reus NJ, Colen TP, Lemij HG. The ability of short-wavelength automated perimetry to predict conversion to glaucoma. Ophthalmology 2010; 117: 30-34.
48. Ng M, Racette L, Pascual JP, et al. Comparing the full-threshold and Swedish interactive thresholding algorithms for short-wavelength automated perimetry. Invest Ophthalmol Vis Sci 2009; 50: 1726-1733.
49. Soliman MA, de Jong LA, Ismaeil AA, van den Berg TJ, de Smet MD. Standard achromatic perimetry, short wavelength automated perimetry, and frequency doubling technology for detection of glaucoma damage. Ophthalmology 2002; 109: 444-454.

50. Medeiros FA, Sample PA, Zangwill LM, Liebmann JM, Girkin CA, Weinreb RN. A statistical approach to the evaluation of covariate effects on the receiver operating characteristic curves of diagnostic tests in glaucoma. Invest Ophthalmol Vis Sci 2006; 47: 2520-2527.
51. Medeiros FA, Sample PA, Weinreb RN. Frequency doubling technology perimetry abnormalities as predictors of glaucomatous visual field loss. Am J Ophthalmol 2004; 137: 863-871.
52. Mansberger SL, Cioffi GA. The probability of glaucoma from ocular hypertension determined by ophthalmologists in comparison to a risk calculator. J Glaucoma 2006; 15: 426-431.
53. Coleman AL, Gordon MO, Beiser JA, Kass MA. Baseline risk factors for the development of primary open-angle glaucoma in the Ocular Hypertension Treatment Study. Am J Ophthalmol 2004; 138: 684-685.
54. Medeiros FA, Zangwill LM, Bowd C, Sample PA, Weinreb RN. Use of progressive glaucomatous optic disk change as the reference standard for evaluation of diagnostic tests in glaucoma. Am J Ophthalmol 2005; 139: 1010-1018.
55. Sommer A, Katz J, Quigley HA, et al. Clinically detectable nerve fiber atrophy precedes the onset of glaucomatous field loss. Arch Ophthalmol 1991; 109: 77-83.
56. Hood DC, Kardon RH. A framework for comparing structural and functional measures of glaucomatous damage. Prog Retin Eye Res 2007; 26: 688-710.
57. Harwerth RS, Carter-Dawson L, Smith EL, 3rd, Barnes G, Holt WF, Crawford ML. Neural losses correlated with visual losses in clinical perimetry. Invest Ophthalmol Vis Sci 2004; 45: 3152-3160.
58. Medeiros FA, Alencar LM, Zangwill LM, Sample PA, Weinreb RN. The Relationship between Intraocular Pressure and Progressive Retinal Nerve Fiber Layer Loss in Glaucoma. Ophthalmology 2009; 116: 1125-1133.
59. Medeiros FA, Vizzeri G, Zangwill LM, Alencar LM, Sample PA, Weinreb RN. Comparison of retinal nerve fiber layer and optic disc imaging for diagnosing glaucoma in patients suspected of having the disease. Ophthalmology 2008; 115: 1340-1346.
60. Garway-Heath DF, Caprioli J, Fitzke FW, Hitchings RA. Scaling the hill of vision: the physiological relationship between light sensitivity and ganglion cell numbers. Invest Ophthalmol Vis Sci 2000; 41: 1774-1782.
61. Swanson WH, Felius J, Pan F. Perimetric defects and ganglion cell damage: interpreting linear relations using a two-stage neural model. Invest Ophthalmol Vis Sci 2004; 45: 466-472.
62. Strouthidis NG, Gardiner SK, Sinapis C, Burgoyne CF, Garway-Heath DF. The spatial pattern of neuroretinal rim loss in ocular hypertension. Invest Ophthalmol Vis Sci 2009; 50: 3737-3742.
63. See JL, Nicolela MT, Chauhan BC. Rates of neuroretinal rim and peripapillary atrophy area change: a comparative study of glaucoma patients and normal controls. Ophthalmology 2009; 116: 840-847.
64. Alencar LM, Zangwill LM, Weinreb RN, et al. A comparison of rates of change in neuroretinal rim area and retinal nerve fiber layer thickness in progressive glaucoma. Invest Ophthalmol Vis Sci 2010; 51: 3531-3539.
65. Medeiros FA, Alencar LM, Zangwill LM, et al. Detection of progressive retinal nerve fiber layer loss in glaucoma using scanning laser polarimetry with variable corneal compensation. Invest Ophthalmol Vis Sci 2009; 50: 1675-1681.
66. Medeiros FA, Alencar LM, Zangwill LM, Sample PA, Susanna R, Jr., Weinreb RN. Impact of atypical retardation patterns on detection of glaucoma progression using the GDx with variable corneal compensation. Am J Ophthalmol 2009; 148: 155-163 e1.
67. Medeiros FA, Alencar LM, Zangwill LM, Sample PA, Weinreb RN. The Relationship between intraocular pressure and progressive retinal nerve fiber layer loss in glaucoma. Ophthalmology 2009; 116: 1125-1133 e1-3.

68. Medeiros FA, Zangwill LM, Alencar LM, et al. Detection of glaucoma progression with stratus OCT retinal nerve fiber layer, optic nerve head, and macular thickness measurements. Invest Ophthalmol Vis Sci 2009; 50: 5741-5748.
69. Leung CK, Cheung CY, Weinreb RN, et al. Evaluation of retinal nerve fiber layer progression in glaucoma: a study on optical coherence tomography guided progression analysis. Invest Ophthalmol Vis Sci 2010; 51: 217-222.
70. Schmier JK, Halpern MT, Jones ML. The economic implications of glaucoma: a literature review. Pharmacoeconomics 2007; 25: 287-308.
71. Kymes SM, Kass MA, Anderson DR, Miller JP, Gordon MO. Management of ocular hypertension: a cost-effectiveness approach from the Ocular Hypertension Treatment Study. Am J Ophthalmol 2006; 141: 997-1008.
72. Broman AT, Quigley HA, West SK, et al. Estimating the rate of progressive visual field damage in those with open-angle glaucoma, from cross-sectional data. Invest Ophthalmol Vis Sci 2008; 49: 66-76.
73. Griffin BA, Elliott MN, Coleman AL, Cheng EM. Incorporating mortality risk into estimates of 5-year glaucoma risk. Am J Ophthalmol 2009; 148: 925-931 e7.

第2章　治疗目标——目标眼压

Augusto Azuaro-Blanco，Henry Jampel

章节主编：Jeffrey Liebmann

章节副主编：Augusto Azuaro-Blanco，Mingguang He

编著者：Oscar Albis，Sanjay Asrani，Tin Aung，Eytan Blumenthal，Rupert Bourne，Alain Bron，Karim Damji，Sunil Deokule，Robert Fechtner，Robert Feldman，Franz Grehn，Daniel Grigera，Minguang He（section co-chair）Paul Healey，Gabor Holló，Michel Iester，Kenji Kashiwagi，L. Jay Katz，Anthony King，Anastasios Konstas，Jimmy Lai，Dennis Lam，Jeffrey Liebmann（section leader），Shlomo Melamed，Gustavo de Moreas，Harry Quigley，Nathan Radcliffe，Sushma Rai，Prin RojanaPongpun，Gail Schwartz，Janet Serle，Kuldev Singh，Ravi Thomas，Fotis Topouzis，Rohit Varma，Lingling Wu，Tetsuya Yamamoto，Thierry Zeyen

共识观点

1. 目标眼压是指眼内压处于一个安全范围，在这个范围里，临床医生认为病情的预期进展不会影响患者的生活质量。

注解：尽管目标眼压这个用法被绝大多数专家推荐，但是并没有充分的证据说明这可以带来更好的临床预后。

2. 目标眼压具体范围是由青光眼损伤、进展程度、造成损伤时的眼压、患者的预期寿命、严重青光眼患者患眼外的另一只眼情况、家族史等因素决定的。

3. 控制目标眼压需要不断地重新评估和调整。

4. 必须衡量为了达到目标眼压所采用的进一步治疗的利与弊。

注解：短期和长期眼压变化、眼压计读数的准确性、患者预期寿命、治疗的依从性、预期进展等不确定性仍然尚未解决。

5. 治疗目标包括眼压、视功能、解剖结构情况（视乳头、视网膜神经纤维层）以及生活质量。

注解：患者陈述的青光眼病情结果能否在临床实践中运用以及它们是否发现了有临床意义的病情变化是尚有疑问的。

目标眼压的概念

目标眼压是指眼压处于一个安全范围，在这个范围里，临床医生认为病情的预期进展不会影响患者的生活质量。

目标眼压在临床实践中的使用

绝大多数临床医生在临床实践中使用目标眼压。目标眼内压的确定需要考虑以下因素：①青光眼损伤的程度（根据结构和功能的测量）；②基线眼压，即损伤发生时的水平（理论上说需要多个数值）；③患者的预期寿命（统计表会有帮助），预期寿命长的患者眼压应该控制在较低范围，而老年人的标准可以适当放松；④目前眼压水平下的病情进展（使用视野和结构检测来评估）；⑤对侧眼的状况（如果对侧眼是健康的，青光眼对生活质量的可能影响将减少，但是假如对侧眼是盲的，则应该尽最大努力避免青光眼进一步发展）；⑥严重青光眼的家族史。

必须认识到在确定目标眼压的过程中主观因素和临床专业知识是一个重要因素。

设定目标眼压有简单易懂的方法，同时也有试图囊括以上所有已知相关因素的复杂公式。举一个简单原始的例子：降低所有新确诊青光眼的患者 30% 的眼压。另一个有关的简单方法是：轻度青光眼，较高的眼压；中度青光眼，中度眼压；晚期青光眼，低眼压。

目标眼压需要一定的灵活度，能够适应患者的条件及眼部和整体状况的改变。具体来说，就是当临床医生遇见眼压没有达到目标而需要进一步降低压力时，要考虑相关风险。特别是当需要手术来进一步降低眼压的时候，但是总的来说，每个治疗决策和改变都必须平衡收益和风险。目标眼压对一些患者来说很有用，比如很可能有大范围视野缺损或是失明的患者。可能对于那些视力损伤机会不大的患者（比如高眼压症，轻度正常眼压青光眼）来说，重点应该放在尽可能减小治疗副作用而不是达到某一个特定的眼压。

目标眼内压的记录

建议绝大多数在临床实践中采取控制眼压作法的医生都做好医疗记录。如果一位患者有多名医生参与治疗的话，这样做会十分有用。

重新评估目标眼压

目标眼压会随着患者周围环境及自身情况的变化而在不断变化和重新定义

之中。比如，在保持初始目标眼压的情况下，病情出现了快速的恶化，那么目标眼压的值就需要向下调节。在对侧眼出现重大视功能改变时，也需要考虑调节目标眼压。如果患者总体健康状态恶化或预期寿命缩短也是同样的做法。而患者长期处于稳定状态，那么目标眼压可以升高。

目标眼压在临床实验中的使用

在青光眼实验中，目标眼压是一个很有用的结果。比如需要比较两种治疗方法时，有多少患者达到之前定下的目标眼压是一种可行的评价效果的方法。目标眼压还可以用来给一组患者设置相同水平的目标眼压，然后观察在病情发展中的影响。目标眼压已经被用在了一些青光眼实验中（比如正常眼压性青光眼合作研究、青光眼早期治疗合作研究、高眼压症治疗研究）。

目标眼压的局限性

确定一个目标眼压的过程有很多重要的不确定性。其中之一是眼压的测量。因为短期和长期眼压的波动，很难确定应该选择平均眼压或是一个范围的眼压。另外，眼压计读数准确性差异、角膜生化特性和厚度的影响也是限制因素。

从患者的方面考虑，预期寿命和对疗法的依从性是很难预计的。从疾病的方面来看，在临床实践中评价青光眼病情程度很有挑战性。青光眼病情发展通常用视觉功能测试（视野计）来衡量，但是现在诊断病情的方法有不同的敏感性和特异性，特别是在检测相关早期病变时。生理结构检查对检测病情的价值正在被研究。

青光眼对患者生活质量的影响的研究还不够充分。目前条件下的患者反馈结果和有效问卷可能不能发现有临床意义的变化。这点在疾病早期表现得更明显。

这里还有一个担忧，经验不足的医生使用一个固定的目标眼压可能会导致高估降低目标眼压带来的好处或是低估进一步治疗带来的风险。

所以，我们应该用一个随机临床实验来评估目标眼压的做法，让一组患者作为实验对象，预先设定一个目标眼压，医生们尽量去实现这个眼压。对照组应该设置另一组患者，不设置目标眼压或是设置不同的眼压标准。临床（青光眼进展）或是患者反馈结果（生活质量评价）要一直记录。在不同疾病进展阶段设置目标眼压时，观察者们需要慎重评价，达成一致，因为设定目标眼压的过程会有主观色彩。

（王　涛 译）

参考文献

1. Bhorade AM, Gordon MO, Wilson B, Weinreb RN, Kass MA; Ocular Hypertension Treatment Study Group. Variability of intraocular pressure measurements in observation participants in the ocular hypertension treatment study. Ophthalmology 2009; 116: 717-724.
2. Damji K, Behki R, Wang L. Canadian perspectives in glaucoma management: setting target intraocular pressure range. Can J Ophthalmol 2003; 38: 189-197.
3. Mansberger SL, Cioffi GA. The probability of glaucoma from ocular hypertension determined by ophthalmologists in comparison to a risk calculator. J Glaucoma 2006; 15: 426-431.
4. Medeiros FA, Weinreb RN, Sample PA, Gomi CF, Bowd C, Crowston JG, Zangwill LM. Validation of a predictive model to estimate the risk of conversion from ocular hypertension to glaucoma. Arch Ophthalmol 2005; 123: 1351-1360.
5. Nordstrom BL, Friedman DS, Mozaffari E, et al. Persistence and adherence with topical glaucoma therapy. Am J Ophthalmol 2005; 140: 598-606.
6. Jampel J. Target pressure in glaucoma therapy. J Glaucoma 1997; 6: 133-138.
7. Jampel H. Target IOP in clinical practice. In: Weinreb RN, Brandt JD, Garway-Heath D, Medeiros FA. Intraocular Pressure. Kugler Publications, Amsterdam 2007; pp 121-125.
   Nordstrom BL, Friedman DS, Mozaffari E, et al. Persistence and adherence with topical glaucoma therapy. Am J Ophthalmol 2005; 140: 598-606.
8. Palmberg P. Evidence-based target pressures: how to choose and achieve them. Int Ophthalmol Clin 1004; 44: 1-14.
9. Singh K, Spaeth G, Zimmerman T, Minckler D. Target-pressure – glaucomatologists' holy grail. Ophthalmology 2000; 107: 629-630.
10. Singh K, Shrivastava A. Early aggressive intraocular pressure lowering, target intraocular pressure, and a novel concept for glaucoma care. Surv Ophthalmol 2008; 53 Supl: S33-38.
11. Galanopoulos A, Goldberg I. Clinical efficacy and neuroprotective effects of brimonidine in the management of glaucoma and ocular hypertension. Clin Ophthalmol 2009; 3: 117-122.
12. The AGIS investigators. The Advanced Glaucoma Intervention Study (AGIS) 7: The relationship between control of intraocular pressure and visual field deterioration. Am J Ophthalmol 2000; 130: 429-440.

第3章 药　物

章节主编：Makoto Aihara
章节副主编：Neeru Gupta，Megumi Honjo，Norbert Pfeiffer，Arthur Sit
编著者：Makoto Aihara，Albert Alm，Abbott Clark，Philipe Denis，Franz Grehn，Ian Grierson，Tomomi Higashide，Gabor Holló，Malik Kahook，Paul Kaufman，Changwon Kee，John Liu，Sayoko Moroi，Anthony Realini，Leopold Schmetterer，Joel Schuman，Stephen Schwartz，Hidenobu Tanihara，Hagen Thieme，Atsuo Tomidokoro，Carol Toris，Allison Ungar，Gadi Vollstein，Takeshi Yoshitomi

共识观点

1. 所有滴眼剂均存在潜在的系统性影响（即全身性作用），当使用者降低使用频率、鼻泪管阻塞及轻闭双眼时均可能会使得药物浓度轻微降低。

注解：在怀孕和哺乳期间，应对每位病人的用药风险及用药效益进行评估。

2. 局部外用胆碱能药物可有效地降低眼内压。

注解：在开角型青光眼，胆碱能药物可以通过收缩睫状肌增加经小梁网的房水外流。

注解：胆碱能药物能刺激虹膜括约肌并在某些情况下开放闭角型青光眼的引流房角。

注解：毛果芸香碱是该类药物的代表。毛果芸香碱与β受体阻滞剂，α-肾上腺素能激动剂，和碳酸酐酶抑制剂共同作用时具有降眼压作用。在一些患者中，毛果芸香碱作为辅助添加剂和前列腺素类药物共同使用。

注解：毛果芸香碱常见的眼部副作用令其使用受到限制，其中包括眉弓部疼痛、可能诱发调节性近视和视物昏暗。

注解：TID或QID剂量时患者使用的依从性差。

3. 间接作用型胆碱能药物仍应用于无晶状体的开角型青光眼或人工晶状体眼。

注解：间接作用型胆碱剂会导致发生白内障，且可能引起全身不良反应。

4. 选择性β受体阻滞剂是有效的降眼压药物。

注解：外用β受体阻滞剂通过减少房水生成降低眼压。所有非选择性β受体阻滞剂均有类似的降眼压效果。

注解：选择性和非选择性β受体阻滞剂的副作用与降眼压作用相比极低。

注解：虽然有些β受体阻滞剂具有内在拟交感活性（ISA）或α阻滞性，和其他的非选择性β拮抗剂对比其临床特性相似。但是，ISA可减少对β阻滞剂相关的呼吸和心血管副作用。

5. 噻吗洛尔及其他β受体阻滞剂，在睡眠时的降眼压效果很小。

注解：非选择性局部应用β受体阻滞剂对以下患者是使用禁忌：哮喘、慢性阻塞性肺疾病（肺气肿及气管炎）、某些情况下的充血性心脏衰竭、心动过缓及心脏传导阻滞。

6. 相对选择性β-1受体阻滞剂倍他洛尔的降眼压功效小于非选择性β受体阻滞剂。

注解：对于患反应性气道病的患者而言，与非选择性β受体阻滞剂相比，倍他洛尔相对安全。

7. 碳酸酐酶抑制剂（CAIs）是有效降眼压药物。

注解：CAIs通过抑制碳酸酐酶同工酶II来减少的房水生成从而降低眼压。

注解：CAIs是唯一市售的可以局部外用和全身使用的降低眼压药物。

注解：对于CAIs的全身应用，主要副作用包括感觉异常、全身乏力、胃肠功能紊乱、肾病、血液疾病及代谢性酸中毒。

注解：对于局部使用CAIs，副作用包括眼部烧灼感、刺痛感、口苦、浅层点状角膜炎、视力模糊、流泪，头痛和一过性近视。

注解：CAI类药物可能会增加眼部血流速度；但是没有足够的证据表明这种效应对青光眼患者有临床作用。

注解：相对降眼压效果而言，外用CAIs和全身使用CAIs药物的不良效果极小。

8. 磺胺过敏禁止全身使用CAIs，此外还有低血钠和/或血钾水平、引起代谢性酸中毒等副作用。

9. 非选择性肾上腺素能激动剂，肾上腺素和其前体药物（匹福林）是有效的降眼压剂。

注解：肾上腺素受体激动剂通过减少房水形成和增加葡萄膜巩膜途径的房水外流降低眼压。

注解：由于全身副作用，婴儿及儿童禁用肾上腺素受体激动剂。

注解：肾上腺素受体激动剂的降眼压功效小于噻吗洛尔。这类药物经常添加在前列腺素类药物中，但不与非选择性β受体阻滞剂同用。

注解：局部使用副作用包括结膜充血，睑结膜炎。全身副作用包括系统性高血压和心律失常。

10. 选择性α-2肾上腺素受体激动剂通过抑制房水产生和增加外流降低眼压。对巩膜静脉压同样有影响。

注解：选择性 α-2 肾上腺素受体激动剂的全身副作用，包括口干、嗜睡和低血压。

11. 没有足够的证据表明人类的选择性 α-2 肾上腺素受体激动剂具有神经保护作用。

12. 选择性 α1A 拮抗剂布那唑嗪，能增加葡萄膜巩膜流出。

注解：虽然耐受性良好，局部应用布那唑嗪的降压效果要弱于局部使用噻吗洛尔。

13. 前列腺素类似物（PGA）是最有效的局部抗青光眼降眼压药物，一般作为一线治疗药物。

注释：PGA 通过增加葡萄膜巩膜通路的房水外流降低眼压，并且可能对流出通道有效果。

注解：前列腺素类似物常见的副作用包括结膜充血，可逆的睫毛增长、浓密、色素沉着，不可逆转的虹膜色素沉着增多，以及眼睑皮肤色素沉着增加。罕见的副作用包括葡萄膜炎、疱疹病毒性角膜炎和黄斑囊样水肿。

注解：PGA 全身使用是安全的，但和其他抗青光眼药物同样禁用于怀孕妇女。

14. 多剂量的眼部局部药物中的防腐剂会引起眼表改变。

注解：应特别注意长期接触苯扎氯铵（BAK）与眼表疾病密切相关。越来越多的替代防腐剂被用于多剂量药物中，以期降低对眼表的伤害性影响。然而，这些药物之间缺乏直接比较。

评论：不含防腐剂的单位剂量包装形式以替代传统的多剂量瓶似乎可行。理论上，他们可能对眼表的影响更小，然而，缺乏药物之间的直接比较。

Ⅰ. 胆碱能药物

Changwon Kee, Takeshi Yoshitomi, Neeru Gupta

作用机制

胆碱能药物是最早用于治疗青光眼的一类药物[1]。通过睫状肌收缩紧张小梁网增加房水外流易度，当睫状肌从巩膜和小梁网部位撕脱时该作用消失[2]。

睫状肌的收缩由毒蕈碱受体活化介导。直接作用的拟副交感神经药物，如毛果芸香碱和卡巴胆碱，兴奋毒蕈碱受体，而间接的作用物质，如依可碘酯和 physostygmine 通过增加乙酰胆碱可用度提高毒蕈碱型受体活性。mAChRs 根据 G 蛋白耦合形式分为 5 个不同亚型[3]。人睫状体含有 M1、M2 和 M3 毒蕈碱受体亚型[4~8]，以后者为主。暂没有 M4 和 M5 亚型的相关报道[9, 10]。

直接胆碱能药物

毛果芸香碱

毛果芸香碱是从植物小型叶毛果芸香中提取，在植物中它作为异构体异毛果芸香碱存在。毛果芸香碱常被制备成溶液、凝胶及膜控缓释系统（Ocusert）。最常用的是溶液，浓度从0.25%到10%不等，当浓度超过4%通常并不能增加降眼压效果，眼部最常用浓度为1%～4%[11，12]。

毛果芸香碱降眼压的规定用法是一日四次。建议从最小浓度（1%）开始，逐渐增加剂量直至达到理想降眼压效果。因毛果芸香碱作用于虹膜及睫状体色素细胞，虹膜颜色可影响其降眼压作用。深色虹膜眼达到最佳降眼压效果需使用较高浓度药物[13]。毛果芸香碱与β-肾上腺能受体阻断剂、α2-肾上腺素受体激动剂、碳酸酐酶抑制剂及前列腺素衍生物药物联用可协同降眼压[14~19]。毛果芸香碱缩小瞳孔并将虹膜从房角拉开，因此可用于治疗急性房角关闭或开放高褶虹膜综合征的房角[20]。

局部副作用

与虹膜毒蕈碱胆碱能受体相关的胆碱能药物的眼局部副作用是引起虹膜括约肌收缩。在白内障患者瞳孔缩小可降低视力和可能造成瞳孔后粘连，也可加重青光眼患者视野缩小。另外，缩瞳药可使虹膜/睫状体前移可能引起房角关闭和短暂近视加深。在年轻患者，睫状体收缩可导致波动性调节性近视的问题，依个体耐受性不同部分患者出现不同程度眉骨痛或头痛[21]。长期使用缩瞳药患者头痛可能消失[21]。2%毛果芸香碱滴眼在年轻患者可引起平均5.8D的调节性近视。当这类药物于术后或在其他炎症状态使用时，由于增加血-房水屏障通透性可导致严重的炎症[22，23]。其他眼部副作用包括结膜充血、眼睑皮炎、视网膜脱离、环形睫状体脉络膜脱离[24~26]。目前正在尝试改变药物配方及给药方式以减少以上副作用。

全身副作用

胃肠道、汗腺、心肺系统和泌尿道也具有毒蕈碱受体。因此，局部使用类胆碱能药物可出现罕见的全身副作用如恶心、呕吐、腹泻、出汗、心动过缓、支气管痉挛、肺水肿、尿频等[27~29]。

适应证

毛果芸香碱可用于治疗原发性开角型青光眼及激光虹膜切开术后的原发性闭角型青光眼。

禁忌证

毛果芸香碱通过增加房水小梁网的流出易度降低眼压，因此，临床上对于360°房角关闭的闭角型青光眼患者是无效的。由于毛果芸香碱破坏血-房水屏障，因此不适用于葡萄膜炎继发性青光眼。对于新生血管性青光眼，毛果芸香碱引起虹膜及睫状肌收缩会导致严重的眼痛且无降眼压作用。毛果芸香碱禁用于可能发生孔源性视网膜脱离的患者。

醋克利定

醋克利定是一种直接作用于运动终板的拟副交感神经药物[30, 31]。它主要刺激睫状体纵行肌收缩以增加房水外流，与毛果芸香碱相比诱导的调节更少[21, 30~33]。2% 或 4% 的外用盐酸醋克利定已在俄罗斯、法国、意大利和欧洲其他一些国家使用，但美国和亚洲国家尚未上市。

有效性

相同浓度下，醋克利定降眼压效果弱于毛果芸香碱（如 4% 的醋克利定相当于 2% 的毛果芸香碱降眼压效应）[34]。但醋克利定致睫状肌痉挛及调节作用弱于毛果芸香碱。毒性小于毛果芸香碱[34]。醋克利定缩瞳作用稍强于毛果芸香碱[35]。

乙酰胆碱

乙酰胆碱（简称 ACh）是一种植物神经系统递质。尽管临床上不用于开角型青光眼的治疗，但氯乙酰胆碱（美国药物名为 Miochol，日本药物名为 Ovisot）在手术中眼内使用可引起快速缩瞳。脱水氯乙酰胆碱通常装于无菌瓶中，使用时再以氯化钠溶液稀释从而保证药物稳定性。

前房注入 0.1%～1% 浓度的乙酰胆碱 0.5～2ml，可迅速直接作用于虹膜及睫状体平滑肌胆碱能受体，从而在几秒钟内引起瞳孔缩小。前房内的胆碱酯酶可使其快速水解失活，故药物持续时间非常短。因其在穿透角膜时会被水解，在青光眼的药物治疗中，乙酰胆碱滴眼剂是无效的。在白内障术中使用乙酰胆碱，不仅可引起瞳孔缩小，同时也减少了术后高眼压的发生[36~38]。

全身及局部副作用

已有报道眼内使用乙酰胆碱可致角膜混浊、水肿，角膜内皮失代偿[39]。全身副作用包括低血压、出汗、心动过缓，偶有面部潮红等。

卡巴胆碱

卡巴胆碱是 1932 年首次人工合成并应用于青光眼治疗[40, 41]。它结构上不同于毛果芸香碱，但作用机制非常相似。卡巴胆碱角膜穿透性较差[42]，抗胆碱酯酶水解作用强于毛果芸香碱，因此药物作用时间更长。局部副作用基本同毛果芸香碱，但可能严重。卡巴胆碱通常较毛果芸香碱耐受性差。卡巴胆碱主要用于滴眼，也可用于术中。前房注射本品 2～5 秒钟后达到最大缩瞳效应，持续时间长于乙酰胆碱。眼内使用卡巴胆碱不仅可以延长缩瞳效果，也可使显著降低白内障术后眼压[43]。

局部副作用

眼内使用卡巴胆碱可能导致角膜混浊、大泡性角膜病变，加重术后虹膜炎症[44]。眼内使用对角膜内皮有毒性，应避免在角膜内皮功能不良的患者中使用[45]。

间接胆碱能药物

在人眼，间接胆碱能药物通过抑制眼部胆碱酯酶发挥作用[46]。其降眼压机制类似毛果芸香碱均为增加房水外流。毒扁豆碱是一种可逆性胆碱酯酶抑制剂，其剂型为眼膏。依可碘酯是不可逆性胆碱酯酶抑制剂，作用持续时间长[47]。然而这种优势常被与长期治疗时胆碱酯酶耗竭相关的全身不良反应抵消，包括全身麻醉使用肌松剂时出现呼吸麻痹[48]。局部不良反应包括晶体前后囊下混浊，可能与使用剂量相关，其机制尚不明确[49]。儿童可出现虹膜囊肿。除了胆碱能药物常见的副作用外，角膜毒性及眼内炎症并不少见，因此，仅在无其他治疗选择的情况下，间接胆碱能药物可用于人工晶体眼或无晶体眼的治疗。

（石晶明 译）

参考文献

1. Kaufman PL. Mechanisms of action of cholinergic drugs in the eye. In: Drance SM, Neufeld AN (Eds.), Glaucoma. Orlando: Grune and Stratton; 1984: pp. 395-427.
2. Kaufman PL, Barany EH. Loss of acute pilocarpine effect on outflow facility following surgical disinsertion and retrodisplacement of the ciliary muscle from the scleral spur in the cynomolgus monkey. Invest Ophthalmol 1976; 15: 793-807.
3. Caulfield MP, Birdsall NJ. International Union of Pharmacology. XVII. Classification of muscarinic acetylcholine receptors. Pharmacol Rev 1998; 50: 279-290.
4. Gupta N, McAllister R, Drance SM, Rootman J, Cynader MS. Muscarinic receptor M1 and M2 subtypes in the human eye: QNB, pirenzipine, oxotremorine, and AFDX-116 in vitro autoradiography. Br J Ophthalmol 1994; 78: 555-559.
5. Gupta N, Drance SM, McAllister R, Prasad S, Rootman J, Cynader MS. Localization of M3 muscarinic receptor subtype and mRNA in the human eye. Ophthalmic Res 1994; 26: 207-213.
6. Gil DW, Krauss HA, Bogardus AM, WoldeMussie E. Muscarinic receptor subtypes in human iris-ciliary body measured by immunoprecipitation. Invest Ophthalmol Vis Sci 1997; 38: 1434-1442.
7. Zhang X, Hernandez MR, Yang H, Erickson K. Expression of muscarinic receptor subtype mRNA in the human ciliary muscle. Invest Ophthalmol Vis Sci 1995; 36: 1645-1657.
8. Gabelt BT, Kaufman PL. Inhibition of outflow facility and accommodative and miotic responses to pilocarpine in rhesus monkeys by muscarinic receptor subtype antagonists. J Pharmacol Exp Ther 1992; 263: 1133-1139.
9. Caulfield MP. Muscarinic receptors--characterization, coupling and function. Pharmacol Ther 1993; 58: 319-379.
10. Hulme EC, Birdsall NJ, Buckley NJ. Muscarinic receptor subtypes. Annu Rev Pharmacol Toxicol 1990; 30: 633-673.
11. Drance SM, Nash PA. The dose response of human intraocular pressure to pilocarpine. Can J Ophthalmol 1971; 6: 9-13.

12. Drance SM, Bensted M, Schulzer M. Pilocarpine and intraocular pressure. Duration of effectiveness of 4 percent and 8 percent pilocarpine instillation. Arch Ophthalmol 1974; 91: 104-106.
13. Harris LS, Galin MA. Dose response analysis of pilocarpine-induced ocular hypotension. Arch Ophthalmol 1970; 84: 605-608.
14. Airaksinen PJ, Valkonen R, Stenborg T, et al. A double-masked study of timolol and pilocarpine combined. Am J Ophthalmol 1987; 104: 587-590.
15. Maclure GM, Vogel R, Sturm A, Binkowitz B. Effect on the 24-hour diurnal curve of intraocular pressure of a fixed ratio combination of timolol 0.5% and pilocarpine 2% in patients with COAG not controlled on timolol 0.5%. Br J Ophthalmol 1989; 73: 827-831.
16. Puustjarvi TJ, Repo LP. Timolol-pilocarpine fixed-ratio combinations in the treatment of chronic open angle glaucoma. A controlled multicenter study of 48 weeks. Scandinavian Timpilo Study Group. Arch Ophthalmol 1992; 110: 1725-1729.
17. Fernandez-Bahamonde JL, Alcaraz-Michelli V. The combined use of apraclonidine and pilocarpine during laser iridotomy in a Hispanic population. Ann Ophthalmol 1990; 22: 446-449.
18. Toris CB, Alm A, Camras CB. Latanoprost and cholinergic agonists in combination. Surv Ophthalmol 2002; 47 Suppl 1: S141-147.
19. Toris CB, Zhan GL, Zhao J, Camras CB, Yablonski ME. Potential mechanism for the additivity of pilocarpine and latanoprost. Am J Ophthalmol 2001; 131: 722-728.
20. Ganias F, Mapstone R. Miotics in closed-angle glaucoma. Br J Ophthalmol 1975; 59: 205-206.
21. Francois J, Goes F. Ultrasonographic study of the effect of different miotics on the eye components. Ophthalmologica 1977; 175: 328-338.
22. Mori M, Araie M, Sakurai M, Oshika T. Effects of pilocarpine and tropicamide on blood-aqueous barrier permeability in man. Invest Ophthalmol Vis Sci 1992; 33: 416-423.
23. Zimmerman TJ, Wheeler TM. Miotics: side effects and ways to avoid them. Ophthalmology 1982; 89: 76-80.
24. Grant WM. Toxicology of the eye. Springfield: Charles C Thomas 1974.
25. Beasley H, Fraunfelder FT. Retinal detachments and topical ocular miotics. Ophthalmology 1979; 86: 95-98.
26. Kwon GR, Kee C. A case of bilateral malignant glaucoma with ciliochoroidal detachment. J Korean Ophthalmol Soc 1998; 39: 614.
27. Greco JJ, Kelman CD. Systemic pilocarpine toxicity in the treatment of angle closure glaucoma. Ann Ophthalmol 1973; 5: 57-59.
28. Curti PC, Renovanz HD. The effect of unintentional over doses of pilocarpine on pulmonary surfactant in mice. Klin Monastsbl Augenheilk 1981; 79: 113.
29. Littmann L, Kempler P, Rohla M, Fenyvesi T. Severe symptomatic atrioventricular block induced by pilocarpine eye drops. Arch Intern Med 1987; 147: 586-587.
30. Fechner PU, Teichmann KD, Weyrauch W. Accommodative effects of aceclidine in the treatment of glaucoma. Am J Ophthalmol 1975; 79: 104-106.
31. Drance SM, Fairclough M, Schulzer M. Dose response of human intraocular pressure to aceclidine. Arch Ophthalmol 1972; 88: 394-396.
32. Poyer JF, Gabelt BT, Kaufman PL. The effect of muscarinic agonists and selective receptor subtype antagonists on the contractile response of the isolated rhesus monkey ciliary muscle. Exp Eye Res 1994; 59: 729-736.
33. Hubbard WC, Kee C, Kaufman PL. Aceclidine effects on outflow facility after ciliary muscle disinsertion. Ophthalmologica 1996; 210: 303-307.
34. Romano JH. Double-blind cross-over comparison of aceclidine and pilocarpine in open-angle glaucoma. Br J Ophthalmol 1970; 54: 510-521.
35. Zhu L, Cui YY, Feng JM, Wu XJ, Chen HZ. Aceclidine and pilocarpine interact differently with muscarinic receptor in isolated rabbit iris muscle. Life Sci 2006; 78: 1617-1623.

36. McKinzie JW, Boggs MB Jr. Comparison of postoperative intraocular pressures after use of Miochol and Miostat. J Cataract Refract Surg 1989; 15: 185.
37. Wedrich A, Menapace R. Intraocular pressure following small incision cataract surgery and polyhema posterior chamber lens implantation: a comparison between acetylcholine and carbachol. J Cataract Refract Surg 18:500, 1992.
38. West J, et al. Prevention of acute postoperative pressure rises in glaucoma patients undergoing cataract extraction with posterior chamber lens implantation. Br J Ophthalmol 1992; 76: 534.
39. Grimmett MR, et al. Corneal edema after Miochol. Am J Ophthalmol 1993; 115: 236 (letter).
40. Kreitmair H. Die Papavarinwirkung eine Benzylreaktion. Arch Path Pharmakol 1932; 164: 509.
41. Militor H. A comparative study of the effects of five choline compounds used in therapeutics: acetylcholine chloride, acetylbetamethylcholine chloride, carbaminoyl choline, ethyl ether betamethylcholine chloride, carbaminoyl betamethylcholine chloride. J Pharmacol Exp Ther 1936; 58: 337.
42. O'Brien CS, Swan KC. Carbaminoylcholine chloride in the treatment of glaucoma simplex. Arch Ophthalmol 1942; 27: 253.
43. Fry LL. Comparison of the postoperative intraocular pressure with Betagan, Betoptic, Timoptic, lopidine, Diamox, Pilopine gel, and Miostat. J Cataract Refract Surg 1992; 18: 14.
44. Roberts CW. Intraocular miotics and postoperative inflammation. J Cataract Refract Surg 1993; 19: 731.
45. Hyndiuk RA, Schultz RO. Overview of the corneal toxicity of surgical solutions and drugs and clinical concepts in corneal edema. Lens Eye Toxic Res 1992; 9: 331.
46. Leopold IH, Furman M. Cholinesterase isoenzymes in human ocular tissue homogenates. Am J Ophthalmol 1971; 72: 460.
47. Barsam PC. Comparison of the effect of pilocarpine and echothiophate on intraocular pressure and outflow facility. Am J Ophthalmol 1972; 73: 742.
48. Ellis PP, Esterdahl M. Echothiophate iodide therapy in children. Effect upon blood cholinesterase levels. Arch Ophthalmol 1967; 77: 598.
49. Thoft RA. Incidence of lens changes in patients treated with echothiophate iodide. Arch Ophthalmol 1973; 73: 236.

Ⅱ. β受体阻滞剂

非选择性β受体阻滞剂

John H.K Liu

共有三类β肾上腺素能受体亚型：β-1，β-2和β-3受体[1]。β-1受体主要位于心脏。刺激心脏β-1受体可以增加心率和心肌收缩力。β-2受体位于支气管，血管，胃肠道和泌尿生殖道平滑肌。刺激这些β-2受体可以导致平滑肌松弛。β-3受体位于脂肪组织，参与脂类分解作用。眼部的β肾上腺素能受体大部分是β-2受体[2]。

β肾上腺素能拮抗剂（β-阻滞剂）是β-肾上腺素能受体激动剂的竞争性抑制剂。β受体阻滞剂可以根据其针对特定受体亚型的相对亲和力分成选择性或非选择性。虽然选择性β受体阻滞剂和一种受体亚型的结合更占优势，但是其选择性不是绝对的。特定受体亚型的选择性β受体阻滞剂在高浓度时可以和其他β受体亚型结合。非选择性β受体阻滞剂，例如普萘洛尔和噻吗洛尔，与β-1及β-2受体亚型的亲和力相同。现有的β受体阻滞剂大多数与β-3受体亚型的亲和力较低。

激动剂和任何β肾上腺素能受体亚型结合，可以激活细胞膜上的一种调节性G蛋白。这能够刺激腺苷酸环化酶，将三磷腺苷（ATP）转化成环腺苷酸（cAMP），引起细胞内的环腺苷酸浓度增加，这种环腺苷酸浓度的增加是一些特殊细胞功能蛋白激酶A途径信号传递通路的第二信使。睫状突细胞分泌房水就是这些特殊细胞功能之一。经过证明，向睫状突添加非选择性β-阻滞剂可以减少细胞内的环腺苷酸浓度，抑制房水的生成[3]。局部儿茶酚胺产生的内源性交感兴奋有可能控制房水的生成，而外源性添加β阻滞剂可以干扰房水的形成，从而降低眼压[4]。

1967年首次报导，青光眼患者通过静脉或口服一种非选择性β阻滞剂普萘洛尔，可以降低眼压[5]。由于会出现不良角膜麻醉特性，将普萘洛尔开发成局部降眼压药物的可能性不大。相反另一种局部降眼压药物，非选择性β阻滞剂，噻吗洛尔被研制成功[6]。1978年马来酸噻吗洛尔在美国被批准应用于临床。和当时其他一些常用抗青光眼药物相比，噻吗洛尔滴眼液更有效，用药频率更低，眼部副作用更少[7,8]。但是，局部噻吗洛尔治疗会导致严重的全身性副作用[9]。非选择性β阻滞剂，包括噻吗洛尔，左旋布诺洛尔和美替洛尔的30年使用经验，让人们充分了解了它们的降眼压疗效以及确定和相关的局部和全身副作用[10,11]。

疗效

20世纪90年代晚期前列腺素类似物问世以前，非选择性β阻滞剂一直是首选的降眼压药物。如今，非选择性β阻滞剂仍旧是常用的降眼压的初始治疗和辅助治疗。非选择性β阻滞剂几乎可以用于所有类型的青光眼，其降眼压疗效和前列腺素，α-肾上腺素能激动剂，碳酸酐酶抑制剂以及胆碱能药物有叠加作用。

作用机制

非选择性β阻滞剂可以减少房水的分泌。白天，房水生成率可以降低50%[12~15]。外流阻力并没有受到影响。已知，夜间房水的分泌量大约只有白天的一半[4]。虽然噻吗洛尔可以减少日间房水的分泌，但夜间睡眠阶段，对已经减少了的房水分泌几乎没有效果[16]。这种房水分泌的特殊机制可以解释噻吗洛尔对眼压的影响，它不能显著降低夜间眼压[17~20]。

局部副作用

临床现有的β阻滞剂不会引起角膜麻醉[21]。局部使用β阻滞剂，可以出现不同程度的烧灼感和刺痛。暂时的视物模糊很常见。凝胶型药物，例如Timoptic-XE，可能会出现较长时间的视物模糊。另外，患者对于药物剂型中的一定成分也会有超敏反应。

全身副作用

局部使用β阻滞剂可以通过鼻黏膜吸收，进入体循环[22]。体循环中的β阻滞剂可以阻断心脏中的β受体，导致心动过缓，低血压，减少心脏收缩力和减慢传导时间[9,23~25]。和噻吗洛尔溶液相比，凝胶型噻吗洛尔制剂可以降低血浆浓度和减少心动过缓的发生。另外，堵塞鼻泪管可以减少β阻滞剂的全身吸收和相关的副作用[29]。

禁忌证

临床上需要特别重视β阻滞剂的全身副作用[9,25,30,31]。在处方β阻滞剂降低眼压之前需要仔细询问药物史。有反应性气道疾病（哮喘，慢性阻塞性肺病等），充血性心力衰竭，心动过慢和传导阻滞的病人不能用非选择性β阻滞剂。卫生保健工作人员之间的交流可以发现药物-药物及药物-疾病的相互关系。

非选择性β阻滞剂各论

噻吗洛尔

噻吗洛尔可以降低正常、高眼压和青光眼眼的眼压[6,32~34]。滴用噻吗洛尔溶液大约30分钟出现降眼压疗效，2小时后达到最大降眼压疗效[32,33]。明显的降眼压疗效可以持续12小时，24小时内都有可测量的效果[33]。因为全身的吸收，局部使用噻吗洛尔可以引起明显的对侧眼眼压降低[32,33,35]。对正在口服β阻滞剂的患者，噻吗洛尔滴眼液的降眼压效果可能会较弱[36]。

噻吗洛尔的降眼压疗效会随时间的推移而减弱（疗效漂移）。几周内的疗效短期漂移可能是因为局部β肾上腺素受体的上调。几个月或几年后，噻吗洛尔对有些患者的疗效会逐渐减小。还不清楚，是否不依从噻吗洛尔治疗方案也是降眼压疗效长期漂移的原因。停止使用噻吗洛尔滴眼液后，噻吗洛尔的降眼压作用会持续很多天。为了消除任何残余的对眼压的影响，一般会需要四个星期的“洗脱”。

在美国，现有的噻吗洛尔制剂有0.25%马来酸噻吗洛尔（Timoptic），0.5%马来酸噻吗洛尔（Istalolol，Timoptic），0.5%噻吗洛尔半水化合物（Betimol），和凝胶型0.25%和0.5%马来酸噻吗洛尔（Timoptic-XE）[11]。在美国以外地区还有溶液和凝胶型0.1%噻吗洛尔。

一般认为不同噻吗洛尔剂型的药代动力学和副作用特点是相似的[37]。Timoptic-XE和Istalolol建议一天使用一次。其他剂型是一天一次或两次。尽管0.5%噻吗洛尔很常用，比之更低的浓度也可以有相同的疗效[38]。一些深色虹膜的患者可能需要 0.5% 的浓度才可以达到完全的疗效[39]。尽管噻吗洛尔可以一天用两次，与一天用一次的效果可能相同，临床更倾向于一天一次[40]。临床应用可以从低浓度的噻吗洛尔开始，一天一次使用，堵塞鼻泪管可能会减小副作用。

左布诺洛尔

盐酸左布诺洛尔（贝他根）是 1985 年问世的非选择性 β 阻滞剂。与噻吗洛尔相似，左布诺洛尔可以降低眼压升高眼的眼压[41]。使用后一小时出现降眼压效果，2～6 小时达到最大效果[42]。明显的降眼压疗效可以持续 24 小时[42]。左布诺洛尔有 0.25% 和 0.5% 浓度的。左布诺洛尔每天使用一次的效果等同于每天使用两次[43,44]。左布诺洛尔的代谢产物双氢丁萘酮具有 β 阻滞剂的活性，这也可以解释左布诺洛尔疗效的持久性[45]。

美替洛尔

0.3% 美替洛尔（OptiPranolol）是另一种非选择性 β- 阻滞剂，1991 年上市。它和 β-1 及 β-2 肾上腺素能受体的亲和力几乎相同[46]。其降眼压疗效和其他非选择性 β- 阻滞剂类似[47,48]。起效时间在 30 分钟之内，最大疗效见于 2 小时，可检测的降眼压效果可以持续 24 小时[49]。和左布诺洛尔一样，其活性代谢产物，脱乙酰美替洛尔可能是持久的降眼压疗效的原因[49]。

选择性 β-1 阻滞剂

倍他洛尔

功能

倍他洛尔是一种选择性 β 阻滞剂，有降低眼压的疗效[50~53]。但是降眼压能力不如非选择性 β 阻滞剂[54~58]。因为其降眼压疗效相对较弱，使用倍他洛尔时更可能会需要辅助治疗。1985 年最初上市的是 0.5% 盐酸倍他洛尔（倍他舒）。0.25% 倍他洛尔是混悬液（倍他舒 S），1991 年上市，可以提供更持久的降眼压疗效。这种剂型的降眼压疗效等同于 0.5% 的倍他洛尔溶液，但是对眼睛刺激较少。

作用机制

倍他洛尔减少房水的分泌，对外流阻力没有影响[15,60]。

全身副作用

因为在支气管平滑肌上的 β 肾上腺素受体是 β-2 受体亚型，倍他洛尔和非选择性 β 阻滞剂相比对肺的副作用更少[61,62]。对于有反应性呼吸道疾病的患者，用倍他洛尔比非选择性 β 阻滞剂相对更安全。但是这种选择性是相对的，倍他洛尔仍然会引起肺部并发症。

（周　琦 译）

参考文献

1. Westfall TC, Westfall DP. Neurotransmission. The autonomic and somatic motor nervous systems. In: Brunton LL, Lazo JS, Parker KL (Eds.). Goodman & Gilman's The Pharmacological Basis of Therapeutics. 10th ed. McGraw-Hill, New York 2006, pp.137-181.
2. Henderer JD, Rapuano CJ. Ocular pharmacology. In: Brunton LL, Lazo JS, Parker KL (Eds.). Goodman & Gilman's The Pharmacological Basis of Therapeutics. 10th ed. McGraw-Hill, New York 2006, pp. 1707-1737.
3. Neufeld AH, Bartels SP, Liu JHK. Laboratory and clinical studies on the mechanism of action of timolol. Surv Ophthalmol 1983; 28(suppl): 286-290.
4. Brubaker RF. Flow of aqueous humor in humans. Invest Ophthalmol Vis Sci 1991; 32: 3145-3166.
5. Phillips CI, Howitt G, Rowlands DJ. Propranolol as ocular hypotensive agent. Br J Ophthalmol 1967; 51: 222-226.
6. Katz IM, Hubbard WA, Getson AJ, Gould AL. Intraocular pressure decrease in normal volunteers following timolol ophthalmic solution. Invest Ophthalmol 1976; 15: 489-492.
7. Boger WP III, Steinert RF, Puliafito CA, Pavan-Langston D. Clinical trial comparing timolol ophthalmic solution to pilocarpine in open-angle glaucoma. Am J Ophthalmol 1978; 86: 8-18.
8. Sonntag JR, Brindley GO, Shields MB, Arafat NT, Phelps CD. Timolol and epinephrine. Comparison of efficacy and side effects. Arch Ophthalmol 1979; 97: 273-277.
9. Zimmerman TJ, Baumann JD, Hetherington J Jr. Side effects of timolol, Surv Ophthalmol 1983; 28: 243-249.
10. Mishima S. Ocular effects of beta-adrenergic agents. XII Jules Stein lecture. Surv Ophthalmol 1982; 27: 187-208.
11. Khouri AS, Lama PJ, Fechtner RD. Beta blockers. In: Netland PA (Ed.). Glaucoma Medical Therapy. Principles and Management. 2nd ed. Oxford University Press, Oxford 2008, pp. 55-78.
12. Coakes RL, Brubaker RF. The mechanism of timolol in lowering intraocular pressure in the normal eye. Arch Ophthalmol 1978; 96: 2045-2048.
13. Yablonski ME, Zimmerman TJ, Waltman SR, Becker B. A fluorophotometric study of the effect of topical timolol on aqueous humor dynamics. Exp Eye Res 1978; 27: 135-142.
14. Yablonski ME, Novack GD, Burke PJ, Cook DJ, Harmon G. The effect of levobunolol on aqueous humor dynamics. Exp Eye Res 1987; 44: 49-54.
15. Gaul GR, Will NJ, Brubaker RF. Comparison of a noncardioselective β-adrenoceptor blocker and a cardioselective blocker in reducing aqueous flow in humans. Arch Ophthalmol 1989; 107: 1308-1311.
16. Topper JE, Brubaker RF. Effects of timolol, epinephrine, and acetazolamide on aqueous flow during sleep. Invest Ophthalmol Vis Sci 1985; 26: 1315-1319.
17. Claridge KG, Smith SE. Diurnal variation in pulsatile ocular blood flow in normal and glaucomatous eyes. Surv Ophthalmol 1994; 38: S198-S205.
18. Orzalesi N, Rossetti L, Invernizzi T, Bottoli A, Autelitano A. Effect of timolol, latanoprost, and dorzolamide on circadian IOP in glaucoma or ocular hypertension. Invest Ophthalmol Vis Sci 2000; 41: 2566-2573.
19. Liu JHK, Kripke DF, Weinreb RN. Comparison of the nocturnal effects of once-daily timolol and latanoprost on intraocular pressure. Am J Ophthalmol 2004; 138: 389-395.
20. Liu JHK, Medeiros FA, Slight JR, Weinreb RN. Comparing diurnal and nocturnal effects of brinzolamide and timolol on intraocular pressure in patients receiving latanoprost monotherapy. Ophthalmology 2009; 116: 449-454.
21. Kitazawa Y, Tsuchisaka H. Effects of timolol on corneal sensitivity and tear production. Int

Ophthalmol 1980; 3: 25-29.
22. Shell JW. Pharmacokinetics of topically applied ophthalmic drugs. Surv Ophthalmol 1982; 26: 207-218.
23. Doyle WJ, Weber PA, Meeks RH. Effects of topical timolol maleate on exercise performance. Arch Ophthalmol 1984; 102: 1517-1518.
24. Leier CV, Baker ND, Weber PA. Cardiovascular effects of ophthalmic timolol. Ann Intern Med 1986; 1024: 197-199.
25. Lama PJ. Systemic adverse effects of beta-adrenergic blockers: an evidence-based assessment. Am J Ophthalmol 2002; 134: 749-760.
26. Shedden A, Laurence J, Tipping R, the Timoptic-XE® 0.5% Study Group. Efficacy and tolerability of timolol maleate ophthalmic gel-forming solution versus timolol ophthalmic solution in adults with open-angle glaucoma or ocular hypertension: a six-month, double-masked, multicenter study. Clin Ther 2001; 23: 440-450.
27. Sheddon AH, Laurence J, Barrish A, Olah TV. Plasma timolol concentrations of timolol maleate: timolol gel-forming solution (Timoptic-XE®) once daily versus timolol maleate ophthalmic solution twice daily. Doc Ophthalmol 2001; 103: 73-79.
28. Rosenlund EF. The intraocular pressure lowering effect of timolol in gel-forming solution. Acta Ophthalmol Scand 1996; 74: 160-162.
29. Zimmerman TJ, Kooner KS, Kandarakis AS, Ziegler LP. Improving the therapeutic index of topically applied ocular drugs. Arch Ophthalmol 1984; 102: 551-553.
30. van Buskirk EM. Adverse reactions from timolol administration. Ophthalmology 1980; 87: 447-450.
31. Nelson WL, Fraunfelder FT, Sills JM, Arrowsmith JB, Kuritsky JN. Adverse respiratory and cardiovascular events attributed to timolol ophthalmic solution, 1978-1985. Am J Ophthalmol 1986; 102: 606-611.
32. Zimmerman TJ, Kaufman HE. Timolol. A β-adrenergic blocking agent for the treatment of glaucoma. Arch Ophthalmol 1977; 95: 601-604.
33. Zimmerman TJ, Kaufman HE. Timolol. Dose response and duration of action. Arch Ophthalmol 1977; 95: 605-607.
34. Zimmerman TJ, Kass MA, Yablonski ME, Becker B. Timolol maleate. Efficacy and safety. Arch Ophthalmol 1979; 97: 656-658.
35. Shin DH. Bilateral effects of monocular timolol treatment. Am J Ophthalmol 1986; 102: 275-276.
36. Blondeau P, Côté M, Tétrault L. Effect of timolol eye drops in subjects receiving systemic propranolol therapy. Can J Ophthalmol 1983; 18: 18-21.
37. Mundorf TK, Cate EA, Sine CS, Otero DW, Stewart JA, Stewart WC. The safety and efficacy of switching timolol maleate 0.5% solution to timolol hemihydrate 0.5% solution given twice daily. J Ocul Pharmacol Ther 1998; 14: 129-135.
38. Letchinger SL, Frohlichstein D, Glieser DK, Higginbotham EJ, Wilensky JT, Viana MAG, Zeimer R. Can the concentration of timolol or the frequency of its administration be reduced? Ophthalmology 1993; 100: 1259-1262.
39. Araie M, Takase M, Sakai Y, Ishii Y, Yokoyama Y, Kitagawa M. Beta-adrenergic blockers: ocular penetration and binding to the uveal pigment. Jpn J Ophthalmol 1982; 26: 248-263.
40. Soll DB. Evaluation of timolol in chronic open-angle glaucoma. Once a day vs twice a day. Arch Ophthalmol 1980; 98: 2178-2181.
41. Wandel T, Charap AD, Lewis RA, Partamian L, Cobb S, Lue JC, Novack GD, Gaster R, Smith J, Duzman E. Glaucoma treatment with once-daily levobunolol. Am J Ophthalmol 1986; 101: 298-304.
42. Duzman E, Ober M, Scharrer A, Leopold IH. A clinical evaluation of the effects of topically applied levobunolol and timolol on increased intraocular pressure. Am J Ophthalmol 1982; 94: 318-327.

43. Rakofsky SI, Melamed S, Cohen JS, Slight JR, Spaeth G, Lewis RA, Zbrowski-Gutman L, Eto CY, Lue JC, Novack GD. A comparison of the ocular hypotensive efficacy of once-daily and twice-daily levobunolol treatment. Ophthalmology 1989; 96: 8-11.
44. Derick RJ, Robin AL, Tielsch J, Wexler JL, Kelley EP, Stoecker JF, Novack GD, Coleman AL. Once-daily versus twice-daily levobunolol (0.5%) therapy. A crossover study. Ophthalmology 1992; 99: 424-429.
45. Woodward DF, Novack GD, Williams LS, Nieves AL, Potter DE. Dihydrolevobunolol is a potent ocular β-adrenoceptor antagonist. J Ocul Pharmacol 1987; 3: 11-15.
46. Sugrue MF, Armstrong JM, Gautheron P, Mallorga P, Viader MP. A study on the ocular and extraocular pharmacology of metipranolol. Graefe's Arch Clin Exp Ophthalmol 1985; 222: 123-127.
47. Mills KB, Wright G. A blind randomized cross-over trial comparing metipranolol 0.3% with timolol 0.25% in open-angle glaucoma: a pilot study. Br J Ophthalmol 1986; 70: 39-42.
48. Krieglstein GK, Novack GD, Voepel E, Schwarzbach G, Lange U, Schunck KP, Lue JC, Glavinos EP. Levobunolol and metipranolol: comparative ocular hypotensive efficacy, safety, and comfort. Br J Ophthalmol 1987; 71: 250-253.
49. Battershill PE, Sorkin EM. Ocular metipranolol. A preliminary review of its pharmacodynamic and pharmacokinetic properties, and therapeutic efficacy in glaucoma and ocular hypertension. Drugs 1988; 36: 601-615.
50. Berrospi AR, Leibowitz HM. Betaxolol. A new β-adrenergic blocking agent for treatment of glaucoma. Arch Ophthalmol 1982; 100: 943-946.
51. Radius RL. Use of betaxolol in the reduction of elevated intraocular pressure. Arch Ophthalmol 1983; 101: 898-900.
52. Caldwell DR, Salisbury CR, Guzek JP. Effects of topical betaxolol in ocular hypertensive patients. Arch Ophthalmol 1984; 102: 539-540.
53. Feghali JG, Kaufman PL. Decreased intraocular pressure in the hypertensive human eye with betaxolol, a β_1 adrenergic antagonist. Am J Ophthalmol 1985; 100: 777-782.
54. Berry DP Jr, Van Buskirk EM, Shields MB. Betaxolol and timolol. A comparison of efficacy and side effects. Arch Ophthalmol 1984; 102: 42-45.
55. Stewart RH, Kimbrough RL, Ward RL. Betaxolol vs timolol. A six-month double-blind comparison. Arch Ophthalmol 1986; 104: 46-48.
56. Feghali JG, Kaufman PL, Radius RL, Mandell AI. A comparison of betaxolol and timolol in open angle glaucoma and ocular hypertension. Acta Ophthalmol 1988; 66: 180-186.
57. Long DA, Johns GE, Mullen RS, Bowe RG, Alexander D, Epstein DL, Weiss MJ, Masi RJ, Charap AD, Eto CY, Novack GD. Levobunolol and betaxolol. A double-masked controlled comparison of efficacy and safety in patients with elevated intraocular pressure. Ophthalmology 1988; 95: 735-741.
58. Watson PG, Barnett MF, Parker V, Haybittle J: A 7 year prospective comparative study of three topical β-blockers in the management of primary open angle glaucoma, Br J Ophthalmol 2001; 85: 962-968.
59. Weinreb RN, Caldwell DR, Goode SM, Horwitz BL, Laibovitz R, Shrader CE, Stewart RH, Williams T. A double-masked three-month comparison between 0.25% betaxolol suspension and 0.5% betaxolol ophthalmic solution. Am J Ophthalmol 1990; 110: 189-192.
60. Reiss GR, Brubaker RF. The mechanism of betaxolol, a new ocular hypotensive agent. Ophthalmology 1983; 90: 1369-1372.
61. Schoene RB, Abuan T, Ward RL, Beasley CH. Effects of topical betaxolol, timolol, and placebo on pulmonary function in asthmatic bronchitis. Am J Ophthalmol 1984; 97: 86-92.
62. Diggory P, Heyworth P, Chau G, McKenzie S, Sharma A, Luke I. Improved lung function tests on changing from topical timolol: non-selective beta-blockade impairs lung function tests in elderly patients. Eye 1993; 7: 661-663.

Ⅲ. α和β肾上腺素受体拮抗剂

Atsuo Tomidokoro

一些α1-和α2-肾上腺素能拮抗剂，可以降低眼压。α2-肾上腺素能拮抗剂主要是影响房水生成，而α1-肾上腺素能拮抗剂对房水生成和传统的排出途径影响多不大[1]，通过增加葡萄膜巩膜途径的房水外流达到降眼压目的。已知一些β肾上腺素阻断剂，包括氨磺洛尔（amosulalol），阿替洛尔（aritinolol），拉贝洛尔（labetalol），卡维地洛（carvedilol），布新洛尔（bucindolol），和尼普洛尔（nipradilol）等，具有α-肾上腺素受体阻断剂的作用，它们中的大多数作为全身用药被广泛用于高血压和心脏病。它们中间，0.25%局部用尼普洛尔报道有降眼压作用，1999年在日本注册为抗青光眼药物。左布诺洛尔（Levobunolol），是在全球使用更多的抗青光眼β阻断剂，被报道在动物实验中显示出α1拮抗活性[2,3]。

尼普洛尔（Nipradilol）

尼普洛尔具有非选择性β-受体和选择性α1-受体阻断的特性[4,5]，并具有产生NO的活性[6]。

作用机制

尼普洛尔具有β-阻断的作用，减少睫状体房水生成，也具有α-阻断的作用，通过增加葡萄膜巩膜外流途径更进一步降低眼压[7,8]。

功效（Efficacy）

尼普洛尔的降压效果和对青光眼的控制与0.5%噻吗洛尔相似[7~10]。

局部和全身副反应

尼普洛尔的局部副反应发生率和对青光眼的控制与0.5%噻吗洛尔相似[11]。药物动力学结果显示局部滴用27%和9%的尼普洛尔的副作用，与全身的β1和β2受体是差不多的[12]，比那些常用的β阻断剂低（比如62%和82%的噻吗洛尔）[13]，提示尼普洛尔的全身副作用更少。

适应证和禁忌证

适应证和禁忌证和其他非选择性β阻断剂基本相同。

潜在的神经保护和对眼球血流灌注的影响

有报道在体内和体外实验均显示神经保护的作用[14,15]，激光斑纹法证实它还可以提高视乳头的血流速度[8,16]。尼普洛尔可到达后极部眼周组织（猴子滴用尼普洛尔60分钟后，视神经周围的眼周组织可测得药物浓度为140ng/g[16]，兔子滴用后30分钟，视网膜脉络膜药物浓度达320ng/g[14]）。但是，最近的一个随机对照临床实验，纳入了146名正常眼压青光眼患者，随访3年，在降低眼压和视野进展方面，尼普洛尔和噻吗洛尔都没有显著差异。

（唐 莉 译）

参考文献

1. Serle JB, Stein AJ, Podos SM, Severin CH. Corynanthine and aqueous humor dynamics in rabbits and monkeys. Arch Ophthalmol 1984; 102: 1385-1388.
2. Mitsuoka Y, Matsuzawa S, Tachiiri T, Momo K. Effects of AG-901 ophthalmic solution on intraocular pressure in ocular hypertensive rabbits and ocualr blood flow in ocular normotensive rabbits. Atarashii Ganka (Journal of the Eye) [Japanese] 1997; 14: 801-806.
3. Matsuzawa S, Tachiiri T, Kusajima H, Momo K. Effect of levobunolol hydrochloride (AG-901) ophthalmic solution on optic nerve head blood flow distribution in rabbits. Atarashii Ganka (Journal of the Eye) [Japanese] 2001; 18: 828-832.
4. Uchida Y, Nakamura M, Shimizu S, et al. Vasoactive and beta-adrenoceptor blocking properties of 3,4-dihydro-8-(2-hydroxy-3-isopropylamino) propoxy-3-nitroxy-2H-1-benzopyran (K-351), a new antihypertensive agent. Arch Int Pharmacodyn Ther 1983; 262: 132-149.
5. Ohira A, Wada Y, Fujii M, et al. Effects of nipradilol (K-351) on alpha-adrenoceptor mediated responses in various isolated tissues. Arch Int Pharmacodyn Ther 1985; 278: 61-71.
6. Okamura T, Kitamura Y, Uchiyama M, et al. Canine retinal arterial and arteriolar dilatation induced by nipradilol, a possible glaucoma therapeutic. Pharmacology 1996; 53: 302-310.
7. Kanno M, Araie M, Koibuchi H, Masuda K. Effects of topical nipradilol, a beta blocking agent with alpha blocking and nitroglycerin-like activities, on intraocular pressure and aqueous dynamics in humans. Br J Ophthalmol 2000; 84: 293-299.
8. Kanno M, Araie M, Tomita K, Sawanobori K. Effects of topical nipradilol, a beta-blocking agent with alpha-blocking and nitroglycerin-like activities, on aqueous humor dynamics and fundus circulation. Invest Ophthalmol Vis Sci 1998; 39: 736-743.
9. Araie M, Shirato S, Yamazaki Y, et al. Clinical efficacy of topical nipradilol and timolol on visual field performance in normal-tension glaucoma: a multicenter, randomized, double-masked comparative study. Jpn J Ophthalmol 2008; 52: 255-264.
10. Kanno M, Araie M, Masuda K, et al. Phase III long-term study and comparative clinical study of nipradilol ophthalmic solution in patients with primary open-angle glaucoma and ocular hypertension. Arzneimittelforschung 2006; 56: 729-734.
11. Kanno M, Araie M, Masuda K, et al. Phase III long-term study and comparative clinical study of nipradilol ophthalmic solution in patients with primary open-angle glaucoma and ocular hypertension. Part 2. Arzneimittelforschung 2006; 56: 820-825.
12. Yamada Y, Takayanagi R, Ozeki T, et al. Predicting Systemic Adverse Effects Associated with Nipradilol Ophthalmic Solution Based on .BETA.-Receptor Occupancy. Atarashii Ganka (Journal of the Eye) [Japanese] 2006; 23: 87-92.
13. Yamada Y, Takayanagi R, Tsuchiya K, et al. Assessment of systemic adverse reactions induced by ophthalmic beta-adrenergic receptor antagonists. J Ocul Pharmacol Ther 2001; 17: 235-248.
14. Mizuno K, Koide T, Yoshimura M, Araie M. Neuroprotective effect and intraocular penetration of nipradilol, a beta-blocker with nitric oxide donative action. Invest Ophthalmol Vis Sci 2001; 42: 688-694.
15. Kashiwagi K, Iizuka Y, Tsukahara S. Neuroprotective effects of nipradilol on purified cultured retinal ganglion cells. J Glaucoma 2002; 11: 231-238.
16. Mizuno K, Koide T, Saito N, et al. Topical nipradilol: effects on optic nerve head circulation in humans and periocular distribution in monkeys. Invest Ophthalmol Vis Sci 2002; 43: 3243-3250.

具有内在拟交感活性的β阻断剂

Allison Ungar, Gadi Wollstein and Joel S. Schuman

卡替洛尔

作用机制

卡替洛尔是一种具有内在拟交感活性的非选择性β-肾上腺素拮抗剂。它通过阻断β-肾上腺素受体抑制房水分泌。根据人体实验认为它通过阻断β2-肾上腺素受体起作用。关于卡替洛尔的主要代谢产物是否有助于其内在拟交感活性尚有一些争论。8-羟基-卡替洛尔被认为是标准结构。在理论上，药物全身吸收后通过卡替洛尔的内在拟交感活性可以减少其对呼吸系统和心血管系统的影响。通过血管舒张或血管收缩，内在拟交感活性也可以用于眼血流的保持或改善[2]。

标准与长效制剂

长效制剂具有相同的作用机制。而且，长效制剂利用海藻酸引起角膜滞留时间增加[3]。

疗效

降低眼压：卡替洛尔是公认的降低眼压药物，并已进行了全面评估。对高眼压症和原发性开角型青光眼非常有效[4]。

卡替洛尔与其他眼部β-肾上腺素受体拮抗

卡替洛尔与噻吗洛尔[5~8]和美替洛尔[8]相比，其具有相似的降眼压作用和防止视野丢失效应。相反，与卡替洛尔相比，levobutnolol显示出一个更大的与年龄相适应的降眼压效果[9]。

联合治疗

在原发性开角型青光眼和正常眼压型青光眼患者的研究中，卡替洛尔与拉坦前列素联合用药比单独使用拉坦前列腺素或联合使用拉坦前列腺素和尼普洛尔更加显著的降低眼内压[10]。

长期治疗

一个七年的纵向研究表明，新诊断的原发性开角型青光眼患者，卡替洛尔与噻吗洛尔和倍他洛尔相比，具有类似的维持视野效应[11]。

标准与长效制剂

与标准制剂相比，每天一次卡替洛尔海藻酸钠具有等效的降低眼压作用[12]。标准和长效制剂的时间窗在12小时和24小时，各自是相等的[1]。

眼血流量

已经有研究表明，对于原发性开角型青光眼[13,14]和正常眼压性青光眼[15]患者，卡替洛尔可以增加球后睫状动脉、眼动脉、视网膜中央动脉的血流速度。

系统副作用

心血管 - 血压 / 心率

眼部使用卡替洛尔可以降低心脏收缩压、舒张压和心率。值得注意的是，卡替洛尔比噻吗洛尔较少诱导夜间心动过缓引起心血管不良事件[16]。

呼吸

眼部使用卡替洛尔可以降低哮喘患者的肺活量和 FEV1。大多数临床试验已经排除了呼吸系统疾病[1]。一个对比研究没有发现卡替洛尔、噻吗洛尔、meipranolol 治疗组之间 FEV1 的基线差异[8]。

脂类

眼部使用卡替洛尔并未表现出对脂质的有害影响[17~19]。

其他系统 - 消化，代谢，神经，特殊感觉，泌尿生殖器

卡替洛尔和噻吗洛尔对有关消化，代谢，神经，特殊感觉，泌尿生殖器的影响没有显著的差异[16]。

标准与长效制剂

两种制剂对心血管和呼吸系统的影响无显著差异[11]。

局部副作用

卡替洛尔与其他眼部 β- 肾上腺素受体拮抗与噻吗洛尔、meripranolol、左布诺洛尔相比，眼部使用卡替洛尔显示出类似的局部副作用如发热、刺痛、流泪、眼痛、视力模糊、结膜充血、瘙痒[1]。据报道，噻吗洛尔所报道的眼部不良症状总体频率要远高于卡替洛尔[5]。

标准与长效制剂

两种制剂被发现有类似的眼部副作用[12]。值得注意的是，长效配方对于视物模糊具有较低的发生率，这是其他长效制剂所不确定的[3]。

适应证与剂量

卡替洛尔是治疗原发性开角型青光眼和高眼压症的一线药物。标准剂量，1% 或 2% 浓度的卡替洛尔每日两次。长效卡替洛尔剂量是每日一次。

禁忌证

支气管痉挛的高危人群应避免使用卡替洛尔。

吲哚洛尔

作用机制

吲哚洛尔的机制相似于卡替洛尔（见上文）。这也是一种具有内在拟交感活

性的非选择性 β- 肾上腺素能阻断剂。

疗效

一些小型研究显示与噻吗洛尔类似，眼部使用吲哚洛尔可降低眼内压[20, 21]。在另一个小型研究中，吲哚洛尔可以降低 2.79% 的眼压，超过生理盐水[22]。

系统副作用

在一个小的临床研究中，使用吲哚洛尔治疗后，检测不到血清吲哚洛尔水平[21]。眼部使用该药物后，心率和血压无变化[22, 23]。

局部副作用

吲哚洛尔尚未发现其影响瞳孔运动性或角膜易感性[24]。

（唐　莉 译）

参考文献

1. Henness S, Swainston Harrison T, Keating GM. Ocular carteolol: a review of its use in the management of glaucoma and ocular hypertension. Drugs Aging 2007; 24: 509-528.
2. Frishman WH, Kowalski M, Nagnur S, Warshafsky S, Sica D. Cardiovascular considerations in using topical, oral, and intravenous drugs for the treatment of glaucoma and ocular hypertension: focus on beta-adrenergic blockade. Heart Dis 2001; 3: 386-397.
3. Renard P, Kovalski JL, Cochereau I, Jaulerry S, Williamson W, Elena PP, Lablache Combier M, Allaire C, Siou-Mermet R. Comparison of carteolol plasmatic levels after repeated instillations of long-acting and regular formulations of carteolol 2% in glaucoma patients. Graefes Arch Clin Exp Ophthalmol 2005; 243: 1221-1227. Epub 2005 Jul 8.
4. Stewart WC. Carteolol, an Ophthalmic beta-Adrenergic Blocker with Intrinsic Sympathomimetic Activity. J Glaucoma 1994; 3: 339-345.
5. Stewart WC, Cohen JS, Netland PA, Weiss H, Nussbaum LL. Efficacy of carteolol hydrochloride 1% vs timolol maleate 0.5% in patients with increased intraocular pressure. Nocturnal Investigation of Glaucoma Hemodynamics Trial Study Group. Am J Ophthalmol 1997; 124: 498-505.
6. Flammer J, Kitazawa Y, Bonomi L, Mills B, Fsadni M, Dorigo MT, Shirato S, Journel B, Chavy B, Chevallier B, et al. Influence of carteolol and timolol on IOP an visual fields in glaucoma: a multi-center, double-masked, prospective study. Eur J Ophthalmol 1992; 2: 169-174.
7. Stewart WC, Shields MB, Allen RC, Lewis RA, Cohen JS, Hoskins HD, Hetherington JN, Bahr RL, Noblin JE, Delehanty JT. A 3-month comparison of 1% and 2% carteolol and 0.5% timolol in open-angle glaucoma. Graefes Arch Clin Exp Ophthalmol 1991; 229: 258-261.
8. Mirza GE, Karaküçük S, Temel E. Comparison of the effects of 0.5% timolol maleate, 2% carteolol hydrochloride, and 0.3% metipranolol on intraocular pressure and perimetry findings and evaluation of their ocular and systemic effects. J Glaucoma 2000; 9: 45-50.
9. Behrens-Baumann W, Kimmich F, Walt JG, Lue J. A comparison of the ocular hypotensive efficacy and systemic safety of 0.5% levobunolol and 2% carteolol. Ophthalmologica 1994; 208: 32-36.
10. Haneda M, Shirato S, Maruyama K, Ohno Y. Comparison of the additive effects of nipradilol and carteolol to latanoprost in open-angle glaucoma. Jpn J Ophthalmol 2006; 50: 33-37.
11. Watson PG, Barnett MF, Parker V, Haybittle J. A 7 year prospective comparative study of three topical beta blockers in the management of primary open angle glaucoma. Br J Oph-

thalmol 2001; 85: 962-968.
12. Demailly P, Allaire C, Trinquand C; Once-daily Carteolol Study Group. Ocular hypotensive efficacy and safety of once daily carteolol alginate. Br J Ophthalmol 2001; 85: 921-924. Br J Ophthalmol 2001; 85:1498 (correction of dosage error in abstract).
13. Montanari P, Marangoni P, Oldani A, Ratiglia R, Raiteri M, Berardinelli L. Color Doppler imaging study in patients with primary open-angle glaucoma treated with timolol 0.5% and carteolol 2%. Eur J Ophthalmol 2001; 11: 240-244.
14. Altan-Yaycioglu R, Türker G, Akdöl S, Acunaş G, Izgi B. The effects of beta-blockers on ocular blood flow in patients with primary open angle glaucoma: a color Doppler imaging study. Eur J Ophthalmol 2001; 11: 37-46.
15. Chen MJ, Ching J, Chou K, Chiou HJ, Hsu WM. Color Doppler imaging of retrobulbar hemodynamics after topical carteolol in normal tension glaucoma. Zhonghua Yi Xue Za Zhi (Taipei) 2001; 64: 575-580.
16. Netland PA, Weiss HS, Stewart WC, Cohen JS, Nussbaum LL. Cardiovascular effects of topical carteolol hydrochloride and timolol maleate in patients with ocular hypertension and primary open-angle glaucoma. Night Study Group. Am J Ophthalmol 1997; 123: 465-477.
17. Bartlett JD, Olivier M, Richardson T, Whitaker R Jr, Pensyl D, Wilson MR. Central nervous system and plasma lipid profiles associated with carteolol and timolol in postmenopausal black women. J Glaucoma 1999; 8: 388-395.
18 Stewart WC, Dubiner HB, Mundorf TK, Laibovitz RA, Sall KN, Katz LJ, Singh K, Shulman DG, Siegel LI, Hudgins AC, Nussbaum L, Apostolaros M. Effects of carteolol and timolol on plasma lipid profiles in older women with ocular hypertension or primary open-angle glaucoma. Am J Ophthalmol 1999; 127: 142-147.
19. Yamamoto T, Kitazawa Y, Noma A, Maeda S, Kato A, Ando Y, Ido T, Inazumi K, Hayakawa T, Goto Y, Ichien M. The effects of the beta-adrenergic-blocking agents, timolol and carteolol, on plasma lipids and lipoproteins in Japanese glaucoma patients. J Glaucoma 1996; 5: 252-257.
20. Flammer J, Robert Y, Gloor B. Influence of pindolol and timolol treatment on the visual fields of glaucoma patients. J Ocul Pharmacol 1986; 2: 305-311.
21. Andréasson S, Jensen KM. Effect of pindolol on intraocular pressure in glaucoma: pilot study and a randomised comparison with timolol. Br J Ophthalmol 1983; 67: 228-230.
22. Smith RJ, Blamires T, Nagasubramanian S, Watkins R, Poinoosawmy D. Addition of pindolol to routine medical therapy: a clinical trial. Br J Ophthalmol 1982; 66: 102-108.
23. Tyas C, Stewart-Jones JH, Edgar DF, Turner P. The effect of 0.25% and 0.5% pindolol in intraocular pressure in normal human volunteers. Curr Med Res Opin 1981; 7: 550-552.
24. Bonomi I, Steindler P.Effect of pindolol on intraocular pressure. Br J Ophthalmol 1975; 59: 301-303.

碳酸酐酶抑制剂

Gabor Holló, Megumi Honjo, Anthony Realini, Leopold Schmetterer

作用机制

在身体中一些碳酸酐酶的同工酶催化二氧化碳的水合及脱水，在眼部，碳酸酐酶是房水生成的关键酶，睫状突含有碳酸酐酶的两种同工酶（Ⅱ和Ⅳ），碳酸酐酶通过以下过程催化初级反应：

$$CO_2+H_2O \rightarrow H_2CO_3 \rightarrow H^++HCO_3^-。$$

这个反应过程提供的 HCO_3^- 是房水活跃分泌的基本。已经证实通过抑制 HCO_3^- 的产生可以抑制 Na^+ 在非色素上皮层间的转运，从此减少活跃的房水生成[1]。这样，抑制睫状突碳酸酐酶的活性引起房水分泌减少，从而导致眼内压降低[2, 3]。为了获得足够减少的眼压，需要抑制 >99.9% 的睫状突上皮碳酸酐酶同工酶Ⅱ的活性。当口服全身性乙酰唑胺，服药后 30 分钟即可发现眼压降低，2 小时后达到高峰，维持 6～8 个小时，全身性碳酸酐酶抑制剂的排出时间为三天。与相对无选择性的乙酰唑胺对比，局部的碳酸酐酶抑制剂（多佐胺和布林佐胺）对碳酸酐酶Ⅱ有特别的亲和力[2, 5, 6]。局部碳酸酐酶抑制剂对碳酸酐酶Ⅱ的选择性被认为是其与乙酰唑胺相比更小降压效果的原因，因为乙酰唑胺对碳酸酐酶同工酶Ⅱ和Ⅳ没有选择性。

药物配方，适应证和疗效

为了减少青光眼的眼压升高，五种不同的碳酸酐酶抑制剂被应用于临床试验（表格）。乙酰唑胺、醋甲唑胺、双氯非那胺为全身性使用（口服或静脉给药）[2, 3]。布林佐胺和多佐胺为局部使用[2]。50 年来，这种药物类别已经成为对替代治疗保持抵抗的青光眼病人的重要选择。它是唯一一种既可以全身也可以局部使用的药物类别。局部碳酸酐酶抑制剂的可用性在过去几十年已经明显减弱了对全身性碳酸酐酶的使用。但是，全身性碳酸酐酶抑制剂在特定情况仍然重要和有用，比如正在等待手术的年轻人、当局部药物的使用对老年人有问题时以及当需要紧急降低眼压时。局部碳酸酐酶抑制剂比全身性碳酸酐酶的适应证更广。在大多数情况下，局部碳酸酐酶抑制剂作为辅助用药而不是一线用药。但是，当一线用药不能很好耐受时，局部碳酸酐酶抑制剂可以作为一线用药。

表 1　碳酸酐酶抑制剂的用量和使用

药物	商品名		途径
乙酰唑胺	Diamox，DiamoxSequels，Diamox Retard	125mg 或 250mg 片剂 500mg 缓释胶囊	口服 / 静脉
醋甲唑胺	Neptazane	25mg 或 50mg 片剂	口服
双氯非那胺	Daranide，Antidrasi	50mg 片剂	口服
布林佐胺	Azopt	1%	局部
多佐胺	Trusopt	2%	局部

全身性碳酸酐酶抑制剂：乙酰唑胺、醋甲唑胺及双氯非那胺

乙酰唑胺（例如 Diamox™）是作为口服用药（250mg 每片）和静脉用药（500mg 每毫升），也有每天一次的 500mg 的缓释胶囊（Diamox Retard™ 或 Sequel™）。醋甲唑胺（Neptazane™）片剂（50mg）较乙酰唑胺使用频率更低。通

常醋甲唑胺每日用量100mg至150mg。双氯非那胺（Daranide™）每片50mg，这种很少用的分子每日用量100～150mg[3]。

局部碳酸酐酶抑制剂：多佐胺及布林佐胺

2%盐酸多佐胺（Trusopt™）是第一个局部碳酸酐酶抑制剂[2,5]。它被制于酸性环境溶液中（pH＝5.6），这对眼部良好吸收很有必要。Cosopt™是2%多佐胺与0.5%噻吗洛尔的复方制剂[7]。

1%布林佐胺（Azopt™）具有高度亲脂性，促进了它的角膜穿透力。在Azopt™中，它的活性成分（布林佐胺）被溶于一种粘性的眼悬液中（高分子胶），使它能长时间与眼表接触，同时它与生理性pH值（pH＝7.5）和渗透压（300mOsm/kg）相近。Azarga™是1%布林佐胺与0.5%噻吗洛尔的复方制剂[8,9]。

表2 多佐胺及布林佐胺最重要的临床特性，BAC：苯扎氯铵

	多佐胺	布林佐胺
制剂	溶液	悬液
浓度	2%	1%
每日使用次数	2～3	2～3
pH	5.6	7.5
渗透压	数据不详	300mOsm/kg
BAC浓度	0.0075%	0.01%
眼吸收部位	角膜	角膜
排出持续时间	1周	1周

遇到以上提到的必须紧急降低眼压的情况时，乙酰唑胺的使用通常受限；但是，在难治性青光眼中必须长期使用它[3,10]。每日需要用量为一至四遍（至多每天1000mg）。乙酰唑胺引起的眼压降低量最大可达40%。为了防止利尿增加导致低钾血症，乙酰唑胺可以与口服补钾同时使用。对于长期治疗，更倾向于选择局部碳酸酐酶抑制剂[2]。

由多佐胺和布林佐胺引起的眼压降低效果相似，在单药治疗中，眼压降低量峰值为16.3%～22.9%（用药后2小时），在原发性开角型青光眼及高眼压症中，12小时的眼压降低量谷值为13.2%～18.9%[2]。一篇随机临床试验的meta分析显示，2.0%多佐胺减弱峰值为基线之下－22%（波动在－24%～－20%），谷值为－17%（－19%～－15%），1.0%布林佐胺的减弱峰值为－17%（－19%～－15%），谷值为－17%（－19%～－15%），这些数据普遍比其他通常所用其他类型的降压药低。0.5%噻吗洛尔眼压降低峰值为基线以下－27%（－29%～－25%），谷值为－26%（－28%～－25%）；倍他洛尔降压峰值为－23%（－25%～－22%），谷值为－20%（－23%～－17%）；0.005%拉坦前列素降压峰值为－31%（－33%～

−29%)，谷值为 −28%（−30%～−26%）[11]。在另一篇 meta 分析中，青光眼药物的排序是根据它们对开角型青光眼及高眼压症的降眼压效果来研究的[12]。在峰值处，根据平均达到的降压量由高到低的排列顺序为比马前列素、曲伏前列素、拉坦前列素、溴莫尼定、噻吗洛尔、多佐胺、倍他洛尔、布林佐胺。在谷值处，此排列顺序为比马前列素、拉坦前列素、曲伏前列素、噻吗洛尔、倍他洛尔、多佐胺、布林佐胺、溴莫尼定。在正常眼压性青光眼中也有类似的结果报道[13]。这些结果说明多佐胺、布林佐胺的效果堪比并类似于倍他洛尔，但在开角型青光眼、高眼压症和正常性青光眼中不如噻吗洛尔有效。局部碳酸酐酶抑制剂长期的降压效果稳定；并没有报道出长期后的漂移现象。局部碳酸酐酶抑制剂最常与 β 受体阻滞剂固定或非固定复方使用[2, 3, 14, 15]。

其他类型降眼压药物与局部碳酸酐酶抑制剂的可加性总结在表 3。据报道，布林佐胺作为拉坦前列素的辅助用药获得了比噻吗洛尔明显更低的眼压[16]。这可能与前列腺素衍生物的作用机制有关，它不仅增加了葡萄膜巩膜引流途径，而且增加了睫状体上皮的碳酸酐酶活性从而引起继发性房水分泌增多。局部碳酸酐酶抑制剂可能因阻滞了前列腺素引起的房水产生，所以辅助前列腺素有效[17]。

表 3　碳酸酐酶抑制剂与其他降眼压药物合用时的加性效应[7]

局部碳酸酐酶抑制剂	可加性	评价
局部 β 受体阻滞剂	是	临床有用的结合 结合制备可用
前列腺素 2α 类似物	是	临床有用的结合
1% 或 2% 毛果芸香碱	是	微弱的附加眼压降低
全身性碳酸酐酶抑制剂	否	无附加眼压降低

碳酸酐酶抑制剂对眼部血流影响的临床益处

因为碳酸酐酶抑制剂继发的血管舒张及血流增加可能引发代谢性酸中毒，碳酸酐酶抑制剂对血流的影响引来了相当多的关注。全身性酸中毒可能发生在口服碳酸酐酶抑制剂治疗中，理论上局部碳酸酐酶抑制剂治疗具有潜在升高眼部血流的可能，可以引起眼内组织局部酸中毒[18]。因为全身性酸中毒可能促进镰状细胞贫血病人的红细胞镰状化，这些药物在这种个体身上应小心使用。

一些动物实验表明静脉注射乙酰唑胺增加了视网膜和脉络膜的血流[19, 20]。在正常受试者中，也有报道静脉注射乙酰唑胺会增加视网膜血流[21]；相反的，其他在正常受试者中的研究表明，尽管使用乙酰唑胺后眼压下降但对眼部灌注的影响很小[22, 23]。关于局部碳酸酐酶抑制剂对眼部灌注的影响，对动物、正常受试者、开角型青光眼和正常眼压性青光眼的实验结果是相互冲突的：据报道，多佐胺在一些研究中表现出明显的有益作用，而在其他研究中作用不明显[20]。尽管两个彩色多普勒图像研究没有发现多佐胺和布林佐胺在正常受试者和开角型青光眼受试者中对球后血动力的明显影响[24,25]。据报道，布林佐胺增加了开角型青光眼受试者视网膜的氧饱和[25]。在欧洲青光眼预防研究（EGPS），一个探索高眼压症向青光眼转换的多中心、随机、前瞻性研究中，研究了2%多佐胺的预防作用。尽管多佐胺在五年随访期间，降低了15%～22%的眼压，但是在大量高眼压症患者中，药物治疗和安慰剂治后发展为开角型青光眼的本来温和的几率并没有显示明显有意义的数据差异[26]。

在视网膜色素变性患者中，多佐胺对黄斑囊样变性的治疗有益作用已被报道[27~29]。据认为，由碳酸酐酶抑制剂引起的视网膜下空间的酸化可促进液体从视网膜色素上皮层吸收至脉络膜[30]。多佐胺已被证实对黄斑囊样水肿提高有效，必须值得注意的是，局部碳酸酐酶抑制剂对视网膜和视网膜色素上皮细胞均有影响。但是，据报道口服碳酸酐酶抑制剂在黄斑水肿患者提高视力比多佐胺更有效[27]。总之，尽管碳酸酐酶抑制剂被提出可以增加眼部灌注，目前并没有任何有依据的信息提出碳酸酐酶抑制剂在青光眼中具有与眼部灌注相关的有益的临床影响。

全身的禁忌证

因为所有碳酸酐酶抑制剂均为磺胺类衍生物，磺胺类药物的注意事项及禁忌证也与碳酸酐酶抑制剂相关[2,3]。这样，碳酸酐酶抑制剂对磺胺类过敏者禁忌。碳酸酐酶抑制剂主要由肾脏排出。因此，有严重肾功能不全者（肌酐清除率＜30ml/min）慎用，特别当给予全身性碳酸酐酶抑制剂时[10]。碳酸酐酶抑制剂在血钠/血钾水平低的情况下禁用（例如肾脏肝脏功能障碍，肾上腺衰竭，高氯血酸中毒）。怀孕和哺乳期也代表碳酸酐酶抑制剂的相对禁忌证，因为还没有充分的对于孕妇和哺乳期妇女的研究。碳酸酐酶抑制剂与母乳一起排出[2]，因此它们可能影响到新生儿血红细胞的碳酸酐酶，碳酸酐酶抑制剂新陈代谢对严重肝功损伤的潜在影响有待证实[2]。

全身副作用

全身性碳酸酐酶副作用可因过敏以急性形式发作（例如 Stevens-Johnson 综合征），或者可以因为是剂量依赖性全身性改变慢慢发展，当停止使用碳酸酐酶抑制剂后可以恢复。因碳酸酐酶引起的血质不调（粒细胞缺乏症，血小板减少症，再生障碍性贫血或全血细胞减少症）在40年来也有120例致命的报道[2,31,32]。这些反应均归因于全身性碳酸酐酶抑制剂；但是血小板减少症也在使用局部碳酸酐酶抑制剂患者中少部分有报道[33]。这些病例的结果没有与乙酰唑胺相关的报道严重，而且血小板的生产在停用局部碳酸酐酶治疗后恢复。为了及时的发现上述的潜在副作用，重复的血液实验室检查可能对慢性全身性碳酸酐酶抑制剂治疗有益。没有那么严重的副作用（疲劳、感觉异常、头痛、胃肠道副作用、味觉异常、味苦感、食欲降低、肾结石形成、不适和酸中毒）在长期全身性碳酸酐酶抑制剂治疗中常见，但在局部碳酸酐酶抑制剂中相对少见且严重程度更轻[2,30]。即使局部碳酸酐酶抑制剂在血红细胞中积累并抑制了细胞内碳酸酐酶Ⅱ大约21%的容量[2]。在新生儿和早产儿的胎儿血红蛋白，它可能会导致酸中毒[35]。这样，在新生儿使用碳酸酐酶抑制剂需要特别谨慎。在糖尿病中，乙酰唑胺引起的酸中毒可能更加恶化血液高渗状态[36]。当全身性碳酸酐酶抑制剂与全身性环孢素、洋地黄、锂、阿司匹林（增加毒性）以及利尿剂（增加钾的流失），已报道出附加的副作用及增加的毒性。全身性乙酰唑胺减少了口服抗糖尿病药物的作用，并减小了胆碱酯酶的活性[1,37]。最重要的全身副作用总结在表4。

表4 全身性碳酸酐酶抑制剂和局部碳酸酐酶抑制剂的全身副作用

副作用类型	全身性碳酸酐酶抑制剂	局部性碳酸酐酶抑制剂
血质不调	有	少见，严重程度更轻
味觉苦	有	有
胃肠不适	有	少见，严重程度更轻
触觉异常	有	少见，严重程度更轻
肾结石形成	有	少见，严重程度更轻
酸中毒	有	有，未成熟的新生儿

眼部副作用

脉络膜脱离和暂时性近视是磺胺类衍生物不常见的副作用，可以在全身性碳酸酐酶抑制剂或局部碳酸酐酶抑制剂中发生。局部性多佐胺一种罕见的并发症是边缘性角膜炎。当停用多佐胺后自然恢复。眶周的接触性皮炎和过敏性结膜炎是局部使用多佐胺的更常见的并发症[38]。尽管眶周的接触性皮炎和过敏性结膜炎可以在停用多佐胺后很快恢复，后来使用碳酸酐酶抑制剂时会复发，这样，眶周的碳酸酐酶抑制剂过敏史是所有局部碳酸酐酶抑制剂治疗的禁忌证。由于碳酸酐酶抑制剂减小了角膜碳酸酐酶Ⅱ的活性，局部碳酸酐酶抑制剂通过抑制碳酸氢盐泵以及已丢失角膜内皮细胞数量和功能的已受损的角膜状态（例如在 Fuchs' 营养障碍中，由于复杂性白内障手术减少角膜内皮细胞密度）对角膜内皮细胞产生副作用。据报道，使用碳酸酐酶抑制剂可以引起角膜内皮层已受损的患者的角膜增厚[39]。这可以导致治疗中停用碳酸酐酶抑制剂也不可逆的角膜呼吸困难[2]。为了优化溶解度，多佐胺被溶于 pH 为 5.6 的溶液中；结果，这种用法引起的主要眼部不良事件为滴用时眼部刺痛灼烧感。布林佐胺被配制在中性 pH 混悬液中，它的主要不良事件为滴用时暂时的视物模糊。两种药物都有暂时的苦回味。

孕妇和儿童患者

在孕妇中，全身性与局部性碳酸酐酶抑制剂（如同其他任何药物），只有当潜在益处证实潜在风险对胎儿或新生儿合理时可以使用。在儿童中，据报道，口服碳酸酐酶抑制剂可能导致生长延迟和代谢性酸中毒[40]。一个对小儿青光眼患者的研究（年龄 3～12 岁）表明全身性乙酰唑胺和局部性多佐胺对降低眼压均有效（36% 比 27%）[41]。优选局部碳酸酐酶抑制剂，除非全身性用药被发现更有效，或出现不良反应。

（唐 莉 译）

参考文献

1. Kaufman PL, Alm A. Adler's Physiology of the Eye. 10th ed. St. Louis: Mosby 2002.
2. Holló G. The use of topical carbonic anhydrase inhibitors in glaucoma treatment. In: Orgül S, Flammer J (Eds.). Pharmacotherapy in glaucoma. Ber-Göttingen-Tortonto-Seatle: Hans Huber Verlag 2000, pp.145-152.
3. Lippa EA. Carbonic anhydrase inhibitors. In: Ritch R, Shields MB, Krupin T (Eds.). The glaucomas. 2nd ed. St Louis: Mosby 1996, pp.1463-1481.
4. European Glaucoma Society. Terminology and Guidelines for Glaucoma. 2nd ed. Savona: DOGMA s.r.l. 2003.
5. Sugrue MF. Pharmacological and ocular hypotensive properties of topical carbonic anhydrase inhibitors. Prog Retin Eye Res 2000; 19: 87-112.
6. DeSantis L. Preclinical overview of brinzolamide. Surv Ophthalmol 2000; 44 (suppl 2): S119-129.
7. Holló G. Carbonic anhydrase inhibitors. In: Shaaraway T, Sherwood MB, Hitchings R Crowston JG (Eds.). Glaucoma. Vol. 1. Elsevier 2009, pp. 539-546.
8. Holló G, Bozkurt B, Ircek M. Brinzolamide/timolol fixed combination: a new ocular suspension for the treatment of open-angle glaucoma and ocular hypertension. Expert Opin Pharmacotherapy 2009; 10: 2015-2024.
9. Holló G. Brinzolamide/timolol fixed combination for open-angle glaucoma and ocular hypertension. Expert Rev Ophthalmol 2009; 4: 129-133.
10. Pfeiffer N. Carbonic anhydrase: Pharmacology and inhibition. In: Orgül S, Flammer J (Eds.). Pharmacotherapy in glaucoma. Ber-Göttingen-Tortonto-Seattle: Hans Huber Verlag 2000, pp. 137-143.
11. van der Valk R, Webers CA, Schouten JS, Zeegers MP, Hendrikse F, Prins MHIntraocular pressure-lowering effects of all commonly used glaucoma drugs: a meta-analysis of randomized clinical trials. Ophthalmology 2005; 112: 1177-1185.
12. van der Valk R, Webers CA, Lumley T, Hendrikse F, Prins MH, Schouten JS. A network meta-analysis combined direct and indirect comparisons between glaucoma drugs to rank effectiveness in lowering intraocular pressure. J Clin Epidemiol 2009; 62: 1279-1283.
13. Cheng JW, Cai JP, Wei RL. Meta-analysis of medical intervention for normal tension glau-

coma. Ophthalmology 2009; 116: 1243-1249.
14. Michaud JE, Friren B; International Brinzolamide Adjunctive Study Group. Comparison of topical brinzolamide 1% and dorzolamide 2% eye drops given twice daily in addition to timolol 0.5% in patients with primary open-angle glaucoma or ocular hypertension. Am J Ophthalmol 2001; 132: 235-243.
15. Shin D. Adjunctive therapy with brinzolamide 1% ophthalmic suspension (Azopt) in patients with open-angle glaucoma or ocular hypertension maintained on timolol therapy. Surv Ophthalmol. 2000; 44 Suppl 2: S163-168.
16. Liu JH, Medeiros FA, Slight JR, Weinreb RN. Comparing diurnal and nocturnal effects of brinzolamide and timolol on intraocular pressure in patients receiving latanoprost monotherapy. Ophthalmology 2009; 116: 449-454.
17. Iester M. Brinzolamide ophthalmic suspension: a review of its pharmacology and use in the treatment of open angle glaucoma and ocular hypertension. Clin Ophthalmol 2008; 2: 517-523.
18. Holló G. Influence of intraocular pressure lowening medication on vascular supply. In: Shaarawmy T, Flammer J (Eds.). Pharmacotherapy in Glaucoma. London / New York: Martin Dunitz 2004, pp. 143-161.
19. Costa VP, Harris A, Stefansson E, et al. The effects of antiglaucoma and systemic medications on ocular blood flow. Prog Retin Eye Res 2003; 22: 769-805.
20. Weinreb RN, Harris A. (Eds.). Ocular Blood Flow in Glaucoma. Amsterdam: Kugler Publications 2009.
21. Kiss B, Dallinger S, Findl O, Rainer G, Eichler HG, Schmetterer L. Acetazolamide-induced cerebral and ocular vasodilation in humans is independent of nitric oxide. Am J Physiol 1999; 276: R1661-1667.
22. Kerty E, Hørven I, Dahl A, Nyberg-Hansen R. Ocular and cerebral blood flow measurements in healthy subjects. A comparison of blood flow velocity and dynamic tonometry measurements before and after acetazolamide. Acta Ophthalmol (Copenh) 1994; 72: 401-408.
23. Grunwald JE, Zinn H. The acute effect of oral acetazolamide on macular blood flow. Invest Ophthalmol Vis Sci 1992; 33: 504-507.
24. Kaup M, Plange N, Niegel M, et al. Effects of brinzolamide on ocular haemodynamics in healthy volunteers. Br J Ophthalmol 2004; 88: 257-262.
25. Siesky B, Harris A, Cantor LB, Kagemann L, Weitzman Y, McCranor L, Marques C, Werne A, Stefansson E. A comparative study of the effects of brinzolamide and dorzolamide on retinal oxygen saturation and ocular microcirculation in patients with primary open-angle glaucoma. Br J Ophthalmol 2008; 92: 500-504.
26. European Glaucoma Prevention Study (EGPS) Group. Results of the European Glaucoma Prevention Study. Ophthalmology 2005; 112: 366-375.
27. Grover S, Fishman GA, Fiscella RG, Adelman AE. Efficacy of dorzolamide hydrochloride in the management of chronic cystoid macular edema in patients with retinitis pigmentosa. Retina 1997; 17: 222-231.
28. Grover S, Apushkin MA, Fishman GA. Topical dorzolamide for the treatment of cystoid macular edema in patients with retinitis pigmentosa Am J Ophthalmol 2006; 141: 850-858.
29. Fishman GA, Apushkin MA. Continued use of dorzolamide for the treatment of cystoid macular oedema in patients with retinitis pigmentosa. Br J Ophthalmol 2007; 91: 743-735.
30. Wolfensberger TJ. The role of carbonic anhydrase inhibitors in the management of macular edema. Doc Ophthalmol 1999; 97: 387-397.
31. Kodjikian L, Durand B, Burillon C, et al. Acetazolamide-induced thrombocytopenia. Arch Ophthalmol 2004; 122: 1543-1544.
32. Fraunfelder FT, Bagby GC. Monitoring patients taking oral carbonic anhydrase inhibitors. Am J Ophthalmol 2000; 130: 221-223.
33. Martin XD, Danese M. Dorzolamide-induced immune thrombocytopenia: a case report and literature review. J Glaucoma 2001; 102: 133-135.

34. Carlsen J, Durcan J, Zabriskie N, et al. Nephrolithiasis with dorzolamide. Arch Ophthalmol 1999; 117: 1087-1088
35. Morris S, Geh V, Nischal KK, et al. Topical dorzolamide and metabolic acidosis in a neonate. Br J Ophthalmol 2003; 87: 1052-1053.
36. Zaidi FH, Kinnear PE. Acetazolamide, alternate carbonic anhydrase inhibitors and hypoglycaemic agents: comparing enzymatic with diuresis induced metabolic acidosis following intraocular surgery in diabetes. Br J Ophthalmol 2004; 88: 714-715.
37. Tabbara KF, Al-Faisal Z, Al-Rashed W. Interaction between acetazolamine and cyclosporine. Arch Ophthalmol 1998; 116: 832-833.
38. Delaney YM, Salmon JF, Mossa F, et al. Periorbital dermatitis as a side effect of topical dorzolamide. Br J Ophthalmol 2002; 86: 378-380.
39. Effect of dorzolamide hydrochloride on central corneal thickness in humans with cornea guttata.Wirtitsch MG, Findl O, Heinzl H, Drexler W. Arch Ophthalmol 2007; 125: 1345-1350.
40. Futagi Y, Otani K, Abe J. Growth suppression in children receiving acetazolamide with antiepileptic drugs. Pediatr Neurol 1996; 15: 323-326.
41. Portellos M, Buckley EG, Freedman SF. Topical versus oral carbonic anhydrase inhibitor therapy for pediatric glaucoma. J AAPOS 1998; 2: 43-47.

Ⅳ. α-肾上腺素能药物

非选择性α-肾上腺素能激动剂

Atsuo Tomidokoro, Makoto Araie

α-肾上腺素能受体在人体内广泛分布，3种α-1受体亚型（α1A，α1B和α1D）和3种α-2受体亚型（α2A，α2B和α2C）都已被克隆，并遵循G蛋白偶连受体模式[1]，在吸附研究中，α1A和α2A肾上腺受体是眼部组织的主要亚型[2~5]。非选择性α-肾上腺素能激动剂，包括肾上腺素和它的药物前体形式（地匹福林），都是使用超过一个世纪历史的青光眼药物。虽然由于发展出的新药物表现出更强的降眼压能力而渐渐减弱了对它们的使用，这些药物仍然在市场上可以买到，而且在许多国家用于治疗开角型青光眼患者。地匹福林是肾上腺素的药物前体，在地匹福林中，肾上腺素的两个新戊酰酸链被酯化从而提高分子的亲脂性。地匹福林通过角膜进入前房的通道是肾上腺素的17倍[6]。由于它的亲脂性，每一滴地匹福林中含有更少量的肾上腺素，这样引起更少的眼表和全身的副作用。

尽管它们的用药历史悠久，但是非选择性α受体激动剂的降眼压作用机制仍然存在争议。降低眼压需要平衡对α受体的刺激以及在房水生成和外引流过程中对β受体的刺激。对α受体的刺激可导致睫状突的血管收缩并减少超滤过压，从而减少房水的生成。另一方面，对睫状体上皮β受体的刺激可以增加房水生成[7,8]。在房水外引流系统中，非选择性α肾上腺能激动剂同时增加了传统[9,10]和葡萄膜巩膜[7,8]引流途径，导致眼压降低。一些研究提出这些机制应该与前列腺素[11~13]和cAMP[14]的产生相关。

局部肾上腺素的降压作用在用药1小时后开始，在4小时达到峰值，作用通常持续12小时，因此推荐一天两次的使用剂量。由于许多患者用较低浓度的肾上腺素表现出最大眼压降低量[15, 16]，治疗开始应使用较低浓度的肾上腺素，如果需要达到充足的眼压降低量再增加浓度。在肾上腺素治疗的开始，一个单眼的实验可能有益因为这种药物对对侧未治疗眼有轻度的降眼压作用。

据报道，当向非选择性β-肾上腺能激动剂增加肾上腺素，显示出比β-阻滞剂单药治疗更强的降压作用[17, 18]。另一方面，肾上腺素与选择性β-1阻滞剂合用，表现出明显更多的眼压降低。虽然联合作用比两种药物相加的降眼压作用更低[19~21]。非选择性α激动剂和前列腺素联合也可以很有效。当地匹福林添加至拉坦前列腺素的单药治疗时表现出附加作用[22, 23]。

据报道，至少50%使用局部肾上腺素的青光眼患者后来不能耐受治疗[24]，主要由于它的眼表的副作用。最常见的副作用为充血、流泪、刺激、过敏性睑结膜炎。充血是由于最初血管收缩造成反弹性血管舒张。一些出现过敏性睑结膜炎的患者常常可以耐受地匹福林而没有相似症状[25]，但是其他患者证实为交叉敏感[26]。肾上腺色素沉积，是一种黑色素的沉积，通常在长时间使用局部肾上腺素的患者中发现。黄斑囊样水肿被报道在大约10%～20%使用局部肾上腺素治疗的无晶体眼中发现[27~29]，一例局部地匹福林治疗的无晶体眼中也报道出黄斑水肿[30]。虽然地匹福林在溶液中更稳定，而且比肾上腺素更少眼表副作用，它也可以引起包括巨滤泡性球结膜炎在内的眼表副作用[31]。

局部滴用肾上腺素可以因为全身吸收而引起全身副作用，包括心动过速、心悸、心律失常以及高血压。据报道，心脏副作用和头痛分别发生在25%[32]和10%[24]的接受肾上腺素治疗的患者中。为了减少全身副作用，应最初规定使用可能降低眼压的最低药物浓度，精确的阻塞和温柔闭眼也应该有效。局部肾上腺素对严重高血压、心脏疾病的患者禁忌。地匹福林因用药浓度更低可能会比肾上腺素引起更少的全身副作用。

关于临床适应证，通常当初始药物降眼压效果不满意时肾上腺素和地匹福林作为辅助治疗，或者当其他药物对患者禁忌时使用。肾上腺素可以对年轻的哮喘患者，不能耐受瞳孔缩小的患者，以及白内障患者使用，因为更大的瞳孔可能增加混浊晶体周围的视野。

（唐　莉译）

参考文献

1. Westfall TC, Westfall DP. Neurotransmission: The actonomic and Somatic Motor Nervous Systems. In: Burnton LL, Lazo JS, Parker KL (Eds.). Goodman & Gilman's The Pharmacological Basis of Therapeutics 11th Ed. New York: McGraw-Hill 2006, pp.137-181.

2. Wikberg-Matsson A, Uhlén S, Wikberg JE. Characterization of alpha(1)- adrenoceptor subtypes in the eye. Exp Eye Res 2000; 70: 51-60.
3. Suzuki F, Taniguchi T, Nakamura S, Akagi Y, Kubota C, Satoh M, Muramatsu I. Distribution of alpha-1 adrenoceptor subtypes in RNA and protein in rabbit eyes. Br J Pharmacol 2002; 135: 600-608.
4. Jin Y, Gooding JR, Yorio T. Ocular alpha 2-receptor subclasses and antiglaucoma efficacy. J Ocul Pharmacol 1994; 10: 359-369.
5. Bylund DB, Chacko DM. Characterization of alpha2 adrenergic receptor subtypes in human ocular tissue homogenates. Invest Ophthalmol Vis Sci 1999; 40: 2299-2306.
6. Mandell AI, Stentz F, Kitabchi AE. Dipivalyl epinephrine: a new pro-drug in the treatment of glaucoma. Ophthalmology 1978; 85: 268-275.
7. Schenker HI, Yablonski ME, Podos SM, Linder L. Fluorophotometric study of epinephrine and timolol in human subjects. Arch Ophthalmol 1981; 99: 1212-1216.
8. Townsend DJ, Brubaker RF. Immediate effect of epinephrine on aqueous formation in the normal human eye as measured by fluorophotometry. Invest Ophthalmol Vis Sci 1980; 19: 256-266.
9. Neufeld AH, Sears ML. Adenosine 3',5'-monophosphate analogue increases the outflow facility of the primate eye. Invest Ophthalmol 1975; 14: 688-689.
10. Robinson JC, Kaufman PL. Effects and interactions of epinephrine, norepinephrine, timolol, and betaxolol on outflow facility in the cynomolgus monkey. Am J Ophthalmol 1990; 109: 189-194.
11. Camras CB, Feldman SG, Podos SM, Christensen RE, Gardner SK, Fazio DT. Inhibition of the epinephrine-induced reduction of intraocular pressure by systemic indomethacin in humans. Am J Ophthalmol 1985; 100: 169-175.
12. Anderson L, Wilson WS. Inhibition by indomethacin of the increased facility of outflow induced by adrenaline. Exp Eye Res 1990; 50: 119-126.
13. Kaplan-Messas A, Naveh N, Avni I, Marshall J. Ocular hypotensive effects of cholinergic and adrenergic drugs may be influenced by prostaglandins E2 in the human and rabbit eye. Eur J Ophthalmol 2003; 13: 18-23.
14. Neufeld AH, Chavis RM, Sears ML. Cyclic-AMP in the aqueous humor: the effects of repeated topical epinephrine administration and sympathetic denervation. Exp Eye Res 1973; 16: 265-272.
15. Garner LL, Johnstone WW, Ballintine EJ, Carroll ME. Effect of 2% levo-rotary epinephrine on the intraocular pressure of the glaucomatous eye. AMA Arch Ophthalmol 1959; 62: 230-238.
16. Palmberg PF, Hajek S, Cooper D, Becker B. Increased cellular responsiveness to epinephrine in primary open-angle glaucoma. Arch Ophthalmol 1977; 95: 855-856.
17. Allen RC, Robin AL, Long D, Novack GD, Lue JC, Kaplan G. A combination of levobunolol and dipivefrin for the treatment of glaucoma. Arch Ophthalmol 1988; 106: 904-907.
18. Goldberg I, Ashburn FS, Jr., Palmberg PF, Kass MA, Becker B. Timolol and epinephrine: a clinical study of ocular interactions. Arch Ophthalmol 1980; 98: 484-486.
19. Allen RC, Epstein DL. Additive effect of betaxolol and epinephrine in primary open angle glaucoma. Arch Ophthalmol 1986; 104: 1178-1184.
20. Weinreb RN, Ritch R, Kushner FH. Effect of adding betaxolol to dipivefrin therapy. Am J Ophthalmol 1986; 101: 196-198.
21. Albracht DC, LeBlanc RP, Cruz AM, et al. A double-masked comparison of betaxolol and dipivefrin for the treatment of increased intraocular pressure. Am J Ophthalmol 1993; 116: 307-313.
22. Widengard I, Maepea O, Alm A. Effects of latanoprost and dipivefrin, alone or combined, on intraocular pressure and on blood-aqueous barrier permeability. Br J Ophthalmol 1998; 82: 404-406.

23. Hoyng PF, Rulo A, Greve E, Watson P, Alm A. The additive intraocular pressure-lowering effect of latanoprost in combined therapy with other ocular hypotensive agents. Surv Ophthalmol 1997; 41 Suppl 2: S93-98.
24. Becker B, Morton WR. Topical epinephrine in glaucoma suspects. Am J Ophthalmol 1966; 62: 272-277.
25. Yablonski ME, Shin DH, Kolker AE, Kass M, Becker B. Dipivefrin use in patients with intolerance to topically applied epinephrine. Arch Ophthalmol 1977; 95: 2157-2158.
26. Theodore J, Leibowitz HM. External ocular toxicity of dipivalyl epinephrine. Am J Ophthalmol 1979; 88: 1013-1016.
27. Kolker AE, Becker B. Epinephrine maculopathy. Arch Ophthalmol 1968; 79: 552-562.
28. Mackool RJ, Muldoon T, Fortier A, Nelson D. Epinephrine-induced cystoid macular edema in aphakic eyes. Arch Ophthalmol 1977; 95: 791-793.
29. Michels RG, Maumenee AE. Cystoid macular edema associated with topically applied epinephrine in aphakic eyes. Am J Ophthalmol 1975; 80: 379-388.
30. Mehelas TJ, Kollarits CR, Martin WG. Cystoid macular edema presumably induced by dipivefrin hydrochloride (Propine). Am J Ophthalmol 1982; 94: 682.
31. Liesegang TJ. Bulbar conjunctival follicles associated with dipivefrin therapy. Ophthalmology 1985; 92: 228-233.
32. Kerr CR, Hass I, Drance SM, Walters MB, Schulzer M. Cardiovascular effects of epinephrine and dipivalyl epinephrine applied topically to the eye in patients with glaucoma. Br J Ophthalmol 1982; 66: 109-114.

选择性 α- 肾上腺能激动剂

Arthur Sit

选择性 α- 肾上腺能激动剂因他们对某一种受体类型相对结合亲和力而与非选择性 α- 肾上腺能激动剂区分开来。对于青光眼药物，α-2 受体类型是 α- 激动剂的目标。三种选择性 α- 肾上腺能激动剂用于治疗青光眼：盐酸可乐定、盐酸安普乐定以及酒石酸溴莫尼定。虽然这三种药物都对 α-2 受体具有相对选择性，但是它们对 α-1 受体仍保留一定活性。但是，对 α-2 受体相对于 α-1 受体的选择性在溴莫尼定最高，接下来是可乐定和阿可乐定。放射性配体结合实验和组织溶解实验表明，结合 α-2 受体与结合 α-1 受体的比在溴莫尼定、可乐定和阿可乐定分别为 1812、183 和 72 倍 [1]。

作用机制

选择性 α- 肾上腺能激动剂最初的降眼压作用机制可能是房水生成减少。Lee 等通过与安慰剂比较，使用 0.125% 可乐定治疗患者减少 21% 房水生成，发现可乐定可以减少房水 [2]。阿可乐定也可以减少房水，但是减少程度根据不同个体变化明显。Toris 等发现房水减少 12%，但 Brubaker 和他的同事发现与基线相比房水减少了 35%～44%。溴莫尼定也同样被证明可以减少房水，减少量在不用研究中波动在 20% 至 48%[3~8]。在动物实验中房水减少更明显，在兔中达到减少70%[1~9]。

虽然减少房水可能是α-2激动剂主要的降眼压机制，但是其他机制也已被证实。Krieglstein等[10]证明了使用可乐定后巩膜浅层静脉压的减少。有趣的是，局部使用可乐定在同侧眼和对侧眼都降低了巩膜浅层静脉压，提示出它不仅有中心作用而且有周围作用。Toris等根据荧光度测定的计算发现阿可乐定使房水外引流更流畅。与此相反，Maus等并没有发现使用阿可乐定或溴莫尼定后外引流阻力有任何不同。一些研究也报道出在人类受试者[4]和动物模型[1]中使用溴莫尼定后葡萄膜巩膜外引流途径增加。

神经保护作用

除了降眼压外，选择性α-2激动剂（特别是溴莫尼定）已经被提出有直接的神经保护作用，α-2肾上腺能受体（α-2a亚型）已经确定为人类视网膜上似乎合理的目标的存在[12,13]。在一个慢性高眼压的小鼠模型中，巩膜静脉和角膜缘静脉都被光凝，皮下注射溴莫尼定提高了视网膜神经节细胞的存活，而没有明显地降低眼压[14,15]。在短暂结扎眼部血管[16]和损伤视神经[17]而缺血的引起的视网膜神经节细胞死亡的小鼠模型中，也证明了相似的令人满意的结果。已提出的神经保护作用的机制包括抑制线粒体凋亡信号和激活抗凋亡通路[13]。在目前，还没有临床实验证实溴莫尼定在人类中有除降眼压作用以外的视神经保护作用。

效果

三种选择性α-肾上腺能激动剂药物均被证实与控制组对照有明显的降低眼压作用。

可乐定

Harrison等[18]对21例开角型青光眼患者的双盲交叉性研究比较了一滴0.125%可乐定和0.25%可乐定与安慰剂加2%毛果芸香碱的效果。0.125%可乐定和0.25%可乐定在154分钟和135分钟时开始起效，分别持续201分钟和270分钟。0.125%可乐定和0.25%可乐定的眼压降低峰值分别在203分钟和238分钟，分别为6.8mmHg和7.6mmHg。

Hodapp等[19]也证实了使用可乐定后明显眼压降低，使用0.25%可乐定比使用0.125%可乐定有稍微更强的降低作用。0.125%可乐定持续作用时间至少6小时，0.25%可乐定至少8小时。作者还报道了当每8小时使用0.25%可乐定，出现了不依赖血压的对侧眼压的降低。根据每日测量眼压，对安慰组校正后，0.25%可乐定最大的眼压降低量出现在正午，为4.4±6.1mmHg。

阿可乐定

Robin等[20]评价了短期内1%可乐定的效果，发现药物1小时内起效，降眼压峰值出现在使用后 3～5 小时内，为 6.5±4.3mmHg（37.3%±20.4%），在一个长期研究中，Abrams 等评价了使用 1% 安普乐定一天两次持续一个月的效果[21]。在 12 小时后，低谷期效果仍然明显，眼压从基线降低 20%～30%。

溴莫尼定

Derick 等[22]在一个月的双盲安慰剂控制组的实验中，评估了 0.08%，0.2%，和 0.5% 溴莫尼定的剂量依赖性。一天两次 0.08%，0.2%，和 0.5% 溴莫尼定最大的从基线降低量分别为 20.8%，27.2% 和 30.1%。但是，作者推荐 0.2% 浓度，因为它接近剂量依赖曲线的峰值并更少全身和局部的副作用。各种浓度的阿可乐定随时间推移效果下降，在 14 天后保持稳定。后来一个 Katz 等的实验比较了持续一年一天两次使用 0.2% 溴莫尼定和 0.2% 噻吗洛尔。作者发现一天两次溴莫尼定显示眼压降低峰值（用药后 2 小时）为 6.7mmHg，而眼压降低谷值（用药后 12 小时）为 4.3mmHg。目前美国食品和药物管理局认可溴莫尼定使用一天三次。

全身和局部副作用

选择性 α 激动剂的局部副作用[24, 25]，由于与血管 α-1 受体结合而发生结膜苍白。可能由于对 Müller’s 肌肉的 α-1 刺激而发生轻微的眼睑退缩。使用阿可乐定的部分眼中也可能发生瞳孔散大。与此相反，局部使用可乐定可以引起明显的治疗眼和对侧眼的瞳孔缩小[2]。

过敏性结膜炎和皮炎是终止长期使用选择性 α- 肾上腺能激动剂的最主要原因。阿可乐定长期使用溴莫尼定具有更高的过敏发生率。一些研究发现使用 0.5% 安普乐定的滤泡性结膜炎发生率为 36%[24]。与此相比，0.2% 溴莫尼定的长时间研究发现眼部过敏率为 12.7%[23]。同样，0.15% 溴莫尼定使用碳酸钠（Allergan，Irvine，CA）作为防腐剂而代替苯扎氯铵被报道出更低的过敏发生率。

所有选择性 α- 激动剂可以引起全身副作用。这些包括口干、镇静、全身性低血压和心动过缓。口干可能是由于通过鼻泪道系统直接吸收导致鼻腔和口腔黏膜的血管收缩[24]。其他全身副作用可能由于药物通过了血脑屏障。这些作用的效能可能与药物本质的亲脂性相关。可乐定和溴莫尼定都具有高亲脂性，可以轻易穿过血脑屏障引起明显镇静、低血压和心动过缓。这些全身副作用在溴莫尼定比在可乐定发生率更低[22, 23]。与此相反，阿可乐定是亲脂的但是全身副作用不常见，与安慰剂发生率相似[20]。由于阿可乐定迅速产生作用并且全身副作用最少，阿可乐定通常用于治疗小梁成形和虹膜周切术后的眼压升高。

溴莫尼定是三种选择性 α- 肾上腺能激动剂最广泛使用的药物。但是，它并不被认可用于儿童或者当全身副作用看起来很常见，一个研究报道了 76% 患者发生昏睡[27]。其他作者也有相似的在年幼儿童中引起严重嗜睡的报道[28]。

（唐　莉 译）

参考文献

1. Burke J, Schwartz M. Preclinical evaluation of brimonidine. Surv Ophthalmol 1996; 41 Suppl 1: S9-18.
2. Lee DA, Topper JE, Brubaker RF. Effect of clonidine on aqueous humor flow in normal human eyes. Exp Eye Res 1984; 38: 239-246.
3. Toris CB, Camras CB, Yablonski ME. Acute versus chronic effects of brimonidine on aqueous humor dynamics in ocular hypertensive patients. Am J Ophthalmol 1999; 128: 8-14.
4. Toris CB, Gleason ML, Camras CB, Yablonski ME. Effects of brimonidine on aqueous humor dynamics in human eyes. Arch Ophthalmol 1995; 113: 1514-1517.
5. Maus TL, Nau C, Brubaker RF. Comparison of the early effects of brimonidine and apraclonidine as topical ocular hypotensive agents. Arch Ophthalmol 1999; 117: 586-591.
6. Schadlu R, Maus TL, Nau CB, Brubaker RF. Comparison of the efficacy of apraclonidine and brimonidine as aqueous suppressants in humans. Arch Ophthalmol 1998; 116: 1441-1444.
7. Tsukamoto H, Larsson LI. Aqueous humor flow in normal human eyes treated with brimonidine and dorzolamide, alone and in combination. Arch Ophthalmol 2004; 122: 190-193.
8. Larsson LI. Aqueous humor flow in normal human eyes treated with brimonidine and timolol, alone and in combination. Arch Ophthalmol 2001; 119: 492-495.
9. Burke JA, Potter DE. Ocular effects of a relatively selective alpha 2 agonist (UK-14, 304-18) in cats, rabbits and monkeys. Curr Eye Res 1986; 5: 665-676.
10. Krieglstein GK, Langham ME, Leydhecker W. The peripheral and central neural actions of clonidine in normal and glaucomatous eyes. Invest Ophthalmol Vis Sci 1978; 17: 149-158.
11. Toris CB, Tafoya ME, Camras CB, Yablonski ME. Effects of apraclonidine on aqueous humor dynamics in human eyes. Ophthalmology 1995; 102: 456-461.
12. Bylund DB, Chacko DM. Characterization of alpha2 adrenergic receptor subtypes in human ocular tissue homogenates. Invest Ophthalmol Vis Sci 1999; 40: 2299-2306.
13. Wheeler L, WoldeMussie E, Lai R. Role of alpha-2 agonists in neuroprotection. Surv Ophthalmol 2003; 48 Suppl 1: S47-51.
14. Wheeler LA, Gil DW, WoldeMussie E. Role of alpha-2 adrenergic receptors in neuroprotection and glaucoma. Surv Ophthalmol 2001; 45 Suppl 3: S290-294; discussion S5-6.
15. WoldeMussie E, Ruiz G, Wijono M, Wheeler LA. Neuroprotection of retinal ganglion cells by brimonidine in rats with laser-induced chronic ocular hypertension. Invest Ophthalmol Vis Sci 2001; 42: 2849-2855.
16. Lafuente MP, Villegas-Perez MP, Mayor S, et al. Neuroprotective effects of brimonidine against transient ischemia-induced retinal ganglion cell death: a dose response in vivo study. Exp Eye Res 2002; 74: 181-189.
17. Yoles E, Wheeler LA, Schwartz M. Alpha2-adrenoreceptor agonists are neuroprotective in a rat model of optic nerve degeneration. Invest Ophthalmol Vis Sci 1999; 40: 65-73.
18. Harrison R, Kaufmann CS. Clonidine. Effects of a topically administered solution on intraocular pressure and blood pressure in open-angle glaucoma. Arch Ophthalmol 1977; 95: 1368-1373.
19. Hodapp E, Kolker AE, Kass MA, et al. The effect of topical clonidine on intraocular pressure. Arch Ophthalmol 1981; 99: 1208-1211.
20. Robin AL. Short-term effects of unilateral 1% apraclonidine therapy. Arch Ophthalmol 1988; 106: 912-915.
21. Abrams DA, Robin AL, Pollack IP, et al. The safety and efficacy of topical 1% ALO 2145 (p-aminoclonidine hydrochloride) in normal volunteers. Arch Ophthalmol 1987; 105: 1205-1207.

22. Derick RJ, Robin AL, Walters TR, et al. Brimonidine tartrate: a one-month dose response study. Ophthalmology 1997; 104: 131-136.
23. Katz LJ. Brimonidine tartrate 0.2% twice daily vs timolol 0.5% twice daily: 1-year results in glaucoma patients. Brimonidine Study Group. Am J Ophthalmol 1999; 127: 20-26.
24. Robin AL. The role of alpha-agonists in glaucoma therapy. Curr Opin Ophthalmol 1997; 8: 42-49.
25. Walters TR. Development and use of brimonidine in treating acute and chronic elevations of intraocular pressure: a review of safety, efficacy, dose response, and dosing studies. Surv Ophthalmol 1996; 41 Suppl 1: S19-26.
26. Katz LJ. Twelve-month evaluation of brimonidine-purite versus brimonidine in patients with glaucoma or ocular hypertension. J Glaucoma 2002; 11: 119-126.
27. Al-Shahwan S, Al-Torbak AA, Turkmani S, et al. Side-effect profile of brimonidine tartrate in children. Ophthalmology 2005; 112: 2143.
28. Enyedi LB, Freedman SF. Safety and efficacy of brimonidine in children with glaucoma. J AAPOS 2001; 5: 281-284.

α 肾上腺素受体拮抗剂

Makoto Araie

尽管目前在日本只有一种 α 肾上腺素受体拮抗剂（α-1 肾上腺素受体拮抗剂，布那唑嗪）被应用于青光眼的临床治疗[1, 2]，研究发现多种 α 肾上腺素受体拮抗剂对青光眼临床治疗有较大潜力，部分可应用于临床诊断、缩瞳或散瞳。

布那唑嗪

布那唑嗪是一种强有力的 α-1 受体拮抗剂，对肾上腺素能受体的亚型能表现出相似的亲和力，比如哌唑嗪[3~5]。在多个国家，布那唑嗪已被用于治疗系统性高血压[6]。对兔子的研究表明局部应用 0.05% 布那唑嗪点眼 4 周能够降低眼压并且无快速耐药性[7]。正常人局部应用高浓度 3% 布那唑嗪可以降低 3mmHg 眼压，但这种浓度会引起瞳孔缩小、上睑下垂和结膜充血[8]。

一些研究（包括第二阶段的研究）表明，0.01% 的浓度可使降眼压作用维持 12 小时[9~11]，日本的第二阶段研究和一年的长期研究表明，0.01% 布那唑嗪可以降低开角型青光眼和高眼压症患者的眼内压且无快速耐受性[1, 2]。如果可以用 0.5% 的噻吗洛尔作为降眼压效果的对照标准[13]，0.01% 布那唑嗪的降压效应要弱于 0.5% 的噻吗洛尔[1]，但其效果等同于 0.1% 地匹福林[12]或 2% 多佐胺。布那唑嗪可以降低眼压在正常范围的原发型开角型青光眼（正常眼压性青光眼，NTG）[14]、原发型开角型青光[15]或继发型青光眼[16]，当与拉坦前列腺素或噻吗洛尔联合用药时可进一步促进眼压降低[17, 18]。

在正常人类的一项研究显示，布那唑嗪对于决定房水流出速度、流出通畅度或巩膜静脉压均无显著影响，显示出此药物通过增加葡萄膜巩膜途径房水外流来降低眼压[19]。事实上，一项兔子的研究证明通过一种两级恒压灌注法测量，布那唑嗪可以增加葡萄膜巩膜途径房水外流。但是在决定房水流出速度或流出通畅度（对体循环房水流出通畅性并非由于葡萄膜巩膜途径）却没有显著的作用[20]。布那唑嗪的作用机制略不同于5-甲基乌拉地尔（一种α-1A肾上腺素受体拮抗剂和5-HT 1A激动活性），可能是由于在5-HT 1A激动活性的差异[26]。尽管布那唑嗪可显著影响鼠结膜及结膜下组织细胞外基质的代谢活动[22]，但对培养的猴睫状肌细胞的基质金属蛋白酶活性并无显著影响，但可以抑制去氧肾上腺素所引起的牛睫状肌收缩[23]。这一作用机制或许可以解释包括布那唑嗪促进葡萄膜巩膜途径房水外流和在人和猴子使用拉坦前列腺素降低眼压时布那唑嗪存在着重要的降眼压的附加作用[17, 18, 23]。

研究表明，采用家兔局部滴入0.01%布那唑嗪通过药理学水平的局部扩散渗透到同侧眼球后部的局部扩散在药理水平和改善玻璃体腔内去氧肾上腺素或内皮素-1（ET-1）引起的视网膜血管收缩[24, 25]或玻璃体腔内ET-1或全身性一氧化氮合酶（NOS）引起的视神经乳头血流量减少或可见的诱发电位（VEP）变化[26, 27]。据报道，在鼠原代视网膜培养细胞，布那唑嗪通过抑制1μm的Na^+内流来降低谷氨酸所引起的神经毒性[28]。这些实验事实可以表明，局部使用布那唑嗪有益于青光眼相关的眼球后组织，除了降眼压作用，但目前的调查还尚不知这些研究结果的临床意义。

局部使用0.01%布那唑嗪对脉率无显著影响，但观察到一个显著地降低收缩压（−3.2mmHg）和舒张压（−1.9mmHg）的效果[1]。局部不良反应如充血或异物感要少于0.5%噻吗洛尔[1]。长期使用0.01%布那唑嗪滴眼也造成一个显著地瞳孔直径缩小0.2mm[1]。术中患者服用α-1A受体拮抗剂如用于治疗前列腺肥大的他苏洛辛，往往出现虹膜松弛综合征[29, 30]，但这种并发症并不存在于使用布那唑嗪的患者[30]。这个明显的矛盾或许可以解释如下：从历史上看，α1受体按药理学分为两个亚型，即，一种高亲和力的哌唑嗪（α1H）与低亲和力的哌唑嗪（α-1L）[31, 32]。因为没有发现基因克隆的α-1L，它已被提出，α1A受体有两种表型，即对哌唑嗪有高亲和力的α-1H和对哌唑嗪有低亲和力α1L[33~36]。布那唑嗪对眼压的影响，即对虹膜睫状肌的影响[23]，被认为是通过与哌唑嗪高亲和力的α-1H受体介导[37]，人类瞳孔开大肌主要有α-1L受体[38]，和α-1A受体拮抗剂用于治疗前列腺肥如他苏洛辛大，被认为是通过介导前列前的α1L受体[39]。游离的布那唑嗪对眼压和瞳孔的影响，可以通过布那唑嗪对瞳孔开大肌肌的α-1L受体的低亲和力来解释。

已表明，在高眼压症、原发性开角型青光眼、原发性闭角型青光眼和继发性青光眼，布那唑嗪似乎没有全身禁忌证，但它对发展性青光眼的效果尚未调查清楚。它通常是用来作为一个额外的滴眼液使用，用于局部使用前列腺素相关药物、β 受体拮抗剂或碳酸酐酶抑制剂的效果不满意时。

其他选择性 α1 受体拮抗剂

哌唑嗪是喹唑啉类 α-1 受体拮抗剂的原型，具有选择性 α-1 受体拮抗活性，其 α-1A，α-1B 和 α-1D 亚型也具有类似效能[40]。局部使用浓度为 0.0001%～0.1% 的哌唑嗪可以降低兔子眼压，其剂量依赖性持续六到八个小时，最大效应为两小时[41]，不影响房水通畅、巩膜静脉压，血压或眼血流[42, 43]。眼压描记和测量眼后房中抗坏血酸盐水平显示局部使用哌唑嗪可以减少房水流速[42]。

α-1 受体拮抗剂对房水动力学的作用研究得更加详细，通过柯楠辛碱和莫西塞利，其他的选择 α-1 受体拮抗剂，和荧光光度测定法。局部使用柯楠辛碱降低猴子眼压且不影响水流速和流畅度，表明 α-1 受体拮抗剂可以增加葡萄膜巩膜途径房水外流[44]。在单剂量研究中，局部使用柯楠辛碱可降低高血压患者眼内压，但在一周、两周、三周的多剂量研究中会引起快速抗药性[45]。莫西塞利对眼压、房水流速、血 - 房水屏障渗透性或房水流畅度无明显影响[46, 47]，增加肾上腺素对人类的影响也并没有改变房水流速[48]，尽管它可以降低兔子眼内压[49]。由于莫西赛利引起瞳孔缩小但并不影响其调节、中央前房深度[47]或全身情况[50]，这种药物可以用来打破瞳孔阻滞，逆转去氧肾上腺素所引起的瞳孔散大或降低开角型青光眼，在色素分散综合征或青光眼减少虹膜带状沉着[50~55]。然而在开角型青光眼，莫西赛利可能只能作为房角镜检查的辅助物，用于区分轻度闭角型青光眼和开角型青光眼[56]。

达哌唑对肾上腺素能受体亚型 α-1A 和 α-1D 受体显示出高亲和力[57, 58]，据报道可降低兔子眼内压[59]，但此药物的临床用在于瞳孔缩小相关的影响，即逆转去氧肾上腺素引起的瞳孔散大[60~65]，逆转白内障术后瞳孔散大[66~68]，稳定色素播散综合征或青光眼[69~72]或减少夜间晕圈[73]。最近的研究表明，溴莫尼定，一种选择性 α-2 肾上腺素能受体受体激动剂，更适合用于收缩瞳孔，由于其局部副作用少于达哌唑[74, 75]。

α-2 肾上腺素能受体拮抗剂

据报道，虽然局部应用萝芙素、育亨宾或 WB-4101 SK&F 86466 可降低兔子眼内压[76, 77]，但 α-2 受体拮抗剂用于降低青光眼患者眼内压的潜力并不处于目前的调查研究。

（唐　莉 译）

参考文献

1. Azuma I, Kitazawa Y, Tsukahara S, Takase M, Shiose Y, Komemushi S. Phase three clinical trial of bunazosin hydrochloride ophthalmic solution for primary open angle glaucoma and ocular hypertension. A multicenter double-masked comparative study using 0.5% timolol maleate ophthalmic solution. Ganka Rinsho Iho (Japanese) 1994; 88: 1280-1285.
2. Azuma I, Kitazawa Y, Tsukahara S, Takase M, Shiose Y, Komemushi S. Long-term study of bunazosin hydrochloride ophthalmic solution in primary open-angle glaucoma and ocular hypertension. Atarashii Ganka (Japanese) 1994; 11: 631-635.
3. Shoji T. Comparison of pre- and post synaptic α-adrenoreceptor blocking effects of E-643 in the isolated vas deferens of the rat. Jpn J Pharmacol 1981; 31: 361-368.
4. Su T-H, Morishima S, Suzuki F, Yoshiki H, Anisuzzaman ASM, Tanaka T, Cheng J-T, Muramatsu I. Native profiles of α_{1A}-adrenoceptor phenotypes in rabbit prostate. Br J Pharmacol. 2008; 155: 906-912.
5. Muramatsu I, Suzuki F, Nishimune A, Anisuzzaman ASM, Yoshiki H, Su T-H, Chang C-K, Morishima S. Expression of distinct α_1-adrenoceptor phenotypes in the iris of pigmented and albino rabbits. Br J Pharmacol. 2009; 158: 354-360.
6. Weidinger G. Pharmacokinetic and pharmacodynamic properties and therapeutic use of bunazosin in hypertension. A review. Arzneimittelforschung 1995; 45: 1166-1171.
7. Aihara M, Araie M, Kaburaki T, Shirato S. Effects of long-term application of bunazosin hydrochloride eye drops on the aqueous flow rate and blood-aqueous barrier permeability in rabbit eyes. Nippon Ganka Gakkai Zasshi (Japanese) 1994; 98: 540-544.
8. Trew DR, Wright LA, Smith SE. Ocular responses in healthy subjects to topical bunazosin 0.3% - an α1-adrenoceptor antagonist. Br J Ophthalmol. 1991;75:411-413
9. Uamamoto Y, Akiyama H. Basic and clinical study of bunazosin hydrochloride (detantol® 0.01%) eydrops. Jpn J Ocul Pharmacol.(Japanese) 2003; 17: 41-47.
10. Azuma I, Kitazawa Y, Tsukahara S, Takase M, Shiose Y, Komemushi S. Optimal concentration-finding study of bunazosin hydrochloride ophthalmic solution in patients with primary open-angle glaucoma and ocular hypertension. Atarashi Ganka (Japanese) 1994; 11: 423-429.
11. Azuma I, Sugiyama T, Nakajima M, Tokuoka S. Prolonged ofular hypotensive effect of bunazosin hydrochloride in primary open-angle glaucoma and ocular hypertensive patients. Atarashi Ganka (Japanese) 1994; 11: 419-422.
12. Segawa K, Nishiyama K, Kurihara K, Okubo H, Ota K, Komemushi S. Phase-three clinical appraisal of bunazosin hydrochloride ophthalmic solution for primary open-angle glaucoma and ocular hypertension. Comparison with 0.1% dipivefrin hydrochloride ophthalmic solution. Ganka Rinsho Iho (Japanese) 1994; 88: 1386-1390.
13. van der Valk R, Webers CA, Schouten JS, Zeegers MP, Hendrikse F, Prins MH. Intraocular pressure-lowering effects of all commonly used glaucoma drugs: a meta-analysis of randomized clinical trials. Ophthalmology 2005; 112: 1177- 1185.
14. Yoshikawa K, Katsushima H, Kimura T, Yamagishi K, Yamabayashi S. Addition of or switch to topical bunazosin hydrochloride in elderly patients with normal-tension glaucoma: A one-year follow-up study. Jpn J Ophthalmol 2006; 50: 443-448.
15. Suzuki Y, Araie M, Shirato S, Koseki N, Yamagami J, Adachi M, Takahashi T, Sakurai M, Komuro S, Uchida K. Ocular hypotensive effect of bunazosin hydrochloride ophthalmic solution (DE-070) in primary angle closure glaucoma. Ganka Rinsho Iho (Japanese) 1994; 88: 1708-1712.
16. Kosaki H, Futa R, Miki H, Mishima H, Miyata N, Shirato S. Clinical evaluation of bunazosin hydrodhloride ophthalmic solution for secondary glaucomas. Ganka Rinsho Iho (IJapanese) 1994; 88: 1557-1561.
17. Tsukamoto H, Jian K, Takamatsu M, Okada K, Mukai S, Tsumamoto Y, Mishima HK. Ad-

ditive effect of bunazosin on intraocular pressure when topically added to treatment with latanoprost in patients with glaucoma. Jpn J Ophthalmol 2003; 47: 526-528.
18. Kobayashi H, Kobayashi K, Okinami S. Efficacy of bunazosin hydrochloride 0.01% as adjunctive therapy of latanoprost or timolol. J Glaucoma 2004; 13: 73-80.
19. Oshika T, Araie M, Sugiyama T, Nakajima M, Azuma I. Effect of bunazosin hydrochloride on intraocular pressure and aqueous humor dynamics in normotensive human eyes. Arch Ophthalmol 1991; 109: 1569-1574.
20. Zhan GL, Toris CB, Camras CB, Wang YL, Yablonski ME. Bunazosin reduces intraocular pressure in rabbits by increasing uveoscleral outflow. J Ocul Pharmacol Ther 1998; 14: 217-228.
21. Wang RF, Lee PY, Mittag TW, Podos SM, Serle JB. Effect of 5-methylurapidil, an alpha 1a-adrenergic antagonist and 5-hydroxytryptamine1a agonist, on aqueous humor dynamics in monkeys and rabbits. Curr Eye Res 1997; 16: 769-775.
22. Ito T, Ohguro H, Mamiya K, Ohguro I, Nakazawa M. Effects of antiglaucoma drops on MMP and TIMP balance in conjunctival and subconjunctival tissue. Invest Ophthalmol Vis Sci 2006; 47: 823-830.
23. Akaishi T, Takagi Y, Matsugi T, Ishida N, Hara H, Kashiwagi K. Effects of bunazosin hydrochloride on ciliary muscle constriction and matrix metalloproteinase activities. J Glaucoma 2004; 13: 312-318.
24. Ichikawa M, Okada Y, Asai Y, Hara H, Ishii K, Araie M. Effects of topically instilled bunazosin, an α_1-adrenoceptor antagonist, on constrictions induced by phenilephrine and ET-1 in rabbit retinal arteries. Invest Ophthalmol Vis Sci 2004; 45: 4041-4048.
25. Okada Y, Ichikawa M, Ishii K, Hara H. Effects of topically instilled bunazosin hydrochloride and other ocular hypotensive drugs on endothelin-1-induced constriction in rabbit retinal arteries. Jpn J Ophthalmol 2004; 48: 465-469.
26. Goto W, Oku H, Okuno T, Sugiyama T, Ikeda T. Amelioration by topical bunazosin hydrochloride of the impairment in ocular blood flow caused by nitric oxide synthase inhibition in rabbits. J Ocul Pharmacol Ther 2003; 19: 63-73.
27. Goto W, Oku H, Okuno T, Sugiyama T, Ikeda T. Amelioration of endothelin-1-induced optic nerve head ischemia by topical bunazosin. Curr Eye Res 2005; 30: 81-91.
28. Goto W, Ichikawa M, Tanaka E, Hara H, Araie M. Bunazosin hydrochloride reduces glutamate-induced neurotoxicity in rat primary retinal cultures. Brain Res 2004; 1003: 130-137.
29. Chang DF, Campbell JR. Intraoperative floppy iris syndrome associated with tamsulosin. J Cataract Refract Surg 2005; 31: 664-673.
30. Oshika T, Ohashi Y, Inamura M et al. Incidence of intraoperative floppy iris syndrome in patients on either systemic or topical α1-adrenoceptor antagonist. Am J Ophthalmol 2007; 143: 150-151.
31. Flavaham NA, Vanhoute PM. Alpha-adrenoceptor classification in vascular smooth muscle. Trend Pharmacol Sci 1986; 7: 347-349.
32. Muramatsu I, Ohmura T, Kigoshi S, Hashimoto S, Oshita M. Pharmacological subclassification of alpha-1 adrenoceptors in vascular smooth muscle. Br J Pharmacol 1990; 99: 197-201.
33. Ford PDWA, Daniels VD, Chang DJ, Geverg JR, Jasper JR, Lensnick JD, Clarke DE. Pharmacological pleitropism of the human recombinant alpha-1A adrenoceptor: implications for alpha-1 adrenoceptor classification. Br J Pharmacol 1997; 121: 1127-1135.
34. Suzuki F, Taniguchi T, Takauji R, Murata S, Muramatsu I. Splice isoforms of alpha(1a)-adrenoceptor in rabbit. Br J Pharmacol 2000; 129: 1569-1576.
35. Morishima S, Suzuki F, Yoshiki H, Md Anisuzzaman AS, Sathi ZS, Muramatsu I. Identification of the alpha1L-adrenoceptor in rat cerebral cortex and possible relationship between alpha1L- and alpha1A- adrenoceptors. Br J Pharmacol 2008; 153: 1485-1494.
36. Muramatsu I, Morishima S, Suzuki F, Yoshiki H, Anisuzzaman AS, Tanaka T, Rodrigo MC, Myagmar BE, Simpson PC. Identification of alpha 1L-adrenoceptor in mice and its abolition

by alpha 1A-adrenoceptor gene knockout. Br J Pharmacol 2008; 155: 1224-1234.
37. Nishimura K, Kuwayama Y, Matsugi T, Sun N, Shirasawa E. Selective suppression by bunazosin of alpha-adrenergic agonist evoked elevation of intraocular pressure in sympathectomized rabbit eyes. Invest Ophthalmol Vis Sci 1993; 34: 1761-1766.
38. Ishikawa H, Miller DD, Patil PN. Comparison of post-junctional α-adrenoceptors in iris dilator muscle of humans, and albino and pigmented rabbits. Naunyn-Schmiedeberg's Arch Pharmacol 1996; 354: 765-772.
39. Morishima S, Tanaka T, Yamamoto H, Suzuki F, Akino H, Yokoyama O, Muramatsu I. Identification of alpha-1L and alpha-1A adrenoceptors in human prostate by tissue segment binding. J Urol 2007; 177: 377-381.
40. Murata S, Taniguchi T, Muramatsu I. Pharmacological analysis of the novel, selective alpha1-adrenoceptor antagonist, KMD-3213, and its suitability as a tritiated radioligand. Br J Pharmacol 1999; 127: 19-26.
41. Smith BR, Murray DL, Leopold IH. Influence of topically applied prazosin on the intraocular pressure of experimental animals. Arch Ophthalmol 1979; 97: 1933-1936.
42. Krupin T, Feitl M, Becker B. Effect of prazosin on aqueous humor dynamics in rabbits. Arch Ophthalmol 1980; 98: 1639-1642.
43. Rowland JM, Potter DE. The effects of topical prazosin on normal and elevated intraocular pressure and blood pressure in rabbits. Eur J Pharmacol 1980; 64: 361-363.
44. Serle JB, Stein AJ, Podos SM, Severin CH. Corynanthine and aqueous humor dynamics in rabbits and monkeys. Arch Ophthalmol 1984; 102: 1385-1388.
45. Serle JB, Stein AJ, Podos SM, Lustgarten JS, Teitelbaum C, Severin CH. The effect of corynanthine on intraocular pressure in clinical trials. Ophthalmology 1985; 92: 977-980.
46. Wand M, Grant WM. Thymoxamine hydrochloride: effects on the facility of outflow and intraocular pressure. Invest Ophthalmol 1976; 15: 400-403.
47. Lee DA, Brubaker RF, Nagataki S. Effect of thymoxamine on aqueous humor formation in the normal human eye as measured by fluorophotometry. Invest Ophthalmol Vis Sci 1981; 21: 805-811.
48. Lee DA, Brubaker RF, Natagaki S. Acute effect of thymoxamine on aqueous humor formation in the epinephrine-treated normal eye as measured by fluorophotometry. Invest Ophthalmol Vis Sci 1983; 24: 165-168.
49. Bonomi L, Tomazzoli L. Thymoxamine and intraocular pressure. Albrecht Von Graefes Arch Klin Exp Ophthalmol 1977; 28: 95-100.
50. Mapstone R. Safe mydriasis. Brit J Ophthal 1970; 54: 690-692.
51. Rutkowski PC, Fernandez JL, Galin MA, Halasa AH. Alpha-adrenergic receptor blockade in the treatment of angle-closure glaucoma. Tram Acad Ophth & Otol 1973; 77: OP137-142.
52. Halasa AH, Rutkowski PC. Thymoxamine therapy for angle-closure glaucoma. Arch Ophthalmol 1973; 90: 177-179.
53. Wolfs RC, Grobbee DE, Hofman A, de Jong PT. Risk of acute angle-closure glaucoma after diagnostic mydriasis in nonselected subjects: the Rotterdam Study. Invest Ophthalmol Vis Sci 1997; 38: 2683-2687.
54. Campbell DG. Pifmentary dispersion and glaucoma. A new theory. Arch Ophthalmol 1979; 97: 1667-1672.
55. Haynes WL, Johnson AT, Alward WL. Inhibition of exercise-induced pigment dispersion in a patient with the pigmentary dispersion syndrome. Am J Ophthalmol 1990; 109: 601-602.
56. Wand M, Grant WM. Thymoxamine test. Differentiating anle-closure glaucoma from open-angle glaucoma with narrow angles. Arch Ophthalmol 1978; 96: 1009-1011.
57. Lisciani R, Baldini A, Silvestrini B. General pharmacological properties of dapiprazole, a potential psychotropic agent. Arzneimittelforschung 1982; 32: 674-678.
58. Eltze M. Affinity of the miotic drug, dapiprazole, at alpha 1-adrenoceptor subtypes A, B and D. J Pharm Pharmacol 1997; 49: 1091-1095.

59. Silvestrini B, Bonomi L, Lisciani R, Perfetti S, Belluci R, Massa F, Baldini A. Effects of dapiprazole on pupillary size and intraocular pressure in rabbits. Arzncimmittelforschung 1982; 32: 678-681.
60. Geyer O, Loewenstein A, Shalmon B, Neudorfer M, Lazar M. The additive miotic effects of dapiprazole and pilocarpine. Graefe's Arch Clin Exp Ophthalmol 1995; 233: 448-451.
61. Wilcox CS, Heiser JF, Crowder AM, Wassom NJ, Katz BB, Dale JL. Comparison of the effects on pupil size and accommodation of three regimens of topical dapiprazole. Br J Ophthalmol 1995; 79: 544-548.
62. Warlich M, Weik R, Höh H, Ruprecht KW. Dapiprazol antagonizes tropicamide- and phenylephrine-induced mydriasis in the elderly. Ophthalmologe 1995; 92: 179-181.
63. Hogan TS, McDaniel DD, Bartlett JD, Hart KK, Paggiarino DA. Dose- response study of dapiprazole HCl in the reversal of mydriasis induced by 2.5% phenylephrine. J Ocul Pharmacol Ther 1997; 13: 297-302.
64. Schmidbauer JM, Georg T, Möller MR, Ruprecht KW. Driving ability after reversal of phenylephrine 10% induced nydriasis by dapiprazole 0.5%, a prospective study on 65 eyes. Klin Monbl Augenheilkd 2000; 217: 340-344.
65. Schimidbauer JM, Höh H, Franke G, Petsch E, Siegmund W. Clinical use of nydriasis with 10% phnylephrine andits antagonism by 0.5% dapiprazole. Ophthalmologe 1999; 96: 182-186.
66. Bonomi L, Marchini G, Pagello P, Simonazzi A, Durando L, Ciarniello MG. Effects of intraocular dapiprazole in the rabbit eye. J Cataract Refract Surg 1989; 15: 681-684.
67. Ponte F, Cillino S, Faranda F, Casanove F, Cucci F. Intraocular dapiprazole for the reversal of nydriasis after extracapsular cataract extraction with intraocular lens implantation. Dose-response correlation. J Cataract Refract Surg 1991; 17: 780-784.
68. Ponte F, Cillino S, Faranda F Casanove F, Cucco F, Oculistica C, Palermo P. Intraocular dppiprazole for the reversal of mydriasis after exextracapsular cataract extraction with intraocular lens implantation. Part II: Comparison with acetylcholine. J Cataract Refract Surg 1991; 17: 785-789.
69. Mastropasqua L, Carpineto P, Ciancaglini M, Gallenga PE. The effectiveness of dapiprazole in preventing exercise-induced IOP increase in patients with pigmentary dispersion syndrome. Int Ophthalmol 1995; 19: 359-362.
70. Mastropasqua L, Carpineto P, Ciancaglini M, Lobefalo L, Costagliola C, Gallenga PE. Effect of dapiprazole, an alpha-adrenergic blocking agent, on aqueous humor dynamics in pigmentary glaucoma. Ophthalmic Res 1996; 28: 312-318.
71. Mastropasqua L, Carpineto P, Ciancaglini M, Gallenga PE. The usefulness of dapiprazole, an alpha-adrenergic blocking agent, in pigmentary glaucoma. Ophthalmic Surg Lasers 1996; 27: 806-809.
72. Lihto I, Vesti E. Diagnosis and management of pigmentary glaucoma. Curr Opin Ophthalmol 1998; 9: 61-64.
73. Alster Y, Loewenstein A, Baumwald T, Lipshits I, Lazar M. Dapiprazole for patients with night haloes after excimer keratectomy. Graefe's Arch Clin Exp Ophthalmol 1996; 234: S139-S141.
74. Marx-Gross S, Krummenauer F, Dick HB, Pfeiffer N. Brimonidine versus dapiprazole: influence on pupil size at various illumination levels. J Cataract Refract Surg 2005; 31: 1372-1376.
75. Canovetti A, Nardi M, Figus M, Fogagnolo P, Benelli U. Aceclidine, brimonidine, tartrate and dapiprazole: comparison of miotic effect and tolerability under different lighting conditions. J Cataract Refract Surg 2009; 35: 42-46.
76. Mittag TW, Tormay A, Severin C, Podos SM. Alpha-adrenergic antagonists: correlation of the effect on intraocular pressure and on alpha 2-adrenergic receptor binding specificity in the rabbit eye. Exp Eye Res 1985; 40: 591-599.
77. Matthews WD, Sulpizio A, Fowler PJ, DeMarinis R, Hieble JP, Bergamini MV. The ocular hypotensive action of SK&F 86466 in the conscious rabbit. Curr Eye Res 1984; 3: 737-742.

V. 前列腺素类药物

Gabor Holló, Makoto Aihara, Albert Alm

背景

前列腺素衍生物作为降眼压药物已在临床上应用了近10年，已逐渐被接纳成为临床一线降压药。有兔子、猫和猴子的动物实验初步研究证明，前列腺素 $F_{2\alpha}$（$PGF_{2\alpha}$）可能是天然存在的前列腺素中降眼压效果最好的[1~3]。其后的研究证明，前列腺素衍生物及降压效果是由FP受体介导的[4~5]。但是，$PGF_{2\alpha}$ 不是FP的高度选择性受体激动剂受体，它也对EP-受体有影响。前列腺素对EP-受体的作用可以介导眼部炎症，如今临床使用的前列腺素衍生物已经发展为选择性结合更多的FP受体[6~9]。

作用机制

目前临床上使用的共有五种前列腺素衍生物类降眼压药物：拉坦噻吗前列腺素、曲伏前列腺素、比马前列腺素、乌诺前列腺素和他氟前列腺素。这五种药物都是通过增加房水外流以降低眼内压。其增加房水外流的途径主要是通过作用于葡萄膜-巩膜途径，而对增加小梁网流出途径作用较轻微[10~11]。通过在猴子动物实验，拉坦前列腺素[12]、比吗前列腺素[13]、他氟前列腺素[8]的这一降眼压机制已得到充分证明。通过间接计算的方法也已证实，在眼内压、房水情况、房水外流流畅系数不变的情况下，人眼使用拉坦前列腺素[14]、比吗前列腺素[15]以及曲伏前列腺素[16]后，房水经葡萄膜-巩膜途径外流增加是其降低眼内压的主要原因，目前没有关于他氟前列腺素降人眼眼压机制的报道。乌诺前列腺素是 $PGF_{2\alpha}$ 代谢物的衍生物，与其他前列腺素药物降眼压机制有所不同。单独刺激FP受体，可打开细胞膜上maxi-钾离子通道，这一钾离子通道在正常情况下，只有当胞内钙离子浓度很高或阈上刺激时才会打开[17]。乌诺前列腺素主要增加钙经传统途径外流[18]导致钙依赖组织收缩[19]，但maxi-钾通道的激活与眼内压降低之间的关系仍不清楚。同时，乌诺前列腺素的给药时间也与其他前列腺素药物不同，需每天点药两次。

目前关于拉坦前列腺素[14]、比吗前列腺素[15]、曲伏前列腺素[16]药物对人眼房水引流系数有微弱影响的作用也有报道。因此，这三种药物降眼压机制有可能是对房水经葡萄膜-巩膜途径、小梁网途径外流双重作用的结合[11]，FP受体被观察到同时存在于小梁网与睫状体内可以支持这一观点[4, 20, 21]。目前临床上运用的检测技术无法清楚地分开房水经两个流出通道外流，这使得对于这三种前列腺素药物降眼压具体作用于何种房水外流途径的探索问题很难解决，但目前的观点认为其主要作用在于增加葡萄膜 - 巩膜外流途径。

葡萄膜巩膜途径外流增加是由于肌肉束间空隙增加引起睫状肌结构改变[22]。刺激 FP 受体可增加睫状肌内金属蛋白酶（MMP）的数量、影响胶原蛋白的转化导致胶原蛋白的流失[24, 25]。有趣的是，诱导 MMP 过量产生以对抗其抑制剂 TIMPs 的抑制作用，这一过程实在睫状体内完成，而非小梁网内[26, 27]。这也许可以解释，几乎所有增加房水外流量都是通过作用于葡萄膜 - 巩膜途径。尽管如此，一些影响传统外流途径是否也基于改变睫状肌解剖结构的可能性不能排除。药物降眼压药效最佳时间出现在使用后 8～12 小时后[14]，而组织重塑需要更长的时间。总的来说，关于前列腺素药物降眼压机制仍然有很多问题需要探索。

很明显，FP 受体是当今使用的前列腺素类似药物的对眼压影响的关键。在有 FP 受体缺陷的小鼠中，前列腺素类药物无法发挥其药效[28~30]。但是，其他前列腺素类受体也可以在一定程度上降低眼内压。在猴子的动物实验中，刺激猴子眼内的 EP 受体可以增加葡萄膜 - 巩膜途径房水外流[31]，而刺激 EP4 受体可以增加经小梁网途径房水外流[32]。刺激老鼠眼内 EP2 和 EP4 受体也可以使其眼内压下降[33]。$PGF_{2\alpha}$ 也可以结合 EP 受体，有人认为它有可能成为比 FP 选择性受体激动剂类更有效的降眼压药物。一个似乎是非人类的灵长类动物实验表明，$PGF_{2\alpha}$ 降眼压作用仅在与 FP 受体及不同种类的 EP 受体激动剂结合后发挥作用[34]。但对人眼而言，这将增加眼部的刺激症状及副作用。事实上，有关于 $PGF_{2\alpha}$ 类药物药效研究表明，其应用于人眼时所产生的副作用限制了它的使用范围[35]。

拉坦前列腺素、曲伏前列腺素、他氟前列腺素是酯化的前体药物，当它们通过角膜时，需水解为有药物活性的活性自由基。比吗前列腺素也是前体药物，但其 α 链上连接的是乙酰胺而不是异丙酯。比吗前列腺素的自由酸不同于拉坦前列腺素的自由酸，它通过双键连接。与其他前体药物一样，比吗前列腺素药物没有 FP 受体亲和力，但其游离酸 17- 苯基 -$PGF2_{2\alpha}$ 是 FP 受体的高效激动剂。比吗前列腺素部分由酰胺酶水解为游离酸，而眼前房内其游离酸的存在有可能足以解释其对眼压的影响[36]。最近有研究还报道酰胺作用于 FP 受体的变异[37]，但目前还不清楚这一作用是否参与其对眼压的影响。

疗效

表 1 中给出了五种前列腺素衍生物的总结。前列腺素类似物是常用的最有力的青光眼将眼压药物，以拉坦前列腺素、曲伏前列腺素、比吗前列腺素为代表，其降眼压幅度最高可达 31%～33%，最低为 28%～29%[38]。他氟前列腺素没有类似报道，而有文章报道乌诺前列腺素降眼内压药效为他氟前列腺素的一半

左右[39~41]。拉坦前列腺素的降眼压效果几年前就已经被证明是稳定的，没有长期波动[42]。

表1 主要特点的前列腺素类似物滴眼剂用于降低眼压的临床实践

商品名	卢美根	适利达	Taflotan® Saflotan®	苏为坦	Rescula®
活性成分	比吗前列腺素	拉坦前列腺素	他氟前列素	曲伏前列腺素	乌诺前列腺素
浓度*	0.03%，0.01%	0.005%	0.0015%	0.004%	0.12%，0.15%
防腐剂(%)*	BAK (0.005%)	BAK (0.002%)	不含防腐剂，独立包装	BAK (0.015%)	BAK(0.01%)
使用频率	1次/天	1次/天	1次/天	1次/天	2次/天
OAG推荐一线用药	是	是	是	是	否
是否可固定结合0.5%噻吗洛尔	是	是	否	是	否

*基于原有产品按字母顺序排列；对仿制产品同样适用。

适应证

根据产品标签上所示，所有前列腺素衍生物滴眼液主要用于降低开角型青光眼和高眼压症者眼压，但慢性闭角型青光眼和不同形式的继发性青光眼也可使用。

前列腺素衍生物的副作用

不同种类 $PGF_{2\alpha}$ 衍生物的一般副作用相似(表2)，但也有某些个体频率差异的副作用。

结膜充血

动物研究已经证明，部分眼睛使用前列腺素衍生物治疗后出现结膜充血是由于一氧化氮的释放[44, 45]。已发表的研究中报道显示，结膜充血频率存在较大的变异(5%～50%)[46]。有一点比较重要，随机对照临床试验显示，相较于以前已接受过降眼压治疗的眼睛，特别是以往接受的治疗中包括有 $PGF_{2\alpha}$ 类似物滴眼液[57~63]，首次治疗或是长期使用后结膜充血发生频率明显较高[47~56]。在大多数情况下，$PGF_{2\alpha}$ 衍生物引起的充血很小(极微量或温和)[47~62, 64~68]，其严重程度有典型的时间依赖性，表现为随时间推移症状有显著减轻[60, 69]。因此，使用 $PGF_{2\alpha}$ 衍生物成功控制眼压后，由于结膜充血，在使用数天或是数周内中止此类药物治疗是不可取的。在短期内，拉坦前列腺素引起的结膜充血较比吗前列腺素、他氟前列腺素明显较轻[70,71]。根据产品标签[46]，结膜充血的频率分别是：拉坦前列腺素5%～15%，乌诺前列腺素10%～25%，他氟前列腺素12%（基于已发表和未发表数据的综合评价），比吗前列腺素5%～45%，曲伏前列腺素35%～50%。

表2　前列腺素衍生物眼药水最主要的副作用

副作用	频率	严重程度	诱因	可逆性
睫毛的变化	最高达52%	轻度	未知	是
眼睑色素沉着	最高达3%	轻度	未知	是
结膜充血	最高达50%	多为轻度（少数为中至重度）	首次治疗眼睛	是
眼表问题、眼部刺激征	最高达14%	轻至中度	未知	是
虹膜色素加深	最高达10%	轻度	虹膜拥有多种颜色者（绿褐色、黄褐色虹膜）	否
葡萄膜炎	罕见	重度	既往或治疗时有活动性葡萄膜炎或疱疹性角膜炎	是
黄斑囊状水肿	罕见	重度	复杂的白内障手术，或黄斑前膜，视网膜静脉阻塞	是

虹膜色素沉着增加

虹膜色素加深是所有局部使用$PGF_{2\alpha}$衍生物不可逆转的副作用。虹膜变黑是由转录增加和虹膜基质黑色素细胞中酪氨酸酶活性增加引起，这一作用是由临床剂量的$PGF_{2\alpha}$衍生物的局部刺激所致[72~75]。

虹膜色素加深不涉及黑色素细胞的有丝分裂活动[73,76]；因此，不代表葡萄膜恶性黑色素瘤的患病风险增加或肿瘤进展[77]。虹膜拥有多种颜色的眼睛，其棕色区域虹膜颜色变化尤为敏感[42]。使用拉坦前列腺素处理后，超过四分之三的绿褐色、黄褐色虹膜被发现受到影响[42]。虹膜色素加深在蓝灰色或棕色的虹膜中很少见，或不太明显[42,48]。曲伏前列腺素治疗6～12个月后，虹膜的颜色变化的发生率（仅虹膜颜色变化）为1.0%～3.1%[49,55,79]。相同时间长度的治疗，虹膜变黑的频率拉坦前列腺素是5.1%～10.1%[47,49]，比吗前列腺素是1.1%～1.5%[52,64]。与使用上述$PGF_{2\alpha}$衍生物相比，虹膜色素加深在使用乌诺前列腺素患者中少见[40,80~83]。目前，几乎没有关于他氟前列腺素治疗后虹膜色素沉着的报道。虹膜色素加深通常出现在使用$PGF_{2\alpha}$前列腺素药物治疗的第一个月，使用的第一年逐渐发展，使用五年后几乎所有眼睛虹膜颜色皆加深变暗[42]。

眼睑皮肤色素沉着增加

眼睑皮肤局部色素沉着增加不是 $PGF_{2\alpha}$ 衍生物常见的并发症。在为期一年的治疗研究中显示，这一副作用在使用拉坦前列腺素、比吗前列腺素和曲伏前列腺素治疗的患者中出现的频率分别为 1.5%，2.9% 和 2.9%。[48] 这一副作用在 $PGF_{2\alpha}$ 衍生药物停药后是可逆 [90~92]。

眼表面问题：睑缘炎、眼痛和视觉干扰

使用比吗前列腺素、拉坦前列腺素、曲伏前列腺素治疗第一年内有 1%～6% 的患者会出现眼睛刺激症状、视力模糊、眼睛疼痛、眼干、眼痒、眼部烧灼感、溢泪、睑缘炎、眼睑水肿和过敏 [48, 55]。在其他的研究中 [49, 52, 64]，某些数据更高（比吗前列腺素：眼痒 13.9%～14.6%、眼部烧灼感 5.8%～7.0%、眼干 8%；曲伏前列腺素：眼痛、眼部不适、异物感、眼痒 7.0%～8.5%）。长期使用拉坦前列腺素药物导致眼睛角膜上皮糜烂频率约为 9.6%[93]。但这类角膜溃疡通常比较轻微、罕见。这些副作用在使用比吗前列腺素、拉坦前列腺素、曲伏前列腺素治疗时出现的频率相似 [94]。使用这三种 $PGF_{2\alpha}$ 衍生物滴眼液，角膜敏感度暂时性下降，短期内 Schirmer 检测、泪膜破裂时间有所下降 [95]。这一副作用可能是由防腐剂毒性（这些药物含有 BAK）引起，因为当结膜标本暴露于上述三种 $PGF_{2\alpha}$ 衍生物眼水后，未检测到刺激炎症通路的参与 [96]。使用乌诺前列腺素治疗的患者出现眼部烧灼感频率为 0.15%，眼部刺痛 18%，眼睛刺激症状 20%，眼痛 20%[40, 81]。考虑到其副作用，中止 $PGF_{2\alpha}$ 衍生药物治疗也有必要。

破坏血 - 房水屏障，炎症和黄斑囊样水肿

前列腺素衍生物的临床检测显示，炎症副作用（葡萄膜炎的发病或复发，黄斑囊状水肿或疱疹性角膜炎复发）很少发生 [97~103]。这些副作用通常发生于对炎症易感的眼睛，这些眼睛通常既往有或是当时有活动性葡萄膜炎、疱疹性角膜炎或黄斑疾病与黄斑囊样水肿（例如：复杂的白内障手术，或黄斑前膜，视网膜静脉阻塞，白内障术后晶体后囊膜缺失）[97, 99~101, 103]。这些副作用发生在开始使用前列腺素衍生物类药物治疗后一天到几个月不等。如果使用 $PGF_{2\alpha}$ 衍生物治疗出现副作用后立即停药，上述副作用都是可逆的 [97, 99, 100, 103]。停药后再次使用 $PGF_{2\alpha}$ 衍生物治疗可引起上述并发症的复发 [97, 99, 101~103]。

全身安全性

局部使用 $PGF_{2\alpha}$ 衍生物在心血管循环系统和呼吸系统方面的安全性影响一直都有报道 [70, 104~107]。头痛是 $PGF_{2\alpha}$ 衍生物眼水的一种罕见副作用，它存在自

愈的可能，也有可能在停药后恢复[47, 49, 50, 55, 84, 109]。产品说明书上显示，妊娠和哺乳期是局部使用 $PGF_{2\alpha}$ 衍生物的禁忌证，因为全身应用（更高）剂量的前列腺素在动物身上可诱发流产。没有临床对照试验进行这方面的研究，但病例报告显示，目前临床实践中并未发现这种并发症[110, 111]。如果在怀孕和哺乳期间必须使用 $PGF_{2\alpha}$ 衍生物治疗，正确的点眼水方法和准确的压迫泪小点技术可以进一步降低全身吸收所引起的风险。

罕见的副作用

有报告报道某些案例中，使用前列腺素衍生物治疗的患者出现可逆性眼窝凹陷加深[112]。目前已有两例个案报道显示，使用拉坦前列腺素治疗期间出现虹膜囊肿，停药后虹膜囊肿消失[113, 114]。一些案例中，局部使用前列腺素衍生物有导致腹部绞痛的并发症出现[47~49, 115]。

（刘旭阳 译）

参考文献

1. Camras CB, Bito LZ, Eakins KE. Reduction of intraocular pressure by prostaglandins applied topically to the eyes of conscious rabbits. Invest Ophthalmol Vis Sci 1977; 16: 1125-1134.
2. Camras CB, Bito LZ. Reduction of intraocular pressure in normal and glaucomatous primate (Aotus trivirgatus) eyes by topically applied prostaglandin F2 alpha. Curr Eye Res 1981; 1: 205-209.
3. Bito LZ, Draga A, Blanco J, Camras CB. Long-term maintenance of reduced intraocular pressure by daily or twice daily topical application of prostaglandins to cat or rhesus monkey eyes. Invest Ophthalmol Vis Sci 1983; 24: 312-319.
4. Ocklind A, Lake S, Wentzel P, Nistér M, Stjernschantz J. Localization of the prostaglandin F2 alpha receptor messenger RNA and protein in the cynomolgus monkey eye. Invest Ophthalmol Vis Sci 1996; 37: 716-726.
5. Resul B, Stjernschantz J, Selén G, Bito L. Structure-activity relationships and receptor profiles of some ocular hypotensive prostanoids. Surv Ophthalmol 1997; 41 Suppl 2: S47-52.
6. Stjernschantz JW. From PGF2a-Isopropyl Ester to Latanoprost: A Review of the Development of Xalatan. The Proctor Lecture. Invest Ophthalmol Vis Sci 2005; 42:1134-1145.
7. Hellberg MR, Sallee VL, McLaughlin MA, et al. Preclinical efficacy of travoprost, a potent and selective FP prostaglandin receptor agonist. J Ocul Pharmacol Ther 2001; 17: 421-432.
8. Takagi Y, Nakajima T, Shimazaki A, Kageyama M, Matsugi T, Matsumura Y, Gabelt BT, Kaufman PL, Hara H. Pharmacological characteristics of AFP-168 (tafluprost), a new prostanoid FP receptor agonist, as an ocular hypotensive drug. Exp Eye Res 2004; 78: 767-776.
9. Woodward DF, Krauss AH, Chen J, et al. The pharmacology of bimatoprost (Lumigan). Surv Ophthalmol 2001; 45 Suppl 4: S337-345.
10. Lindén C, Alm A. Effects on IOP and aqueous flow after short-term treatment with various dose regimens of latanoprost in human eyes. Acta Ophthalmol 1997; 75: 412-415.
11. Toris CB, Gabelt BT, Kaufman PL. Update on the Mechanism of Action of Topical Prostaglandins for Intraocular Pressure Reduction. Surv Ophthalmol 2008; 53: S107-S120.
12. Stjernschantz S, Selén G, Sjöquist B, Resul B. Preclinical pharmacology of latanoprost, a

phenyl-substituted PGF2-analogue. Adv Prostaglandin Thromboxane Leukot Res 1995; 23: 513-518.
13. Toris CB, Zhan GL, Camras CB, McLaughlin MA. Effects of travoprost on aqueous humor dynamics in monkeys. J Glaucoma 2005; 14: 70-73.
14. Alm A, Villumsen J. PhXA34 – a potent ocular hypotensive drug. A study on effect – side effect relationship and on aqueous humor dynamics in healthy volunteers. Arch Ophthalmol 1991; 109: 1564-1568.
15. Brubaker RF, Schoff EO, Nau CB, Carpenter SE, Chen K, Vandenburgh AM. Effects of AGN 192024, a new ocular hypotensive agent, on aqueous dynamics. Am J Ophthalmol 2001; 131: 19-24.
16. Toris CB, Zhan G, Fan S, Dickerson JE, Landry TA, Bergamini MV, Camras CB. Effects of travoprost on aqueous humor dynamics in patients with elevated intraocular pressure. J Glaucoma 2007; 16: 189-195.
17. Cuppoletti J, Malinowska DH, Tewari KP, Chakrabarti J, Ueno R. Cellular and molecular effects of unoprostone as a BK channel activator. Biochim Biophys Acta 2007; 1768: 1083-1892.
18. Toris CB, Zhan G, Camras CB. Increase in outflow facility with unoprostone treatment in ocular hypertensive patients. Arch Ophthalmol 2004; 122: 1782-1787.
19. Thieme H, Stumpff F, Ottlecz A, et al. Mechanisms of action of unoprostone on trabecular meshwork contractility. Invest Ophthalmol Vis Sci 2001; 42: 3193-3201.
20. Mukhopadhyay P, Bian L, Yin H, Bhattacherjee P, Paterson C. Localization of EP(1) and FP receptors in human ocular tissues by in situ hybridization. Invest Ophthalmol Vis Sci 2001; 42: 424-428.
21. Schlotzer-Schrehardt U, Zenkel M, Nusing RM. Expression and localization of FP and EP prostanoid receptor subtypes in human ocular tissues. Invest Ophthalmol Vis Sci 2003; 43: 1475-1487.
22. Lütjen-Drecoll E, Tamm E. Cynomolgus monkey eyes following treatment with prostaglandin $F_{2\ alpha}$. Exp Eye Res 1988; 47: 761-769.
23. Lindsey JD, Kashiwagi K, Boyle D, Kashiwagi F, Firestein GS, Weinreb RN. Prostaglandins increase proMMP-1 and proMMP-3 secretion by human ciliary smooth muscle cells. Curr Eye Res 1996; 15: 869-875.
24. Ocklind A. Effect of latanoprost on the extracellular matrix of the ciliary muscle: a study on cultured cells and tissue sections. Exp Eye Res 1998; 67: 179-191.
25. Sagara T, Gaton DD, Lindsey JD, Gabelt BT, Kaufman PL, Weinreb RN. Topical prostaglandin F2a treatment reduces collagen types I, III and IV in the monkey uveoscleral outflow pathway. Arch Ophthalmol 1999; 117: 794-801.
26. Oh DJ, Martin JL, Williams AJ, Peck RE, Pokorny C, Russell P, Birk DE, Rhee DJ. Analysis of expression of matrix metalloproteinases and tissue inhibitors of metalloproteinases in human ciliary body after latanoprost. Invest Ophthalmol Vis Sci 2006; 47: 953-963.
27. Oh DJ, Martin JL, Williams AJ, Russell P, Birk DE, Rhee DJ. Effect of latanoprost on the expression of matrix metalloproteinases and their tissue inhibitors in human trabecular meshwork cells. Invest Ophthalmol Vis Sci 2006; 47: 3887-3895.
28. Crowston JG, Lindsey JD, Aihara M, Weinreb RN. Effect of latanoprost on intraocular pressure in mice lacking the prostaglandin FP receptor. Invest Ophthalmol Vis Sci 2004; 45: 3555-3559.
29. Crowston JG, Lindsey JD, Morris CA, Wheeler L, Medeiros FA, Weinreb RN. Effect of bimatoprost on intraocular pressure in prostaglandin FP receptor knockout mice. Invest Ophthalmol Vis Sci 2005; 46: 4571-4577.
30. Ota T, Aihara M, Narumiya S, Araie M. The effects of prostaglandin analogues on IOP in prostanoid FP-receptor-deficient mice. Invest Ophthalmol Vis Sci 2005; 46: 4159-4163.
31. Nilsson SF, Drecoll E, Lütjen-Drecoll E, Toris CB, Krauss AH, Kharlamb A, Nieves A, Guerra T, Woodward DF. The prostanoid EP2 receptor agonist butaprost increases uveoscleral outflow in the cynomolgus monkey. Invest Ophthalmol Vis Sci 2006; 47: 4042-4049.

32. Woodward DF, Nilsson SF, Toris CB, Kharlamb AB, Nieves AL, Krauss AH. Prostanoid EP4 receptor stimulation produces ocular hypotension by a mechanism that does not appear to involve uveoscleral outflow. Invest Ophthalmol Vis Sci 2009; 50: 3320-3328.
33. Saeki T, Ota T, Aihara M, Araie M. Effects of prostanoid EP agonists on mouse intraocular pressure. Invest Ophthalmol Vis Sci 2009; 50: 2201-2208.
34. Gabelt BT, Hennes EA, Bendel MA, Constant CE, Okka M, Kaufman PL. Prostaglandin subtype-selective and non-selective IOP-lowering comparison in monkeys. J Ocul Pharmacol Ther 2009; 25: 1-8.
35. Villumsen J, Alm A. Prostaglandin $F_{2\alpha}$ -isopropylester eye drops. Effects in normal human eyes. Brit J Ophthalmol 1989; 73: 419-426.
36. Camras CB, Toris CB, Sjoquist B, Milleson M, Thorngren JO, Hejkal TW, Patel N, Barnett EM, Smolyak R, Hasan SF, Hellman C, Meza JL, Wax MB, Stjernschantz J. Detection of the free acid of bimatoprost in aqueous humor samples from human eyes treated with bimatoprost before cataract surgery. Ophthalmology 2004; 111: 2193-2198.
37. Liang Y, Woodward DF, Guzman VM, Li C, Scott DF, Wang JW, Wheeler LA, Garst ME, Landsverk K, Sachs G, Krauss AH, Cornell C, Martos J, Pettit S, Fliri H. Identification and pharmacological characterization of the prostaglandin FP receptor and FP receptor variant complexes. Br J Pharmacol 2008; 154: 1079-1093.
38. van der Valk R, Webers CAP, Schouten JSAG, Zeegers MP, Hendrikse F, Prins MH. Intraocular Pressure–Lowering Effects of All Commonly Used Glaucoma Drugs A Meta-analysis of Randomized Clinical Trials. Ophthalmology 2005; 112: 1177-1185.
39. Tsukamoto H, Mishima HK, Kitazawa Y, Araie M, Abe H, Negi A; Glaucoma Study Group. A comparative clinical study of latanoprost and isopropyl unoprostone in Japanese patients with primary open-angle glaucoma and ocular hypertension. J Glaucoma 2002; 11: 497-501.
40. Jampel HD, Bacharach J, Sheu WP, Wohl LG, Solish AM, Christie W; Latanoprost/Unoprostone Study Group. Randomized clinical trial of latanoprost and unoprostone in patients with elevated intraocular pressure. Am J Ophthalmol 2002; 134: 863-871.
41. Sponsel WE, Paris G, Trigo Y, Pena M. Comparative effects of latanoprost (Xalatan) and unoprostone (Rescula) in patients with open-angle glaucoma and suspected glaucoma. Am J Ophthalmol 2002; 134: 552-559.
42. Alm A, Schoenfelder J, McDermott J. A 5-year, multicenter, open-label, safety study of adjunctive latanoprost therapy for glaucoma. Arch Ophthalmol 2004; 122: 957-965.
43. Holló G. The side effects of the prostaglandin analogues. Expert Opinion on Drug Safety 2007; 6: 45-52.
44. Astin M, Stjernschantz J, Selén G. Role of nitric oxide in PGF2 alpha-induced ocular hyperemia. Exp Eye Res 1994; 59: 401-407.
45. Chen J, Dinh T, Woodward DF, Holland M, Yuan YD, Lin TH, Wheeler LA. Bimatoprost: mechanism of ocular surface hyperemia associated with topical therapy. Cardiovasc Drug Rev 2005; 23: 231-246.
46. Feldman RM. Conjunctival hyperemia and the use of topical prostaglandins in glaucoma and ocular hypertension. J Ocul Pharmacol Ther 2003; 19: 23-35.
47. Alm A, Stjernschantz J & the Scandinavian Latanoprost Study Group. Effects on intraocular pressure and side effects of 0.005% latanoprost once daily, evening or morning. A comparison with timolol. Ophthalmology 1995; 102: 1743-1752.
48. Parrish RK, Palmberg P, Sheu WP; XLT Study Group. A comparison of latanoprost, bimatoprost, and travoprost in patients with elevated intraocular pressure: a 12-week, randomized, masked-evaluator multicenter study. Am J Ophthalmol 2003; 135: 688-703.
49. Netland PA, Landry T, Sullivan EK, et al. Travoprost compared with latanoprost and timolol in patients with open-angle glaucoma or ocular hypertension. Am J Ophthalmol 2001; 132: 472-484.
50. Goldberg I, Cunha-Vaz J, Jakobsen JE, Nordmann JP, Trost E, Sullivan EK; International

Travoprost Study Group. Comparison of topical travoprost eye drops given once daily and timolol 0.5% given twice daily in patients with open-angle glaucoma or ocular hypertension. J Glaucoma 2001; 10: 414-422.
51. Brandt JD, Vandenburgh AM, Chen K, Whitcup SM; Bimatprost Study Group. Comparison of once- or twice-daily bimatoprost with twice-daily timolol in patients with elevated IOP: a 3-month clinical trial. Ophthalmology 2001; 108: 1023-1031.
52. Sherwood M, Brandt J; Bimatoprost Study Groups 1 and 2. Six-month comparison of bimatoprost once-daily and twice-daily with timolol twice-daily in patients with elevated intraocular pressure. Surv Ophthalmol 2001; 45(Suppl 4): S361-368.
53. Noecker RS, Dirks MS, Choplin NT, Bernstein P, Batoosingh AL, Whitcup SM; Bimatopost/Latanoprost Study Group. A six-month randomized clinical trial comparing the intraocular pressure-lowering efficacy of bimatoprost and latanoprost in patients with ocular hypertension or glaucoma. Am J Ophthalmol 2003; 135: 55-63.
54. Walters TR, Dubiner HB, Carpenter SP, Khan B, Vandenburgh AM; Bimatoprost Cicrcadian IOP Study Group. 24-Hour IOP control with once-daily bimatoprost, timolol gel-forming solution, or latanoprost: a 1-month, randomized, comparative clinical trial. Surv Ophthalmol 2004; 49(Suppl 1): S26-35.
55. Fellman RL, Sullivan EK, Ratliff M, et al. Comparison of travoprost 0.0015% and 0.004% with timolol 0.5% in patients with elevated intraocular pressure: a 6-month, masked, multicenter trial. Ophthalmology 2002; 109: 998-1008.
56. Coleman AL, Lerner F, Bernstein P, Whitcup SM. A 3-month randomized controlled trial of bimatoprost (LUMIGAN) versus combined timolol and dorzolamide (Cosopt) in patients with glaucoma or ocular hypertension. Ophthalmology 2003; 110: 2362-2368.
57. Kaback M, Geanon J, Katz G, Ripkin D, Przydryga J, Start Study Group. Ocular hypotensive efficacy of travoprost in patients unsuccessfully treated with latanoprost. Curr Med Res Opin 2004; 20: 1341-1345.
58. Holló G, Vargha P, Kóthy P. Influence of switching to travoprost on intraocular pressure of uncontrolled chronic open-angle glaucoma patients compliant to previously-used topical medication. Curr Med Res Opin 2005; 21: 1943-1948.
59. Bournias TE, Lee D, Gross R, Mattox C. Ocular hypotensive efficacy of bimatoprost when used as a replacement for latanoprost in the treatment of glaucoma and ocular hypertension. J Ocul Pharmacol Ther 2003; 19: 193-203.
60. Abelson MB, Mroz M, Rosner SA, Dirks MS, Hirabayashi D. Multicenter, open-label evaluation of hyperemia associated with use of bimatoprost in adults with open-angle glaucoma or ocular hypertension. Adv Ther 2003; 20: 1-13.
61. Bayer A, Weiler W, Oeverhaus U, Skrotzki FE, Stewart WC, Xplore Observation Group. Two-year follow-up of latanoprost 0.005% monotherapy after changing from previous glaucoma therapies. J Ocul Pharmacol Ther 2004; 20: 470-478.
62. Zimmerman TJ, Stewart WC, Latanoprost Axis Study Group. Intraocular pressure, safety, and quality of life in glaucoma patients switching to latanoprost from monotherapy treatments. J Ocul Pharmacol Ther 2003; 19: 405-415.
63. Shin DH, McCracken MS, Bendel RE, et al. The additive effect of latanoprost to maximum-tolerated medications with low-dose, high-dose, or no pilocarpine therapy. Ophthalmology 1999; 106: 386-390.
64. Higginbotham EJ, Schuman JS, Goldberg I, et al. One-year, randomized study comparing bimatoprost and timolol in glaucoma and ocular hypertension. Arch Ophthalmol 2002; 120: 1286-1293.
65. Przydryga JT, Egloff C, Swiss Start Study Group. Intraocular pressure lowering efficacy of travoprost. Eur J Ophthalmol 2004; 14: 416-422.
66. Alm A, Widengård I. Latanoprost: experience of 2-year treatment in Scandinavia. Acta Ophthalmol Scand 2000; 78: 71-76.

67. Quinones R, Severin T, Mundorf T. Efficacy of bimatoprost 0.03 percent in untreated glaucoma and ocular hypertension patients: results from a large community-based clinical trial. J Ocul Pharmacol Ther 2004; 20: 115-122.
68. Agarwal HC, Gupta V, Sihota R. Effect of changing from concomitant timolol pilocarpine to bimatoprost monotherapy on ocular blood flow and IOP in primary chronic angle closure glaucoma. J Ocul Pharmacol Ther 2003; 19: 105-112.
69. Watson PG, Latanoprost Study Group. Latanoprost. Two years' experience of its use in the United Kingdom. Ophthalmology 1998; 105: 82-87.
70. Stewart WC, Stewart JA, Crockett S, Kubilus C, Brown A, Shams N. Comparison of the cardiovascular effects of unoprostone 0.15%, timolol 0.5% and placebo in healthy adults during exercise using a treadmill test. Acta Ophthalmol Scand 2002; 80: 272-276.
71. Konstas AG, Katsimbris JM, Lallos N, Boukaras GP, Jenkins JN, Stewart WC. Latanoprost 0.005% versus bimatoprost 0.03% in primary open-angle glaucoma patients. Ophthalmology 2005; 112: 262-266.
72. Stjernschantz J, Ocklind A, Wentzel P, Lake S, Hu DN. Latanoprost-induced increase of tyrosinase transcription in iridial melanocytes. Acta Ophthalmol Scand 2000; 78: 618-622.
73. Stjernschantz JW, Albert DM, Hu DN, Drago F, Wistrand PJ. Mechanism and clinical significance of prostaglandin-induced iris pigmentation. Surv Ophthalmol 2002; 47(Suppl 1): S162-75.
74. Drago F, Marino A, La Manna C. α-Methyl-p-tyrosine inhibits latanoprost-induced melanogenesis in vitro. Exp Eye Res 1999; 68: 85-90.
75. Kashiwagi K, Tsukamoto, Suzuki M, Tsukahara S. Effects of isopropyl unoprostone and latanoprost on melanogenesis in mouse epidermal melanocytes. J Glaucoma 2002; 11: 57-64.
76. Dutkiewicz R, Albert DM, Levin LA. Effects of latanoprost on tyrosinase activity and mitotic index of cultured melanoma lines. Exp Eye Res 2000; 70: 563-569.
77. Cracknell KPB, Grierson I. Prostaglandin analogues in the anterior eye: their pressure lowering action and side effects. Exp EyeRes 2009; 88: 786-791.
78. Chou SY, Chou CK, Kuang TM, Hsu WM. Incidence and severity of iris pigmentation on latanoprost-treated glaucoma eyes. Eye 2005; 19: 784-787.
79. Whitson JT. Travoprost – a new prostaglandin analogue for the treatment of glaucoma. Expert Opin Pharmacotherapy 2002; 3: 965-977.
80. Chiba T, Kashiwagi K, Chiba N, et al. Comparison of iridial pigmentation between latanoprost and isopropyl unoprostone: a long term prospective comparative study. Br J Ophthalmol 2003; 87: 956-959.
81. Nordmann JP, Mertz B, Yannouli NC, Schwenninger C, Kapik B, Shams N; Unoprostone Monotherapy Study Group-EU. A double-masked randomized comparison of the efficacy and safety of unoprostone with timolol and betaxolol in patients with primary open-angle glaucoma including pseudoexfoliation glaucoma or ocular hypertension. 6 month data. Am J Ophthalmol 2002; 133: 1-10.
82. Yamamoto T, Kitazawa Y. Iris-color change developed after topical isopropyl unoprostone treatment. J Glaucoma 1997; 6: 430-432.
83. McCarey BE, Kapik BM, Kane FE, Unoprostone Monotherapy Study Group. Low incidence of iris pigmentation and eyelash changes in 2 randomized clinical trials with unoprostone isopropyl 0.15%. Ophthalmology 2004; 111: 1480-1488.
84. Eisenberg DL, Camras CB. A preliminary risk-benefit assessment of latanoprost and unoprostone in open-angle glaucoma and ocular hypertension. Drug Safety 1999; 20: 505-514.
85. Johnstone MA. Hypertrichosis and increased pigmentation of eyelashes and adjacent hair in the region of the ipsilateral eyelids of patients treated with unilateral topical latanoprost. Am J Ophthalmol 1997; 124: 544-547.
86. Hart J, Shafranov G. Hypertrichosis of vellus hairs of the malar region after unilateral treatment with bimatoprost. Am J Ophthalmol 2004; 37: 756-757.

87. Sugimoto M, Sugimoto M, Uji Y. Quantitative analysis of eyelash lengthening following topical latanoprost therapy. Can J Ophthalmol 2002; 37: 342-345.
88. Melloo PAA, Yannoulis NC, Haque RM. Safety of unoprostone isopropyl as mono- or adjunctive therapy in patients with primary open-angle glaucoma or ocular hypertension. Drug Safety 2002; 25: 538-597.
89. Chen CS, Wells J, Craig JE. Topical prostaglandin F(2alpha) analog induced poliosis. Am J Ophthalmol 2004; 137: 965-966.
90. Kook MS, Lee KÁ. Increased eyelid pigmentation associated with use of latanoprost. Am J Ophthalmol 2000; 129: 804-806.
91. Herndon LW, Williams RD, Wand M, Asrani S. Increased periocular pigmentation with ocular hypotensive lipid use in African Americans. Am J Ophthalmol 2003; 135: 713-715.
92. Kapur R, Osmanovic S, Toyran S, Edward DP. Bimatoprost-induced periocular skin hyperpigmentation: histopathological study. Arch Ophthalmol 2005; 123: 1541-1546.
93. Alm A. Prostaglandin derivates as ocular hypotensive agents. Prog Retin Eye Res 1998; 17: 291-312
94. Stewart WC, Kolker AE, Stewart JA, Leech J, Jackson AL. Conjunctival hyperemia in healthy subjects after short-term dosing with latanoprost, bimatoprost, and travoprost. Am J Ophthalmol 2003; 135: 314-320.
95. Kozobolis VP, Detorakis ET, Maskaleris G, et al. Corneal sensitivity changes following the instillation of latanoprost, bimatoprost, and travoprost eyedrops. Am J Ophthalmol 2005; 139: 742-743.
96. Guenoun JM, Baudoin C, Rat P, Pauly A, Warnet JM, Baudoin F. In vitro study of inflammatory potential and toxicity profile of latanoprost, travoprost, and bimatoprost in conjunctiva-derived epithelial cells. Invest Ophthalmol Vis Sci 2005; 46: 2444-2450.
97. Arcieri ES, Santana A, Rocha FN, Guapo GL, Costa VP. Blood-aqueous barrier changes after the use of prostaglandin analogues in patients with pseudophakia and aphakia: a 6-month randomized trial. Arch Ophthalmol 2005; 123: 186-192.
98. Suominen S, Valimaki J. Bilateral anterior uveitis associated with travoprost. Acta Ophthalmol Scand 2006; 84: 275-276.
99. Wand M, Shields BM. Cystoid macular edema in the era of ocular hypotensive lipids. Am J Ophthalmol 2002; 133: 393-397.
100. Wand M, Gaudio AR. Cystoid macular edema associated with ocular hypotensive lipids. Am J Ophthalmol 2002; 133: 403-405.
101. Carrillo MM, Nicolela MT. Cystoid macular edema in a low-risk patient after switching from latanoprost to bimatoprost. Am J Ophthalmol 2004; 137: 966-968.
102. Vishwanath MR, Charles SJ. Does timolol LA enhance the disrupting effect of travoprost on the blood-aqueous barrier? Acta Ophthalmol Scand 2006; 84: 441-442.
103. Kroll DM, Schuman JS. Reactivation of herpes simplex virus keratitis after initiating bimatoprost treatment for glaucoma. Am J Ophthalmol 2002; 133: 401-403.
104. Hedner J, Everts B, Moller CS. Latanoprost and respiratory function in asthmatic patients: randomized, double-masked, placebo-controlled crossover evaluation. Arch Ophthalmol 1999; 117: 1305-1309.
105. Inan UU, Ermiss SS, Orman A, et al. The comparative cardiovascular, pulmonary, ocular blood flow, and ocular hypotensive effects of topical travoprost, bimatoprost, brimonidine, and betaxolol. J Ocul Pharmacol Ther 2004; 20: 293-310.
106. Waldock A, Snape J, Graham CM. Effects of glaucoma medications on the cardiorespiratory and intraocular pressure status of newly diagnosed glaucoma patients. Br J Ophthalmol 2000; 84: 710-713.
107. Gunawardena KA, Crame N, Mertz B, Shams N. Safety of unoprostone isopropyl 0.15% ophthalmic solution in patients with mild to moderate asthma. Ophthalmologica 2003; 217: 129-136.

108. Stewart WC, Stewart JA, Jenkins JN, Jackson AL. Corneal punctate staining with latanoprost, bimatoprost, and travoprost in healthy subjects. J Glaucoma 2003; 12: 475-479.
109. Easthope SE, Perry CM. Topical bimatoprost: a review of its use in open-angle glaucoma and ocular hypertension. Drugs Aging 2002; 19: 231-248.
110. Coleman AL, Mosaed S, Kamal D. Medical therapy in pregnancy. J Glaucoma 2005; 14: 414-416.
111. Johnson SM, Martinez M, Freedman S. Management of glaucoma in pregnancy and lactation. Surv Ophthalmol 2001; 45: 449-454.
112. Peplinski LS, Albiani Smith K. Deepening of lid sulcus from topical bimatoprost therapy. Optom Vis Sci 2004; 81: 574-577.
113. Krohn J, Hove VK. Iris cyst associated with topical administration of latanoprost. Am J Ophthalmol 1999; 127: 91-93.
114. Browning DJ, Perkins SL, Lark KK. Iris cyst secondary to latanoprost mimicking iris melanoma. Am J Ophthalmol 2003; 135: 419-421.
115. Lee YC. Abdominal cramp as an adverse effect of travoprost. Am J Ophthalmol 2005; 139: 202-203.

Ⅵ. 复方降眼压制剂在开角型青光眼中的应用

Philippe Denis, Hagen Thieme, Norbert Pfeiffer

一、概述

（一）采用联合治疗的必要性

在开角型青光眼或高眼压症患者的治疗过程中，那些仅仅通过一种降眼压药物而无法达到个体化降眼压目标的人群通常需要增加其他的药物[1]。一般来说，与单一药物治疗相比，采用不同类型药物的联合治疗所能达到的降眼压效果更明显[2]，疗效的好坏取决于不同药物的联合治疗方式。当要达到一个治疗的目标时，联合治疗的要求是：一项针对高眼压症患者为期 6 年的研究发现，治疗组 653 名患者中大约有 40% 的患者需要两种或更多种局部降眼压药物才能使眼压降低≥20% 以上[3]。另一项研究表明，在过去的 5 年时间里，153 名使用 β- 受体阻滞剂的患者中有超过 50% 的患者需要增加药物或者手术治疗[4]。欧洲青光眼学会（EGS）发布的指南中建议，当最初的单一药物治疗对患者有效但是无法使患者达到目标眼压时，则需要增加第二种药物[1]。美国眼科学会（AAO）也发布了一个类似的指南："如果单一的药物治疗对于降眼压有效但是却无法将眼压控制在目标范围时，采用联合疗法或者更换另外一种药物治疗可能会更合适[5]"。

（二）联合治疗存在的问题

然而，联合疗法仍存在一些潜在的问题，尤其是与依从性相关[1]。EGS 将依从性定义为两大要素：顺从性和持续性[1]。顺从性，即在指导下用药，包括剂量、使用方法及用药的间隔时间。持续性，即治疗的连续性，其可通过一段时间内所开具的处方单数量来衡量。众所周知，青光眼患者的依从性较差[6]，即便是那些明知自己需要在指导下用药的患者，依从性也并不佳[7]。患者的依从性与处方药物的数量有关，给患者开的药越少，患者的依从性越好[8]，相比于较为复杂的诊疗方案，患者更青睐于简化的方案[9]。同样，患者的依从性的好坏也与药物剂量频率有关：在一项针对100名使用青光眼药物治疗的患者的研究中发现，与那些一天只需要使用1～2次滴眼液的患者相比，一天需要使用超过2次滴眼液的患者更容易出现忘记滴眼药的情况[10]。患者依从性与每天需要滴眼药次数之间的关系似乎比其与使用药物数量上的关系更为密切[6]。复方制剂（FCs）的出现将会成为解决这一问题的完美方式。

（三）复方制剂较非复方制剂在依从性上的优势

复方制剂是一种将多种活性药物整合到一个药瓶内的稳定制剂。总体而言，复方制剂具有其成分内各类药物非复方制剂联合治疗等同的药物活性[11]。在某些情况下，复方制剂比非复方制剂联合用药时的耐受性更好，可能是因为防腐剂的接触量减少了或者是β-受体阻滞剂噻吗洛尔的作用。复方制剂还有一个潜在的优势，即减少了“冲刷效应”，该效应指的是当滴用多种滴眼液时，第二种滴药液会随着泪水的排出而损失部分药效。后文将会对不同类型复方制剂产品的有效性和耐受性进行详细的介绍。

与非复方制剂相比，复方制剂的主要优势是可潜在地提高病人的依从性。有一项针对1052个青光眼患者为期6个月的观察研究，其中该1052名患者在转变为复方制剂治疗前，21%的患者采用的是单一药物疗法，剩余79%的患者则采用多种药物联合疗法，研究发现，采用复方制剂治疗后的患者不论是在行为习惯还是观点上，依从性都较先前的治疗方案更好（见图1），虽然该研究显示出了一定优势，但自我评价的依从性实际上较客观测的数值（如电子化药品监测）偏高[7]。此外，患者对于治疗的态度也可能会因为转为其他治疗药物这一简单的举动而受到影响。一项支持复方制剂使用更有力的数据来源于一家美国零售药房的发布的资料[12]，其根据青光眼患者第一个月采用治疗方案中药瓶的数量（而不是药物的数量）将病人分为三个组，然后对这些患者进行超过12个月的随访，其中第一组患者（n＝14 742）采用单一的复方制剂治疗，第二组患者（n＝18 411）采用两瓶药物联合治疗（包括一瓶β-受体阻滞剂和一瓶其他的降眼压药物），而第三组患者（n＝4826）采用三瓶药物联合治疗。

在12个月的随访过程中，每个月患者继续采用第一个月治疗方案的人数比例在三个组间均有明显的统计学差异（见图2）。在一年的随访结束后，第一组（采用单一复方制剂治疗）未间断治疗的患者比例为 35%，第二组为 27.2%，第三组为 23.9%（$p<0.0001$），总的来说，患者依从性随着药瓶数目的增加而下降。

值得注意的是这个报告研究的是药瓶数量对依从性的影响，而不是复方制剂本身对依从性的影响：一些在第二组和第三组的病人在接受复方制剂的同时也接受了其他药物的治疗。然而，当复方制剂的应用可以减少联合治疗药瓶数目时，药瓶数目和病人依从性之间的关系似乎就支持应用复方制剂了。当病人改变他们最初的治疗方案（比如，由于缺乏疗效时），其将会被计数为没有坚持治疗，另外这个研究只纳入了一个国家，所以其尚不能成为一个可推广的定论。比如，复方制剂的上市范围在美国和其他许多发达国家之间就有很大区别，其中最主要的区别就是缺少脂溶性复方制剂。其次，在美国由于有多种途径的药物购买方式，依从性在某些时候容易受到经济考虑的影响，然而在医疗服务上却不太可能获得补贴药物。结合以上的内容，这篇研究的数据表明：尽可能减少瓶子数目的治疗方案可提高病人的持续性（治疗依从性的重要组成部分），复方制剂的出现是减少治疗过程中瓶子数目的良好方法。

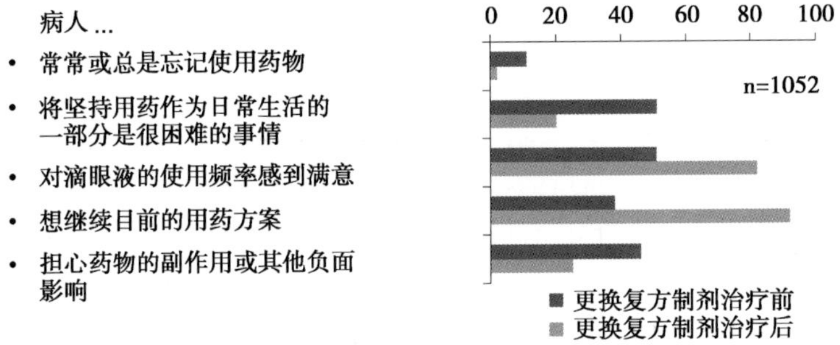

图 1　更换复方制剂治疗前后患者与依从性相关的观点及行为调查结果百分比。$p<0.01$

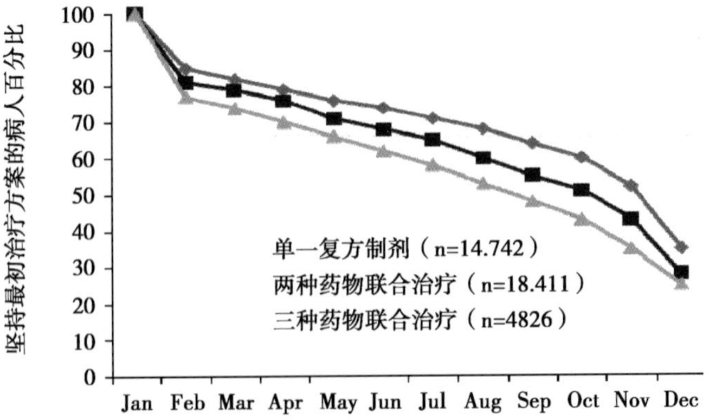

图 2　零售药房资料调查中坚持最初治疗方案的病人百分比。$p<0.0001$

（四）关于使用复方制剂的建议

欧洲青光眼学会（EGS）指南认为“复方制剂具有很多优势，特别是能潜在地提高病人的顺从性，降低防腐剂接触水平从而减少的副作用的发生”。关于联合治疗，EGS 建议如下：①应尽可能避免多类药物的同时使用，因为这样不利于患者的顺从性；②当情况允许时，应倾向选择复方制剂，而不是选择含有同样成分的非复方制剂。

然而美国眼科学会（AAO）的首选实施方案则认为联合治疗对于那些需要长期眼压控制治疗的患者而言“也许是合适的”，而对复方制剂的应用持沉默态度。

复方制剂既不是规定的，也不是推荐的一线治疗药物，它通常被用于那些经单一药物治疗后眼压仍然控制不充分的患者。过度用药将会给患者带来发生不良反应不必要的风险。虽然国际指南上还没有明确地声明，但当前研究者们的观点认为早期应用复方制剂积极地治疗对患者是有好处的，例如对那些眼压水平特别高的患者、视野损害很严重和/或那些病情进展很快的患者。

（五）治疗方案的回顾分析

接下来的部分将会对那些主体研究复方制剂间相互比较的文章进行回顾分析。纳入回顾的文章标准：研究对象为应用复方制剂的开角型青光眼患者，评估内容为药物作用于眼压的有效性，试验类型为随机对照试验，发表语言为英语。“转换研究”（指那些研究不同替代药物与眼压作用关系的非对照试验）和回顾性研究不纳入回顾分析；如果研究的复方制剂内的药物组分与非复方制剂或者单一药物不同时，不纳入回顾分析。该回顾分析致力于观察复方制剂与降眼压的疗效关系，因此观察复方制剂与眼睛血流参数或眼压独立效应关系的数据不在本文回顾分析的研究范畴。

在 PubMed 上检索的检索式如表 1 所示。因为一些研究还在进行阶段或正处于分析阶段，所以本文参照了 FDA 临床试验登记处的注册资料。

表 1　PubMed 检索式

PubMed 检索式	限制
dorzolamide [TI] AND timolol [TI] AND trial NOT blood flow [TIAB]	英文
dorzolamide AND timolol NOT blood flow [TIAB]	英文，临床试验或 Meta 分析
dorzolamide AND timolol AND (unidose OR preservative)	英文
brinzolamide [TI] AND timolol [TI] AND trial NOT blood flow [TIAB]	英文
brinzolamide AND timolol NOT blood flow [TIAB]	英文，临床试验或 Meta 分析

续表

PubMed 检索式	限制
brimonidine [TI] AND timolol [TI] AND trial NOT neuroprotec* [TIAB]	英文
brimonidine AND timolol NOT neuroprotec* [TIAB]	英文，临床试验或 Meta 分析
latanoprost [TI] AND timolol [TI] AND trial	英文
latanoprost AND timolol	英文，临床试验或 Meta 分析
bimatoprost [TI] AND timolol [TI] AND trial	英文
bimatoprost AND timolol	英文，临床试验或 Meta 分析
travoprost [TI] AND timolol [TI] AND trial	英文
bimatoprost AND timolol	英文，临床试验或 Meta 分析

二、非脂溶性复方制剂

（一）非脂溶性复方制剂概述

非脂溶性复方制剂指的是将β-受体拮抗剂与α-受体激动剂、碳酸酐酶抑制剂（CAI）或者是毛果芸香碱组合而成的一类复方制剂。非脂溶性复方制剂已经在全球批准应用，也是唯一一类在美国上市的复方制剂。

1. 多佐胺

多佐胺是CAI类的降眼压药物，多佐胺/噻吗洛尔的复方制剂（DTFC，Cosopt，Merck and Co. Inc.，NJ，USA）的治疗剂量为每次一滴，一天两次。DTFC和多佐胺在具有同样良好耐受性的同时，却较多佐胺的疗效更好[13,14]。在已登记的研究中，DTFC与包含同种药物的联合用药相比具有相似的疗效和耐受性[15,16]。理论上，DTFC应该比噻吗洛尔和多佐胺联合用药的耐受性更好，因为多佐胺通常的用药剂量为一天三次，即便是与多佐胺一天两次的剂量相比，复方制剂也减少了防腐剂的接触量。然而，通过这些随机临床研究的数据却并没有发现二者在耐受性方面有明显的改善，无论是DTFC还是非复方联合用药，最常见的症状是口苦、视物模糊和眼部烧灼感[15]。在一些国家DTFC已经能够被制成不含防腐剂的剂型，但截止到本文书写时也没有发现有临床研究表明这类DTFC能够改善病人的耐受性。目前DTFC的专利在美国已经过期，其在欧洲的专利截止时间为2013年。

2. 布林佐胺

布林佐胺也是CAI类的降眼压药物，布林佐胺/噻吗洛尔的复方制剂（BzTFC，Azarga，Alcon Laboratories，Hünenberg，Switzerland）是在欧洲最新上市的复方制剂。BzTFC的用药剂量为每天两次，每次一滴，比单独的布林佐胺疗效更好[17]。

已有的研究显示，BzTFC在口苦症状的数目发生率上较单一应用布林佐胺低，但是其他不良反应的发生率方面，二者并没有区别，眼部烧灼感和视物模糊仍然是最常报道的不适症状[17]。在PubMed上的检索结果中没有发现BzTFC和非复方联合用药比较的报道，因此我们推断BzTFC较非复方联合用药的优势（比如耐受性）还没有人去验证。

3. 溴莫尼定

溴莫尼定是一种α-受体激动剂类的降眼压药物，溴莫尼定/噻吗洛尔复方制剂（BrTFC，Combigan，Allergan Inc.，Irvine，CA，USA）的用药剂量为每天两次，每次一滴。BrTFC从基线水平降低眼压的平均效能强于单一的溴莫尼定治疗[18]。溴莫尼定和BrTFC最常报道的不良反应是眼部过敏，但是BrTFC与溴莫尼定相比，其发生的眼部过敏症状较少[18]。造成BrTFC可耐受性提高的一个假说是：在应用肾上腺素能激动剂后，噻吗洛尔阻止了角膜上皮细胞的收缩[19]，因此，在溴莫尼定中添加的噻吗洛尔可以帮助维持结膜的自然屏障作用，从而防止过敏反应的发生，然而这个假说还需要进一步验证[19]。与非复方联合治疗相比，BrTFC表现出类似的有效性和耐受性[20]。

目前还有一些其他种类的复方制剂，如毛果芸香碱与噻吗洛尔、美替洛尔和卡替洛尔的复方制剂。但是它们很少应用，相关的研究也鲜见报道。

（二）非脂溶性复方制剂单独应用时相互间的比较

1. DTFC和BzTFC的数据比较

一项为期一年的多中心、随机、双盲、平行对照的研究比较了DTFC和BzTFC的区别，该研究共纳入了437名需要在先前治疗基础上进一步降低眼压的开角型青光眼或高眼压症患者[21]，眼压的测量分别在第2周、第3个月和第9个月的8：00和10：00以及第6个月和第12个月的08：00、10：00和16：00。在第6个月时，不同治疗组在三个时间点测得的平均眼压均没有明显的统计学差异。在12个月的随访中，BzTFC组的平均眼压为16.7～18.8mmHg，DTFC组的平均眼压为16.9～19.3mmHg。在各个时间点，治疗组间差异的95%可行区间上限小于+1.5mmHg，该数据表明，就降低平均眼压的效果而言，BzTFC优于DTFC。在所有不良反应和眼部刺激症状的发生率上，BzTFC明显低于DTFC，它们仅在一些个人不良反应事件的发生率上没有太大区别。DTFC治疗组眼部刺激症状和眼部疼痛症状被报道的发生率高于BzTFC组。患者接受BzTFC治疗时出现视物模糊的情况多于DTFC组。最常见的眼外不良反应是味觉障碍（表现为味觉功能的变差），其被报道在各个治疗组内的发生率基本相同。

上文关于BzTFC和DTFC耐受性的结论也被两个“舒适试验”再次证实[22，23]。在一个两天的舒适试验中，127名开角型青光眼或高眼压症患者被随机分配至两组，这两组在第一天分别给予双眼各一滴 BzTFC 或 DTFC 治疗[22]，第二天再将药物对换滴眼，通过一个 10 分的量表对滴眼一分钟后眼部的不适程度进行量化，并记录第二天患者对药物的感受，发现 BzTFC 组的眼部不适分数明显低于 DTFC 组。眼部疼痛和不适症状在 DTFC 组更加明显，而视物模糊症状在 BzTFC 组更为常见。在另一个类似的舒适试验中，患者被随机分配至 BzTFC 组和 DTFC 组，分别接受 2 滴 / 天的剂量维持一周[23]，眼部的舒适程度通过一个 5 分的量表进行量化，在第 1 周，BzTFC 组的眼部平均舒适分数明显的低于 DTFC 组，此外，49% 的 BzTFC 组病人和 15% 的 DTFC 组病人自诉没有眼部不适症状。

2. BrTFC 和 DTFC 的数据比较

Nixon 及其同事报道了两篇随机、单盲、时长三个月的平行对照研究的整合结论，比较了开角型青光眼或高眼压症患者应用 BrTFC 和 DTFC 的临床疗效[24]。纳入研究的患者中，其中 101 人将复方制剂作为唯一的治疗药物，另外 79 人将复方制剂作为前列腺素衍生物（PG）的附加药物，眼压的测量分别于第 1、3 个月的上午 10 时进行。在第 3 个月时，将复方制剂作为唯一治疗药物的患者，应用 BrTFC 治疗的平均眼压较基线降低了 7.7mmHg（上午 10 时测量），应用 DTFC 治疗的患者眼压降低了 6.7mmHg（$p = 0.040$）。对不良反应事件分析后发现：各治疗组间在不良反应发生率上没有明显的差异。通过眼部舒适度问卷调查对患者的可耐受性也进行了评估，要求患者对烧灼、刺激和味觉异常严重程度的 5 个等级进行评分。该研究设计的原理对 DTFC 是不利的，这与选择的三种不良反应有关，因此，在刺激、烧灼、味觉异常以及“整体舒适”的平均计分上，BrTFC 组分数明显低于 DTFC 组分数并不是那么奇怪的。

Sáenz-Francés 等人于 2009 年在眼科药理学和治疗学国际研讨会（ISOPT）上报告了一项随访 6 周治疗时间的相关交叉研究，发现 BrTFC 较 DTFC 具有更好降眼压效果[25]。然而，该研究在同行评议期刊上发表之前，这些结果仍然不能被当做可靠的结论。

有些研究认为 BrTFC 和 DTFC 具有相似的有效性。Arcieri 等人的一项随访 4 周的前瞻性、多中心、单盲交叉研究共纳入了巴西的 30 名患者[26]，研究中分别测量研究起止日期 8 时、12 时和 16 时的眼压，在所有的时间点上，无论是平均眼压还是昼间平均眼压，各治疗组间均没有明显的统计学差异。此外，各个治疗组在所有眼部不良反应的发生率上也没有明显的区别，尽管 DTFC 的刺激症状的发生率在所有治疗组中较高。Hatanaka[27] 等人通过对 210 名患者的研究比较了 BrTFC 和 DTFC 的降压效果，观察药物对 24 小时眼压曲线、昼间眼压峰值的影响以及眼压峰值对饮水试验的反应情况[27]。经过 8 周的随访治疗后，最终发现 BrTFC 和 DTFC 在上述的各项参数上均没有差异。

这个问题还在继续研究，Allergan/DBTAN 药品公司开展的一项为期 12 周关于药物耐受性的研究最近正在进行阶段（临床试验认证编号：NCT00621335）。此外，一项由位于 Aristotle Thessaloniki 大学完成的交叉研究比较了这两种产品在2个月治疗过程中的区别（临床试验认证编号：NCT009712257）。

3. BrTFC 和 BzTFC 的数据比较

比较 BeTFC 和 BzTFC 作为唯一治疗方案时二者差异的研究，在本文提笔前还未见报道。

（三）非脂溶性复方制剂作为唯一治疗方案时的比较：结论

作为唯一治疗方案时，DTFC 和 BzTFC 具有相似的疗效[21]。来自一项随机对照试验[21]和两项短期“舒适试验”[22,23]的研究结果表明，BzTFC 在眼部舒适度上优于 DTFC，但是还需进一步补充数据，因为后两项非常短期的研究结果很难对长期的耐受性给一个确定的结论。BrTFC 在疗效上较 DTFC 稍好或者是相似[24,26,27]。这些药物的副作用很难比较，BrTFC 的主要为眼部过敏；DTFC 的主要为烧灼感、刺激和味觉异常。

（四）非脂溶性复方制剂作为前列素类药物附加治疗时的比较

当患者通过两种治疗后仍无法达到个体化目标眼压时，手术治疗、激光治疗和三种药物的联合治疗是一个可行的选择。“最高药物治疗方案（MMT）”指的是联合不同类型的青光眼药物从而达到最好的降眼压效果。当进一步改进药物治疗后还不能见到明显的疗效时可以选择 MMT[28,29]，MTT 的转换点在不同的患者中是不一样的，事实上，当局部联合三种药物的治疗时，其常常已经构成了 MTT[28]。能从 MTT 中获益的患者包括：具有良好依从性的病人，经常控制不好眼压和（或）那些有证据显示病情不断进展的病人。这些患者需要比普通的青光眼患者更加频繁的随诊，尽可能 2～4 个月随诊一次[30]。

依从性与每天使用滴眼液滴数的关系在采用 MMT 的情况下变得更为重要。如果 MMT 是由独立的药品构成，那么一天的治疗剂量至少需要 5 次滴眼，这对病人来说是很不方便的，如前文所说，每天滴眼的次数与患者的依从性是有关的[8]，正如治疗方案中药品数目与患者依从性有关一样[6]。EGS 指南不推荐超过两种的局部用药，除非其中一种为复方制剂[1]，因此，如果需要采用 MTT 时，复方制剂将会很适用。

（五）BrTFC 和 DTFC 作为前列素类药物附加治疗时的数据比较

非脂溶性复方制剂和 PG 类药物联合治疗是 MMT 的一个选择。有一篇报道整合了两项为期 3 个月的随机、单盲、平行对照研究，共纳入了 79 名将 BrTFC 或 DTFC 作为 MTT 组成药物和 PG 附加治疗药物的患者，比较了 BrTFC

和 DTFC 的临床疗效[24]。在第 3 个月，从基线眼压下降的平均眼压（10 时测量），BrTFC 组为 6.9±4.8mmHg（降低了 29.3%），DTFC 组为 5.2±3.7mmHg（降低了 23.5%）。然而 BrTFC 优于 DTFC 的趋势在统计学上还未达到差异要求。

（六）其他比较非脂溶性复方制剂作为前列素类药物附加治疗的研究

Alcon 公司和 Thessaloniki 大学正在进行一项临床试验，比较在 PG 类药物应用的背景下 BrTFC 和 BzTFC 的区别（临床试验认证编号：NCT00981786）。截止到目前，还未发现有比较 DTFC 和 BzTFC 在 PG 类药物应用背景下的报道。

（七）非脂溶性复方制剂作为前列素类药物附加治疗的比较：结论

作为 PG 药物的附加治疗（也就是 MMT 的组成部分），无论是 BrTFC 还是 DTFC 均能提供额外的、临床上显著性的降眼压效果[24]，表明其对那些尽管已经使用了两种药物，但仍需要进一步降低眼压的患者是一种有效的选择。

三、脂溶性复方制剂

（一）脂溶性复方制剂概述

PG 药物如今已经渐渐地成为了治疗青光眼的一线药物，其在给药方案、耐受性和有效性方面都较以往的治疗更有优势[1]。一篇荟萃分析已经表明 PGs 是所有抗青光眼药物中单一用药时从基线眼压开始降眼压效果最好的一类药物[31]。在 PGs 中，所有种类的药物都能有效的降低眼压，然而一篇荟萃分析在比较了拉坦前列素、曲伏前列素和贝美前列素之后，发现贝美前列素是三者中降眼压效果最强的一类药物[32]。与基线眼压相比，贝美前列素在各个时间点降眼压数值在统计学上都明显高于拉坦前列素，眼压的差值在午间介于 0.5mmHg 至 1.17mmHg 之间。在眼压从基线的降低值方面，贝美前列素在上午 8 时和晚上 12 时两个时间点均明显的强于曲伏前列素，该趋势在下午的 4 时和 8 时也可以观察到，但是这种差别在前一个时间点还没有统计学差异，在后一时间点的结论还很模棱两可。

一些荟萃分析的数据表明贝美前列素比拉坦前列素和曲伏前列素在有效性上更好[33]，其还发现贝美前列素和曲伏前列素在平均眼压的作用效果及反应率上强于拉坦前列素[34]。然而，另一篇荟萃了 12 项研究、3048 名患者的报道认为 PGs 药物之间在有效性上只有细微的差别[35]。总的来说，当我们将这些研究数据仔细分析后就会发现，那些认为其中一类 PG 优于其他 PGs 的结论是不充分的。一个临床研究的观察点应该包括：平均昼间眼压水平，所有监测时间点的平均眼压水平，所有监测时间点平均眼压至基线眼压的改变量和 / 或眼压至基线的降低百分比。上述的结论也许只考虑了其中一个参数而没有考虑其他参数，这也就能解释为什么会有不同的结论了。

脂溶性复方制剂的有效成分包括一种 PG 类药物（贝美前列素、拉坦前列素和曲伏前列素中的一种）和 β- 受体阻滞剂噻吗洛尔。所有产品用量都是一天一滴。截止到目前，还没有生产出含有他氟前列素的复方制剂。脂溶性复方制剂在欧洲的很多国家、澳大利亚、加拿大和拉丁美洲已经被批准应用，然而上述国家中却不包括美国。根据国际指南：当单一 PG 治疗对患者有效，但患者无法达到个体化目标眼压时，应该接受一种 PG 药物加上其他类降眼压药物（比如 β- 受体阻滞剂）的联合治疗[1]。随着 PGs 类药物逐渐地成为一线治疗药物，意味着脂溶性复方制剂在一些已上市的国家也会普遍地成为二线用药[36~38]。

已有的研究显示脂溶性复方制剂比其成分内药物单独作用时效果更好[39~42]。事实上，当应用脂溶性复方制剂时，噻吗洛尔每天只使用了一次而不是两次，但这似乎并没有影响到药物的有效性[39~42]。脂溶性复方制剂似乎在结膜充血发生率上比单一应用 PG 类药物更低[41]，这一现象的原因并不是很清楚，噻吗洛尔可能发挥了一种麻醉效应，或者是作用于角膜上皮紧密连接处的独特效应，也可能是通过 β- 肾上腺素能途径阻止了 NO 的产生，进而减轻充血。另外一种假说则认为噻吗洛尔是通过内源性的儿茶酚胺使血管收缩加强，从而减轻充血所致的血管扩张[41]。

在对两项为期三个月的随访研究汇总分析后发现：贝美前列素与噻吗洛尔的复方制剂（BTFC，GANfort，Allergan Inc.，Irvine，CA，USA）较贝美前列素单一治疗疗效更好，表现为在不同的随访观测点（2 周，6 周，3 个月）中，BTFC 治疗组中平均眼压 < 18mmHg 和平均眼压降低 > 20% 的病人比例均高于贝美前列素单一治疗组[41]。与贝美前列素单一治疗相比，BTFC 还可降低结膜充血发病率。除此以外，其他的研究发现 BTFC 较其成分内各类药物的联合治疗相比，疗效和耐受性并没有区别[43]。

拉坦前列素与噻吗洛尔复方制剂（LTFC，Xalacom，Pfizer Inc，NewYork，USA）是许多国家最先应用的脂溶性复方制剂，其在降眼压的能力[44]和控制昼间眼压曲线方面[39]优于单一应用拉坦前列素。一项对 190 名眼压控制良好病人为期 12 周的研究发现，LTFC 组（早晨用药）在从基线水平降眼压程度方面较非复方联合治疗组更有效[45]。然而，支持非复方联合治疗组的结果是两个治疗组间昼间平均眼压的差别只有 1.1mmHg，因此就该结果而言 LTFC 并没有表现出优势。

一项由高眼压症、开角型青光眼、色素性青光眼和剥脱性青光眼共 517 名病人参与的为期 12 周的随机、双盲多中心的临床研究比较了 LTFC 治疗组（晚上用药）和非复方联合治疗组（晚上用药）的临床疗效[46]。该研究分别测量第

6、12 周在 08 时、12 时和 16 时三个时间点的眼压及第 2 周各个时间点的眼压情况。将不同治疗组的平均基线眼压近似定为 25mmHg 时，发现 LTFC 组（晚上用药）平均昼间眼压较基线眼压降低了 8.7mmHg，非复方联合治疗组降低了 9.0mmHg，组间差异为 0.3mmHg，95% 可信区间的上限 <1.5mmHg，表明 LTFC 组（晚上用药）并不劣于非复方联合治疗组，$p=0.015$。在第 12 周眼压的三个观测点上，LTFC 组在降眼压疗效上也均未表现出不足。此外，在降低昼间平均眼压≥20% 和达到昼间平均眼压≤18mmHg 的人数比例方面未见明显的统计学差异。整个治疗过程中各个组均能良好耐受，然而 LTFC 组却能降低各种治疗相关不良反应的发生率。这些结果表明 LTFC 用药的时间将会影响其临床疗效。

药品费用与有效性和可耐受性一样，也是制定治疗方案时需要考虑的一个因素。在欧洲的大部分地区，LTFC 专利的最快截止时间为 2011 年，早于 BTFC 和 TTFC 的专利截止时间。

曲伏前列素与噻吗洛尔复方制剂（TTFC Alcon Laboratories，Hünenberg，Switzerland）被证实较单一应用曲伏前列素降平均眼压效果更好[42]，与非复方联合治疗相比具有类似的疗效和可耐受性[47]。

（二）脂溶性复方制剂与非脂溶性复方制剂的比较

1. LTFC 和非脂溶性复方制剂的数据比较

有两项小样本的研究评估比较了 LTFC 和 DTFC。其中一项对 32 名纳入病人随访 6 周的单中心交叉研究显示：在五个昼间眼压测量时间点上 DTFC 组和 LTFC 组的平均眼压均没有明显差异，其在不良反应发生率上也没有区别[48]。另一项相似的交叉研究比较了 8 周治疗期间内 LTFC 和 DTFC 的异同，认为二者的平均眼压在七个不同的时间观测点上没有不同[49]。其中后者的研究中还发现 DTFC 组中易出现口苦的不良反应，而 LTFC 组则更易出现充血不良反应。

2. BTFC 和非脂溶性复方制剂的数据比较

截止到目前，还没有关于 BTFC 和非脂溶性复方制剂比较的报道。

3. TTFC 和非脂溶性复方制剂的数据比较

一项为期 6 周的前瞻性、多中心、双盲、随机临床试验对比研究了 TTFC 和 DTFC 在 319 名原发性开角型青光眼或高眼压症患者中的临床疗效[50]。在第 6 周，TTFC 治疗组的昼间平均眼压（$\pm$ SD）为 16.5mmHg $\pm$ 0.23，DTFC 治疗组为 17.3mmHg $\pm$ 0.23，$P=0.011$。在第 2 周和第 6 周的 9 时观测点上，TTFC 组的平均眼压明显低于 DTFC 组。除此之外，不同治疗组间并没有明显的统计学差异。

4. 脂溶性复方制剂与非脂溶性复方制剂的比较：结论

小样本的研究结果表明 LTFC 和 DTFC 具有相似的降低眼压能力[48, 49]，然而其结论的可靠性不高，因为所有的研究结论都是基于小样本和相对较短的观察时间得出的。一项短期的研究认为TTFC在早晨眼压的控制上稍优于DTFC[50]。DTFC和脂溶性复方制剂在耐受性方面很难比较：其中DTFC的不良反应包括口苦、刺痛和视物模糊，而充血却是脂溶性复方制剂最常见的不良反应。

（三）脂溶性复方制剂的比较

在当前激烈的竞争环境下，近些年许多脂溶性复方制剂的厂商做了大量关于此类产品的对比研究。

1. LTFC和TTFC的数据比较

一项为期1年的随机、双盲、多中心平行对照研究比较了LTFC和TTFC在408名病人中的临床疗效[51]。该研究仅观测第2周、6周、3个月和9个月在09时的眼压，以及第6、12个月09时、11时和16时的眼压情况。研究的结果显示TTFC在第2周和第6个月9时观察点的平均眼压较低，然而在其他观察时刻点却不是如此。当把所有治疗组在特殊时间点记录的平均眼压均化比较后发现，TTFC组在09时的眼压比LTFC组低0.6mmHg（$p=0.0235$），而非在11时或者16时。在发生充血的病人数量比上，TTFC组高于LTFC组。

2. BTFC和LTFC的数据比较

已知目前贝美前列素在降低眼压的总体能力上强于拉坦前列素和曲伏前列素[32]，那么包含贝美前列素的复方制剂是不是也较LTFC和TTFC更有效呢？Centofani等人为此进行了一项12周的前瞻性、随机、多中心单盲临床研究[52]，将92名病人随机分配到BTFC组（$n=47$）和LTFC组（$n=45$），受试对象均于每晚使用药物，并于1个月和3个月的10时、12时和16时三个时间点测量病人眼压。结果显示BTFC组的眼压降低情况在第1个月的三个时间点和第3个月的两个时间点上均明显优于LTFC组。在第3个月时，BTFC组和LTFC组病人昼间平均眼压降低百分比分别为21.4%和13.7%（$p<0.001$）。充血以及其他的不良反应的发生率在各组间并没有明显的统计学差异。

Centofanti等的结论也被一些小样本的研究验证支持[53, 54]。其中一项纳入36名病人随访4周的研究得出BTFC组在第4周的3个时间点上监测的眼压均低于LTFC组[53]；另一项类似的交叉研究随访了54名病人12周的用药情况，发现在第12周7个监测点中的5个时间点上，BTFC组的眼压明显低于LTFC组[54]。

3. BTFC和TTFC的数据比较

鉴于贝美前列素在降眼压的效能方面强于曲伏前列素，人们可能会预测BTFC在降眼压能力上优于TTFC。2010年Rossetti[55]等人在The National Congress of the Ophthalmological Society of South Africa（OSSA）上发表了一篇交叉研究的报道（随访时间12周），该研究认为BTFC在效能上优于TTFC，但是直到该报道发表在同行评审期刊之前，所有关于BTFC和TTFC相对疗效的比较都是处于猜测阶段[55]。Kelly-Rigollet等人先后于2008年在The European Glaucoma Society Congress和2009年在The World Glaucoma Congress发表了一组研究比较三种脂溶性复方制剂区别的相关数据，数据表明BTFC较LTFC或TTFC而言具有相似或者更好的降眼压效能。然而，人们在得出一个可靠的结论之前还应等待更全面的研究结论发表。

4. 脂溶性复方制剂的数据比较：结论

随机对照研究表明脂溶性复方制剂LTFC和TTFC具有相似的降眼压效果，二者仅在一些特定的时间点上存在少许的差别[51]，它们在可耐受性方面也没有根本异同。与LTFC相比，BTFC在各个时间点上的降眼压能力稍强，而在耐受性上则没有区别[52~54]。造成该现象的原因并不是那么奇怪，已知这三种脂溶性复方制剂共同成分为噻吗洛尔（PG是制剂成分中唯一的区别），目前贝美前列素较拉坦前列素和曲伏前列素而言，其似乎至少具有相似或者可能稍好的降眼压活性。与TTFC相比，BTFC也许能更好的降低眼压，但是对该结论还需保持谨慎的态度，可靠的结论仍需进一步的科学论证。

（四）复方制剂的应用

调查数据显示在欧洲，复方制剂，尤其是脂溶性复方制剂已经成为那些不能控制眼压至个体化目标眼压人群的常规治疗药物[36~38, 57]。一项2002年意大利的调查显示，在1583名患者中，碳酸酐酶抑制剂结合β-阻滞剂的复方制剂被应用于8.3%的病人中（调研期间脂溶性复方制剂还未上市）。另一项对德国2005～2006年私人诊所诊治的853名患者的回顾分析研究显示，29.5%的病人接受了两种治疗，10.5%的病人接受了脂溶性复方制剂治疗[37]。

调查数据也显示了在欧洲医生的临床工作中，复方制剂是备受青睐的，主要因为其较非复方联合治疗而言，患者的依从性更好[58]。一项对50名眼科医生的问答发现FCs通常被当作二线或者三线用药，其中作为一线用药中最常应用的FC是DTFC，而作为二线用药中最常应用的是LTFC。总体来说，98%的问答者认为FC治疗改善了病人健康，因为其增加了病人的依从性。此外，大部分问答者认为不同的FC产品在疗效上有一定区别，其中最有效的是BTFC。还有一部分人（68%）认为目前上市的FCs产品在病人耐受性方面也存在差异。

四、三重复方制剂

如今，包含三类降眼压药剂成分的三重复方制剂在一些国家已经上市，其他国家还处在研发阶段。比如，Sophia实验室已经研发出了溴莫尼定、多佐胺和噻吗洛尔的复方制剂，Ⅱ期试验的结果显示其较 BrTFC 和 DTFC 具有更好的疗效[59]。制造商正在研发一类包含 PG 类药物的三重复方制剂，该药物将很快就会应用上市。这类三重复方制剂治疗对于那些无法控制到目标眼压而需要外科手术或激光治疗的病人而言将会是一个有效的替代选择。

五、总结和结论

联合治疗经常被应用于那些无法控制眼压至个体化目标眼压的病人[3]。然而治疗过程中不同种类的药瓶给人们带来了一些棘手的临床问题：数目繁多的滴剂不利于病人的依从性[10]，由于这个原因国际指南建议在治疗过程中应尽可能的避免多种药瓶的应用[1]。复方制剂的出现完美地解决了这一难题。前文笼统地列举了国际上关于复方制剂与非复方制剂的比较，认为二者在临床疗效上具有等效性，那些降压药疗效上少许的区别也许仅仅是特殊情况[11]。复方制剂与非复方制剂相比可以提高病人的依从性[12, 60]，尽管目前对于该结论的论据支持还不是很充足，其仍需要进一步的验证。此外，复方制剂还具有一些理论上的优势，如减少防腐剂的接触和降低“冲刷效应”。对于青光眼病人，如何简化治疗方案显得尤为重要，因为在很长一段时间内一些青光眼患者是没有任何症状的，所以对于很多病人而言，保持良好的依从性并不容易。复方制剂的应用消除了冲刷效应，极大程度的简化了治疗过程，提高了药效和潜在地加强了病人的依从性。一个瓶子的包装也降低了病人混淆两种药物的风险。

使用多瓶药物治疗已经成为青光眼病人治疗依从性中的一大障碍，现有的研究表明应用多种降眼压药物治疗青光眼的患者在依从性方面较应用单一药物治疗青光眼的患者差。降眼压药物的复方制剂实现了仅仅通过一瓶药物就达到多种药物治疗的作用。复方制剂治疗还有一些其他的潜在优势，包括减少防腐剂的接触和消除冲刷效应。这些优势可与多重药物治疗时的累计副作用相互平衡。

非脂溶性复方制剂（多佐胺 / 噻吗洛尔复方制剂［DTFC］，布林佐胺 / 噻吗洛尔复方制剂［BzTFC］和溴莫尼定 / 噻吗洛尔复方制剂［BrTFC］）可用于那些通过单一药物治疗无法达到目标眼压的患者。DTFC 和 BzTFC 具有相似的降眼压效果，有研究表明 BzTFC 在耐受性上可能优于 DTFC[21]。BrTFC 比 DTFC 具有更好或者相似的疗效，然而这两者的副作用因为不相同而很难比较。

脂溶性复方制剂（贝美前列素 / 噻吗洛尔复方制剂［BTFC］，拉坦前列素 / 噻吗洛尔复方制剂［LTFC］和曲伏前列素 / 噻吗洛尔［TTFC］）也是一类有效和耐受良好的降眼压药物，适用于那些通过单一药物无法达到目标眼压的患者。根据 EGS 的指南，病人应用 PG 类药物无法控制眼压至目标眼压时需要再联合其他一类降眼压药物[1]。由于 PG 类药物越来越多的被用作一线治疗药物，脂溶性复方制剂在一些已经上市的国家也已经成为一种常规的二线用药[36~38, 57]。两项小样本的研究表明 LTFC 和 DTFC 具有相似的降眼压能力[48, 49]。另一项研究发现 TTFC 在降低早晨眼压方面稍强于 DTFC[50]。当前的数据也表明脂溶性复方制剂降眼压效果明显强于其成分中单一药物的降眼压效果。这三种脂溶性复方制剂降眼压效果相互比较后发现存在少许的不同，虽然 BTFC 在一些时间点上较其他两种药物稍有效[52, 55]，然而该结论还需进一步证实，因为目前关于该方面的研究报道还不是很充分。此外，三种脂溶性复方制剂在控制眼压能力上的差异通常是小于 1mmHg 的，而大多数卫生机构认为不同组间的临床相关性差异应该大于 1.5mmHg。每个病人最终都应该得到自己最适合的药物，充分考虑这种药物的有效性及可耐受性两个方面。

当青光眼疾病治疗时需要应用两种或两种以上药物时，疾病的控制就变得复杂化了，但是复方制剂的应用很好的解决了这一问题。在欧洲，大约有三分之一的病人接受联合治疗，他们当中又有三分之二的人接受复方制剂治疗。直到最近，人们还是建议采用独立的滴眼液治疗，目的是为了更好的发挥每种药物的独立作用，但是病人依从性和耐受性的问题同样重要，因此我们更有理由相信医生应该开具一种简单化的治疗 - 比如复方制剂。然而，复方制剂并不是治疗的一线用药，仅仅应用于那些通过一种药物控制眼压不理想后而需要采用附加治疗的患者。如果病人没有经过认真的选择，就有一定的风险使很大一部分病人过度用药，完全没有必要选择两种药物治疗。

总的来说，复方制剂在治疗开角型青光眼时是一个有效的选择，它对于那些需要长期应用两种以上药物控制眼压的患者来说可以起到很好的帮助作用。

（夏晓波 译）

参考文献

1. European Glaucoma Society. Terminology and Guidelines for Glaucoma. 3rd ed. Savona, Italy: Editrice Dogma, 2008.
2. Webers CA, Beckers HJ, Nuijts RM, et al. Pharmacological management of primary open-angle glaucoma: second-line options and beyond. Drugs Aging 2008; 25: 729-759.
3. Kass MA, Heuer DK, Higginbotham EJ, et al. The Ocular Hypertension Treatment Study: a randomized trial determines that topical ocular hypotensive medication delays or prevents the onset of primary open-angle glaucoma. Arch Ophthalmol 2002; 120: 701-713.
4. Watson PG, Barnett MF, Parker V, et al. A 7 year prospective comparative study of three topical beta blockers in the management of primary open angle glaucoma. Br J Ophthalmol 2001; 85: 962-968.
5. American Academy of Ophthalmology. Primary Open-Angle Glaucoma, Preferred Practice Pattern. San Francisco: American Academy of Ophthalmology, 2005.
6. Olthoff CM, Schouten JS, van de Borne BW, et al. Noncompliance with ocular hypotensive treatment in patients with glaucoma or ocular hypertension an evidence-based review. Oph-

thalmology 2005; 112: 953-961.
7. Okeke CO, Quigley HA, Jampel HD, et al. Adherence with topical glaucoma medication monitored electronically the Travatan Dosing Aid study. Ophthalmology 2009; 116: 191-199.
8. Djafari F, Lesk MR, Harasymowycz PJ, et al. Determinants of adherence to glaucoma medical therapy in a long-term patient population. J Glaucoma 2009; 18: 238-243.
9. Taylor SA, Galbraith SM, Mills RP. Causes of non-compliance with drug regimens in glaucoma patients: a qualitative study. J Ocul Pharmacol Ther 2002; 18: 401-409.
10. Patel SC, Spaeth GL. Compliance in patients prescribed eyedrops for glaucoma. Ophthalmic Surg 1995; 26: 233-236.
11. Cox JA, Mollan SP, Bankart J, et al. Efficacy of antiglaucoma fixed combination therapy versus unfixed components in reducing intraocular pressure: a systematic review
1. Br J Ophthalmol 2008; 92: 729-734.
12. Higginbotham EJ, Hansen J, Davis EJ, et al. Glaucoma medication persistence with a fixed combination versus multiple bottles. Curr Med Res Opin 2009; 25: 2543-2547.
13. Boyle JE, Ghosh K, Gieser DK, et al. A randomized trial comparing the dorzolamide-timolol combination given twice daily to monotherapy with timolol and dorzolamide. Dorzolamide-Timolol Study Group. Ophthalmology 1998; 105: 1945-1951.
14. Clineschmidt CM, Williams RD, Snyder E, et al. A randomized trial in patients inadequately controlled with timolol alone comparing the dorzolamide-timolol combination to monotherapy with timolol or dorzolamide. Dorzolamide-Timolol Combination Study Group. Ophthalmology 1998; 105: 1952-1959.
15. Strohmaier K, Snyder E, DuBiner H, et al. The efficacy and safety of the dorzolamide-timolol combination versus the concomitant administration of its components. Dorzolamide-Timolol Study Group. Ophthalmology 1998; 105: 1936-1944.
16. Hutzelmann J, Owens S, Shedden A, et al. Comparison of the safety and efficacy of the fixed combination of dorzolamide/timolol and the concomitant administration of dorzolamide and timolol: a clinical equivalence study. International Clinical Equivalence Study Group. Br J Ophthalmol 1998; 82: 1249-1253.
17. Kaback M, Scoper SV, Arzeno G, et al. Intraocular pressure-lowering efficacy of brinzolamide 1%/timolol 0.5% fixed combination compared with brinzolamide 1% and timolol 0.5%. Ophthalmology 2008; 115: 1728-1734, 1734.
18. Sherwood MB, Craven ER, Chou C, et al. Twice-daily 0.2% brimonidine-0.5% timolol fixed-combination therapy vs monotherapy with timolol or brimonidine in patients with glaucoma or ocular hypertension: a 12-month randomized trial. Arch Ophthalmol 2006; 124: 1230-1238.
19. Nixon DR, Turk A. Hyperemia in glaucoma patients. Available at: http://www.medscape.com.
20. Goni FJ. 12-week study comparing the fixed combination of brimonidine and timolol with concomitant use of the individual components in patients with glaucoma and ocular hypertension. Eur J Ophthalmol 2005; 15: 581-590.
21. Manni G, Denis P, Chew P, et al. The safety and efficacy of brinzolamide 1%/timolol 0.5% fixed combination versus dorzolamide 2%/timolol 0.5% in patients with open-angle glaucoma or ocular hypertension. J Glaucoma 2009; 18: 293-300.
22. Mundorf TK, Rauchman SH, Williams RD, et al. A patient preference comparison of Azarga™ (brinzolamide/timolol fixed combination) vs Cosopt (dorzolamide/timolol fixed combination) in patients with open-angle glaucoma or ocular hypertension. Clinical Ophthalmology 2008; 2: 623-628.
23. Vold SD, Evans RM, Stewart RH, et al. A one-week comfort study of BID-dosed brinzolamide 1%/timolol 0.5% ophthalmic suspension fixed combination compared to BID-dosed dorzolamide 2%/timolol 0.5% ophthalmic solution in patients with open-angle glaucoma or ocular hypertension. J Ocul Pharmacol Ther 2008; 24: 601-605.
24. Nixon DR, Yan DB, Chartrand JP, et al. Three-month, randomized, parallel-group comparison of brimonidine-timolol versus dorzolamide-timolol fixed-combination therapy. Curr Med Res

Opin 2009; 25: 1645-1653.
25. Saenz-Frances F, Garcia-Feijoo J, Maria-Martinez de la Casa J, et al. Comparison of the ocular hypotensive actions of the fixed combinations of brimonidine / timolol and dorzolamide / timolol. ISOPT 2009.
26. Arcieri ES, Arcieri RS, Pereira AC, et al. Comparing the fixed combination brimonidine-timolol versus fixed combination dorzolamide-timolol in patients with elevated intraocular pressure. Curr Med Res Opin 2007; 23: 683-689.
27. Hatanaka M, Grigera DE, Barbosa WL, et al. An eight-week, multicentric, randomized, interventional, open-label, phase 4, parallel comparison of the efficacy and tolerability of the fixed combination of timolol maleate 0.5%/brimonidine tartrate 0.2% versus fixed combination of timolol maleate 0.5%/dorzolamide 2% in patients with elevated intraocular pressure. J Glaucoma 2008; 17: 674-679.
28. Lee BL. Optimal management of glaucoma. In: Fong DS, eds. Efficient eye care: manual of managed care ophthalmology. 3rd ed. Oxford: Blackwell Science 2001, pp.117-133.
29. Weinreb RN, Medeiros FA. From medical to surgical therapy. In: Netland P (Ed.) Glaucoma medical therapy. 2nd ed. 2008.
30. Kahook MY, Gamell LS, Schuman JS. Adjunctive medical therapy. In: Netland P (Eds.) Glaucoma medical therapy: principles and management. 2nd ed. Oxford University Press US 2008, pp. 201-212.
31. van der Valk V, Webers CA, Schouten JS, et al. Intraocular pressure-lowering effects of all commonly used glaucoma drugs: a meta-analysis of randomized clinical trials. Ophthalmology 2005; 112: 1177-1185.
32. Aptel F, Cucherat M, Denis P. Efficacy and tolerability of prostaglandin analogs: a meta-analysis of randomized controlled clinical trials. J Glaucoma 2008; 17: 667-673.
33. Holmstrom S, Buchholz P, Walt J, et al. Analytic review of bimatoprost, latanoprost and travoprost in primary open angle glaucoma. Curr Med Res Opin 2005; 21: 1875-1883.
34. Denis P, Lafuma A, Khoshnood B, et al. A meta-analysis of topical prostaglandin analogues intra-ocular pressure lowering in glaucoma therapy. Curr Med Res Opin 2007; 23: 601-608.
35. Li N, Chen XM, Zhou Y, et al. Travoprost compared with other prostaglandin analogues or timolol in patients with open-angle glaucoma or ocular hypertension: meta-analysis of randomized controlled trials. Clin Experiment Ophthalmol 2006; 34: 755-764.
36. De Natale R, Draghi E, Dorigo MT. How prostaglandins have changed the medical approach to glaucoma and its costs: an observational study of 2228 patients treated with glaucoma medications. Acta Ophthalmol Scand 2004; 82: 393-396.
37. Vorwerk C, Thelen U, Buchholz P, et al. Treatment of glaucoma patients with insufficient intraocular pressure control: a survey of German ophthalmologists in private practice. Curr Med Res Opin 2008; 24: 1295-1301.
38. Kenigsberg PA. Changes in medical and surgical treatments of glaucoma between 1997 and 2003 in France. Eur J Ophthalmol 2007; 17: 521-527.
39. Konstas AG, Boboridis K, Tzetzi D, et al. Twenty-four-hour control with latanoprost-timolol-fixed combination therapy vs latanoprost therapy. Arch Ophthalmol 2005; 123: 898-902.
40. Lazaridou MN, Montgomery DM, Ho WO, et al. Changes in intraocular pressure following a switch from latanoprost monotherapy to latanoprost/timolol fixed combination therapy in patients with primary open-angle glaucoma or ocular hypertension: results from a clinical practice database. Curr Med Res Opin 2008; 24: 2725-2728.
41. Brandt JD, Cantor LB, Katz LJ, et al. Bimatoprost/timolol fixed combination: a 3-month double-masked, randomized parallel comparison to its individual components in patients with glaucoma or ocular hypertension. J Glaucoma 2008; 17: 211-216.
42. Barnebey HS, Orengo-Nania S, Flowers BE, et al. The safety and efficacy of travoprost 0.004%/timolol 0.5% fixed combination ophthalmic solution. Am J Ophthalmol 2005; 140: 1-7.

43. Higginbotham EJ, Schuman JS, Goldberg I, et al. One-year, randomized study comparing bimatoprost and timolol in glaucoma and ocular hypertension. Arch Ophthalmol 2002; 120: 1286-1293.
44. Higginbotham EJ, Feldman R, Stiles M, et al. Latanoprost and timolol combination therapy vs monotherapy: one-year randomized trial. Arch Ophthalmol 2002; 120: 915-922.
45. Diestelhorst M, Larsson LI. A 12 week study comparing the fixed combination of latanoprost and timolol with the concomitant use of the individual components in patients with open angle glaucoma and ocular hypertension. Br J Ophthalmol 2004; 88: 199-203.
46. Diestelhorst M, Larsson LI. A 12-week, randomized, double-masked, multicenter study of the fixed combination of latanoprost and timolol in the evening versus the individual components. Ophthalmology 2006; 113: 70-76.
47. Hughes BA, Bacharach J, Craven ER, et al. A three-month, multicenter, double-masked study of the safety and efficacy of travoprost 0.004%/timolol 0.5% ophthalmic solution compared to travoprost 0.004% ophthalmic solution and timolol 0.5% dosed concomitantly in subjects with open angle glaucoma or ocular hypertension. J Glaucoma 2005; 14: 392-399.
48. Cvenkel B, Stewart JA, Nelson LA, et al. Dorzolamide/timolol fixed combination versus latanoprost/timolol fixed combination in patients with primary open-angle glaucoma or ocular hypertension. Curr Eye Res 2008; 33: 163-168.
49. Konstas AG, Kozobolis VP, Lallos N, et al. Daytime diurnal curve comparison between the fixed combinations of latanoprost 0.005%/timolol maleate 0.5% and dorzolamide 2%/timolol maleate 0.5%. Eye 2004; 18: 1264-1269.
50. Teus MA, Miglior S, Laganovska G, et al. Efficacy and safety of travoprost/timolol vs dorzolamide/timolol in patients with open-angle glaucoma or ocular hypertension. Clin Ophthalmol 2009; 3: 629-636.
51. Topouzis F, Melamed S, Danesh-Meyer HV, et al. A 1-year study to compare the efficacy and safety of once-daily travoprost 0.004%/timolol 0.5% to once-daily latanoprost 0.005%/ timolol 0.5% in patients with open-angle glaucoma or ocular hypertension. Eur J Ophthalmol 2007; 17: 183-190.
52. Centofanti M, Oddone F, Vetrugno M, et al. Efficacy of the fixed combinations of bimatoprost or latanoprost plus timolol in patients uncontrolled with prostaglandin monotherapy: a multicenter, randomized, investigator-masked, clinical study. Eur J Ophthalmol 2009; 19: 66-71.
53. Martinez A, Sanchez M. A comparison of the safety and intraocular pressure lowering of bimatoprost/timolol fixed combination versus latanoprost/timolol fixed combination in patients with open-angle glaucoma. Curr Med Res Opin 2007; 23: 1025-1032.
54. Martinez A, Sanchez M. Bimatoprost/timolol fixed combination vs latanoprost/timolol fixed combination in open-angle glaucoma patients. Eye 2009; 23: 810-818.
55. Rossetti L, Oddone F, Gandolfi S, et al. Comparison of efficacy and safety of travoprost and bimatoprost plus timolol fixed combinations in open angle glaucoma patients previously treated with latanoprost plus timolol fixed combination: the G.R.E.A.T. Study. Presented at: 40th National Congress of the Ophthalmological Society of South Africa (OSSA) 2010.
56. Kelly Rigollet J, Ondategui Garcia JA, Lop Menal L, et al. Randomized trial comparing three fixed combinations of prostaglandins/prostamide with timolol maleate. Presented at: European Glaucoma Society (EGS) congress 2008.
57. Owen CG, Carey IM, De Wilde S, et al. The epidemiology of medical treatment for glaucoma and ocular hypertension in the United Kingdom: 1994 to 2003. Br J Ophthalmol 2006; 90: 861-868.
58. Stewart WC, Kruft B, Nelson LA, et al. Ophthalmologist attitudes regarding fixed combination treatment for glaucoma in the European Union. Eur J Ophthalmol 2009; 19: 588-593.
59. Baiza-Duran L, Varma R. Clinical Study of A Fixed Combination of Timolol-Brimonidine-Dorzolamide. Presented at: Association for Research in Vision and Ophthalmology 2009.

60. Dunker S, Schmucker A, Maier H. Tolerability, quality of life, and persistency of use in patients with glaucoma who are switched to the fixed combination of latanoprost and timolol. Adv Ther 2007; 24: 376-386.

Ⅶ. 临床研究和未来药物

Carol Toris, Malik Kahook, Paul Kaufman, Hidenobu Tanihara

目前，市场上有六大类药物用于治疗高眼压。尽管有各种各样的选择，仍然有大量的病人对这些药物反应不佳，最后导致失明。临床实验开发和测试越来越多，用于研究各种药物的降眼压疗效和副作用。这些类别总结如下。

前列腺素类似物

前列腺素 EP2/EP4 类似物

前列腺素 EP2 受体激动剂，布他前列素[1]，同时也是 EP4 激动剂（ARVO，2010 摘要 #151），该混合 EP2/EP4 激动剂（ARVO 2010 摘要 #2007）最近报道该物质能够降低猴眼压，且与拉坦前列腺素等 FP 受体激动剂降眼压水平接近。这种眼压效果是通过增加猴子的葡萄膜巩膜通道房水流出完成的。类似的研究[2]表明，另一种选择性 EP4 受体激动剂，3，7- 二硫杂草 PGE1 能够显著增加非葡萄膜巩膜途径的房水外流。这些降眼压效应类似于 FP 受体激动剂，已有报道表明房水流畅系数未受影响，但其他时候房水流出增多[3]。EP2/EP4 类似物与 FP 受体激动剂相比降眼压效果同样表现良好[4]，但充血、刺激灼烧感似乎更大。

一氧化氮在前列腺素类似物中作用

PF-3187207，一种一氧化氮供体型前列腺素类似物，可用于降低青光眼的比格犬眼压，生理盐水诱导兔一过性暂时高眼压，激光诱导猴青光眼。这种化合物的降眼压效果强于单独应用拉坦前列素，可能是由于一氧化氮能够激活前列腺素类活性（ARVO 2009 摘要 #1471）。其降眼压的作用机制尚未被阐明。所述化合物现在在临床开发，用于治疗高眼压。

血清素

血清素（5- 羟色胺，5- 羟色胺），是存在于哺乳动物的中枢神经系统中一种重要的内源性神经递质，在全眼都有发现，有一些研究者认为 5- 羟色胺激动剂是一类潜在的降眼压药物。5HT2A 受体激动剂能够有效地降低正常血压和高血压的猴眼眼压[5]。R-DOI 在正常猴眼通过增加葡萄膜巩膜外流[6]降低眼压。在众多的 5-HT 受体中，5HT2 似乎是参与眼压维持最重要的[5]。

多巴胺能激动剂和拮抗剂

卡麦角林是一个有趣的多巴胺能激动剂，在 D2/3 受体和 5HT2 5HT1A 血清素活性受体。卡麦角林和其他麦角衍生物（溴隐亭，麦角腈，麦角乙脲和培高利特）能够降低研究动物的眼压[7]。5HT2 和卡麦角 - 多巴胺能激动剂的代谢路线可能通过增加葡萄膜巩膜外流介导的猴子的眼压降低[7]。

血管紧张素 AT1 受体拮抗剂

最近的证据表明，肾素 - 血管紧张素系统的激素成分参与眼压的调节。血管紧张素ⅡAT1 受体是一个能够结合血管紧张素Ⅱ受体亚型。AT1 受体定位在兔子和人类的眼组织中。药物似乎促进内源性前列腺素从而改进流出途径的形成和引起的外流增加，从而解释了眼压的影响[8]。局部 AT1 受体拮抗剂（沙坦类）降低高眼压的猴子眼压。其中一个拮抗剂奥美沙坦降低眼压，高眼压兔通过增加葡萄膜巩膜流出不影响水流量和流出[9, 10]。奥美沙坦也出现增加葡萄膜巩膜外流，降低眼压，但在猴、兔影响不大[11]。目前可用的 AT1 受体拮抗剂似乎不足以建立有效的临床应用。

细胞骨架药物

肌动蛋白细胞骨架和相关的细胞粘附蛋白是新的具有吸引力的治疗青光眼的方法[12, 13]。一般不直接使用治疗目标，通过传统流出途径（通过小梁网（TM）和巩膜静脉窦（SC））提高房水流出。这个途径可以占到房水外流的 50% 到 75%[13]。

在早期临床试验中，新的治疗方法目标是参与维持肌动蛋白相关细胞、细胞形态和细胞外基质的相互作用中的结构和酶[12, 13]。这些化合物的目的是通过影响流出途径的细胞和组织的收缩 / 舒张减少流出阻力。

肌动蛋白微丝系统的直接扰动（由细胞松弛素，latrunculins 等）[14, 15] 或小梁细胞的肌动球蛋白收缩（由肌球蛋白轻链激酶或 rho 激酶抑制剂或过表达钙调结合蛋白的）[16~19] 在猴子和 / 或人类 / 猴子器官灌注培养的前部分流出阻力显著降低。Morphologi-cal 研究表明，这些药物的共同作用是 TM，JCT 和 IW 细胞以及整体的 TM 中的松弛。细胞松弛导致“放松”组织配置可能是几何 / 生物关键事件，可能是水流出阻力的基本内源性控制机制，提供一些这方面的验证，作为阻力降低青光眼的治疗靶点[12, 13]。这类有问题的组织的角膜上皮或内皮由于通透性改变的影响发生结膜充血或出血[20, 21]。

剂量和给药方式的改进，可以帮助克服这些问题。新的基因转移的方法，将过表达的细胞骨架蛋白 - 放松如在 TM 钙调蛋白结合蛋白是生产的远期疗效有吸引力的交付选项。新的基因转移的方法，将过表达的细胞骨架蛋白 - 松弛蛋白如在 TM 中的钙调蛋白结合蛋白，是长期治疗效果的有吸引力的可选择方式[13]。

ROCK 抑制剂

Rho GTP 酶及其效应器，ROCK（Rho 相关卷曲螺旋形成激酶）参与信号调节肌动蛋白应力纤维形成，粘着，细胞形状的通路，细胞运动和平滑肌收缩。最近的调查显示明显的眼内压（IOP）降低 ROCK 抑制剂的影响[17]。降眼压效应是由于改进房水流畅，可能引起的肌动蛋白细胞骨架的重排和传统流出途径合成细胞放松由此产生的松弛[18,21]。临床试验显示，选择性 ROCK 抑制剂滴眼液降眼压对人类没有系统性不良影响[22]。选择性 ROCK 抑制剂滴眼后最常见的不良事件是短暂性的球结膜充血。由于潜在结膜出血的风险，ROCK 抑制剂已被证明[21]抑制瘢痕形成，提示青光眼动物模型滤过手术后可作为有效的抗疤痕药物[23]。总之，研究结果表明，ROCK 抑制剂可以有效治疗开角型青光眼和高眼压症。

内皮素

内皮素，是内皮细胞分泌的一种有效的血管收缩剂，对眼部的生理和病理有主要作用，其中包括青光眼。ET-1，ETA 和 ETB 受体，通过调节细胞内钙水平（增加）介导血管收缩[24]。ETB 受体作为血管收缩剂，当发现平滑肌血管表面的内皮细胞时，通过产生 NO 引起血管舒张[25]。血管内皮素的生物效应结果来自于 ETA 和 ETB 效应的平衡[26]。内皮素与许多不同的病理条件有关，包括青光眼。血管功能失调和眼血流量可能导致的视神经和视网膜神经节细胞缺血性损伤。内皮素在这些过程中的作用仍然受到各研究瞩目。ETA 和 ETB 受体在睫状体和小梁网有助于收缩和提高流出阻力[27,28]。而流出阻力的变化直接影响眼压。ET-1 参与了视网膜神经节细胞的丢失和与星形胶质细胞的增生、细胞外基质重塑和一氧化氮诱导的损伤。ET-1 促进顺行轴突运输的中断。ET-1 可能介导在视神经乳头水平上 ECM 的重塑，可能有助于减少胶原继续沉积，可减少房水流出和视神经渐进性损伤[29]。

几种 ET-1 受体拮抗剂已在动物和人体进行试验。一种 ETA 受体拮抗剂阿伏生（SPP301），能够显著降低青光眼猴的眼压[30]。在临床试验中，双 ETA/ETB 受体阻滞剂波生坦，能够显著增加视网膜、脉络膜和视神经乳头的血流，但对眼压无影响[31]。

磺胺异噁唑，一种非选择性的 ET-1 受体拮抗剂，降低 ET-1 诱导的 NO 的升高。此外，磺胺异噁唑降低 GABA 阳性神经元的数目的 41%，可用于衡量毒性。这方面的证据表明，ET-1 的阻断可能对视神经乳头的视网膜神经节细胞有保护作用[32]。

ET-1 存在和参与了大量的眼内活动通路，许多可能和青光眼的病理生理学直接相关。该ET-1 途径似乎有望成为比降低眼压更理想的青光眼治疗目标。

（刘旭阳 译）

参考文献

1. Nilsson SF, Drecoll E, Lütjen-Drecoll E, Toris CB, Krauss AH, Kharlamb A, Nieves A, Guerra T, Woodward DF. The prostanoid EP2 receptor agonist butaprost increases uveoscleral outflow in the cynomolgus monkey. Invest Ophthalmol Vis Sci 2006; 47: 4042-4049.
2. Woodward DF, Nilsson SF, Toris CB, Kharlamb AB, Nieves AL, Krauss AH. Prostanoid EP4 receptor stimulation produces ocular hypotension by a mechanism that does not appear to involve uveoscleral outflow. Invest Ophthalmol Vis Sci 2009; 50: 3320-3328.
3. Toris CB, Gabelt BT, Kaufman PL. Update on the mechanism of action of topical prostaglandins for intraocular pressure reduction. Surv Ophthalmol 2008; 53 (Suppl1): S107-120.
4. Saeki T, Ota T, Aihara M, Araie M. Effects of prostanoid EP agonists on mouse intraocular pressure. Invest Ophthalmol Vis Sci 2009; 50: 2201-2208.
5. May JA, McLaughlin MA, Sharif NA, Hellberg MR, Dean TR. Evaluation of the ocular hypotensive response of serotonin 5-HT1A and 5-HT2 receptor ligands in conscious ocular hypertensive cynomolgus monkeys. J Pharmacol Exp Ther 2003; 306: 301-309.
6. Gabelt BT, Okka M, Dean TR, Kaufman PL. Aqueous humor dynamics in monkeys after topical R-DOI. Invest Ophthalmol Vis Sci 2005; 46: 4691-4696.
7. Sharif NA, McLaughlin MA, Kelly CR, Katoli P, Drace C, Husain S, Crosson C, Toris C, Zhan GL, Camras C. Cabergoline: Pharmacology, ocular hypotensive studies in multiple species, and aqueous humor dynamic modulation in the Cynomolgus monkey eyes. Exp Eye Res 2009; 88: 386-397.
8. Lotti V.J and Pawlowski N. Prostaglandins mediate the ocular hypotensive action of the angiotensin converting enzyme inhibitor MK-422 (enalaprilat) in African green monkeys. J Ocul Pharmacol 1990; 6: 1-7.
9. Inoue T, Yokoyoma T, Mori Y, Sasaki Y, Hosokawa T, Yanagisawa H, Koike H. The effect of topical CS-088, an angiotensin AT1 receptor antagonist, on intraocular pressure and aqueous humor dynamics in rabbits. Curr Eye Res 2001; 23: 133-138.
10. Inoue T, Yokoyoma T, Koike H. The effect of angiotensin II on uveoscleral outflow in rabbits. Curr Eye Res 2001; 23: 139-143.
11. Wang RF, Podos SM, Mittag TW, Yokoyoma T. Effect of CS-088, an angiotensin AT1 receptor antagonist, on intraocular pressure in glaucomatous monkey eyes. Exp Eye Res 2005; 80: 629-632.
12. Tian B, Gabelt BT, Geiger B, Kaufman PL. The role of the actomyosin system in regulating trabecular fluid outflow. Exp Eye Res 2009; 88: 713-717.
13. Kaufman PL. Enhancing trabecular outflow by disrupting the actin cytoskeleton, increasing uveoscleral outflow with prostaglandins, and understanding the pathophysiology of presbyopia interrogating Mother Nature: asking why, asking how, recognizing the signs, following the trail. Exp Eye Res 2008; 86: 3-17.
14. Tian B, Gabelt BT, Geiger B, Kaufman PL. Combined effects of H-7 and cytochalasin B on outflow facility in monkeys. Exp Eye Res 1999; 68: 649-655.
15. Peterson JA, Tian B, McLaren JW, Hubbard WC, Geiger B, Kaufman PL. Latrunculins' effects on intraocular pressure, aqueous humor flow, and corneal endothelium. Invest Ophthalmol Vis Sci 2000; 41: 1749-1758.
16. Honjo M, Inatani M, Kido N, Sawamura T, Yue BY, Honda Y, Tanihara H. A myosin light

chain kinase inhibitor, ML-9, lowers the intraocular pressure in rabbit eyes. Exp Eye Res 2002; 75: 135-142.
17. Honjo M, Tanihara H, Inatani M, Kido N, Sawamura T, Yue BY, Narumiya S, Honda Y. Effects of rho-associated protein kinase inhibitor Y-27632 on intraocular pressure and outflow facility. Invest Ophthalmol Vis Sci 2001; 42: 137-144.
18. Rao PV, Deng PF, Kumar J, Epstein DL. Modulation of aqueous humor outflow facility by the Rho kinase-specific inhibitor Y-27632. Invest Ophthalmol Vis Sci 2001; 42: 1029-1037. (Erratum in: Invest Ophthalmol Vis Sci 2001; 42: 1690.)
19. Gabelt BT, Hu Y, Vittitow JL, Rasmussen CR, Grosheva I, Bershadsky AD, Geiger B, Borrás T, Kaufman PL. Caldesmon transgene expression disrupts focal adhesions in HTM cells and increases outflow facility in organ-cultured human and monkey anterior segments. Exp Eye Res 2006; 82: 935-944.
20. Sabanay I, Tian B, Gabelt BT, Geiger B, Kaufman PL. Latrunculin B effects on trabecular meshwork and corneal endothelial morphology in monkeys. Exp Eye Res 2006; 82: 236-246.
21. Tokushige H, Inatani M, Nemoto S, Sakaki H, Katayama K, Uehata M, Tanihara H. Effects of topical administration of y-39983, a selective rho-associated protein kinase inhibitor, on ocular tissues in rabbits and monkeys. Invest Ophthalmol Vis Sci 2007; 48: 3216-3222.
22. Tanihara H, Inatani M, Honjo M, Tokushige H, Azuma J, Araie M. Intraocular pressure-lowering effects and safety of topical administration of a selective ROCK inhibitor, SNJ-1656, in healthy volunteers. Arch Ophthalmol 2008; 126: 309-315.
23. Honjo M, Tanihara H, Kameda T, Kawaji T, Yoshimura N, Araie M. Potential role of Rho-associated protein kinase inhibitor Y-27632 in glaucoma filtration surgery. Invest Ophthalmol Vis Sci 2007; 48: 5549-5557.
24. Arai H, Hori S, Aramori I, Ohkubo H, Nakanishi S. Cloning and expression of a cDNA encoding an endothelin receptor. Nature 1990; 348: 730-732.
25. Suzuki S, Kajikuri J, Suzuki A, Itoh T. Effects of endothelin in the porcine coronary artery. Circ Res 1991; 69: 1361-1368.
26. Shah R. Endothelin in health and disease. European J Int Med 2007; 18: 272-282.
27. Bausher LP. Endothelins inhibit cyclic AMP production in rabbit and human cilliary processes. J Ocul Pharmacol Ther 1995; 11: 135-143.
28. Cellini M, Versura P, Trere D, Campos EC. Effects of endothelin-1 on human trabecular meshwork cell contraction. Ophthalmic Res 2005; 37: 43-49.
29. Rao VR, Krishnamoorthy RR, Yorio T. Endothelin-1 mediated regulation of extracellular matrix collagens in cells of human lamina cribrosa. Exp Eye Res 2008; 86: 886-894.
30. Podos SM, Wang RF, Serle JB, Baltatu OC. Effect of SPP 301, an endothelin antagonist, on intraocular pressure in glaucomatous monkey eyes. Invest Ophthalmol Vis Sci 2009; 50: E-Abstract 1476.
31. Resch H, Karl K, Weigert G, Wolzt M, Hommer A, Schmetterer L, Garhöfer G.Effect of dual endothelin receptor blockade on ocular blood flow in patients with glaucoma and healthy subjects. Invest Ophthalmol Vis Sci 2009; 50: 358-363.
32. Syed H, Safa R, Chidlow G, Osborne NN. Sulfisoxazole, an endothelin receptor antagonist, protects retinal neurones from insults of ischemia/reperfusion of lipopolysaccharide. Neurochem Int 2006; 48: 708-717.

Ⅷ. 局部眼科用药中的防腐剂

Malik Y. Kahook

目前，许多各种各样的防腐剂运用于多数滴眼液中。BAK 是当前运用于最为广泛的，而其他的防腐剂在美国及国外逐渐引进并逐渐流行。选择多种防腐剂的最初目的是为了有效的保护滴眼液，同时尽可能减少防腐剂如 BAK 对眼表造成的损害。最新进展是通过使用固有的抗菌方法（表面涂层和瓶装单向阀门）或单位剂量，使β- 受体阻滞剂噻吗洛尔以及前列腺素不需要使用防腐剂。

历史回顾

BAK 是一种季铵化合物的清洁剂，具有广泛的抗菌活性。作为杀菌剂最初为人们所知是 20 世纪 10 年代，20 世纪 40 年代广泛运用。20 世纪 40 年代，BAK 首次运用于眼科是用来保存硬性角膜接触镜，在眼科制剂中常用的浓度为 0.004%～0.02%。

BAK 作为防腐剂的优点

1. 防止微生物污染的功效显著；

2. 破坏角膜上皮的细胞 - 细胞连接，从而有助于药物更好地进入前房；

3. 众所周知的生产程序。

BAK 作为防腐剂的缺点

1. 通过破坏细菌的细胞膜诱导细胞坏死（浓度为 0.05%～0.1%）以及细胞凋亡（浓度为 0.01%）；

2. 防腐剂的影响是累积的，并且伴随浓度的增加及频繁的使用后果更为严重；

3. BAK 通过破坏眼表的细胞 - 细胞连接，影响角膜基质细胞以及基质的神经末梢；

4. 高浓度的 BAK 通过破坏泪膜的脂质层导致泪膜破裂时间减少，从而引起泪膜的不稳定。

5. 可能引起过敏。

BAK 虽然是目前眼科药物主要使用的防腐剂，但是过去以及现在仍然在研究可以替代的药物。

防腐剂的分类

1. 清洁型防腐剂：此种化合物主要是通过破坏细胞膜的脂质成分，引起微生物细胞壁的不稳定，使其中的内容物释放出，从而导致细菌细胞的死亡。

2. 氧化型防腐剂：此类防腐剂通过穿透细胞膜，改变 DNA、蛋白质及脂质成分，导致代谢障碍，引起细胞死亡。与清洁型防腐剂相比，氧化型防腐剂对人眼上皮细胞的毒性更低。虽然氧化型防腐剂的毒性比 BAK 小，但是临床前动物研究和体外测试表明，慢性治疗仍然可能导致细胞损伤。

3. 离子缓冲型防腐剂：此类防腐剂近期运用于局部药物。如 sofZia（爱尔康)，由硼酸、锌、山梨醇以及丙二醇联合制成，此类防腐剂在某些特定的国家以及欧洲限制使用。但是此类防腐剂已经被证明使用于复合制剂中对人类上皮细胞的危害比清洁型防腐剂小。在体外及体内研究中显示：在抗青光眼药物中，缓冲型防腐剂比 BAK 对角膜及结膜上皮细胞的毒性低。需要注意的是，与 BAK 相比的各种差异并没有在前瞻性人类临床研究中显示。

特殊类型防腐剂

十六烷基氯：是一种在人工泪液制剂中发现的清洁型防腐剂，如 Civigel(视康眼科)，它已经被证明会引起角膜缘以及结膜基质和上皮细胞的角质化和炎性浸润。

三氯叔丁醇：是一种清洁型防腐剂，以前用于人工泪液，它已经被证明会引起角膜炎和刺激眼表。此类防腐剂会导致人角膜上皮细胞的有丝分裂数量下降和破坏细胞完整性。它在人工泪液使用的优点是：不影响泪膜脂质成分的稳定性。此类防腐剂在室温下保存时间过长不稳定，导致其在眼部治疗中的使用被限制。

依地酸(EDTA)：是一种运用于眼部滴眼液中的螯合剂，具有结合金属的能力。例如，它已被用于治疗除去带状角膜病的角膜浅层钙化斑块。EDTA 由于其螯合能力具有防腐效果，并且已经显示能够灭活重金属，有助于溶液的保存。过去使用 EDTA 的滴眼液包括安贺拉和贝他根。

聚季铵盐 -1：是一种与 BAK 相关的清洁型防腐剂，最初运用于隐形眼镜护理液中。此防腐剂的优势是并不会逐渐集中在隐形眼镜上(BAK 会逐渐累积于隐形眼镜上)。虽然传统分类上属于清洁型，但是此类防腐剂与 BAK 相比具有独特的性质，细菌细胞吸引它，然而人类角膜上皮细胞倾向于排斥它。包含聚季铵盐 -1 的滴眼液包括爱尔康的 Tears Nature Ⅱ和 Opti-Free 多用消毒液。与此类防腐剂相关的主要报告的损害是：有减少结膜杯状细胞密度的倾向，可能导致改变泪膜的稳定性。

六亚甲基双胍(PHMB)：此类防腐剂已经用于隐形眼镜护理液中，如 ReNu(博士伦)，它能够抗菌、抗棘阿米巴，已经证明此类防腐剂对人类角膜细胞无刺激，但被较差的抗真菌活性所限制。PHMB 通过整合到细菌细胞壁和改变转录细菌 DNA 致细菌死亡。

稳定的氯氧化合物(SOC/Purite)：SOC 为氧化型防腐型，商品名为 Purite(艾尔建，USA)。亚氯酸钠为主要的衍生物，20 世纪 40 年代运用于水净化系统。目前此种化合物使用于许多滴眼液中，包括阿法根 -P(艾尔建)以及人工泪液。已经证明眼表对于 SOC 具有较好的耐受性，即使在较低的浓度对真菌及细菌都具有较广泛的抗菌性。它是一种由二氧化氯、亚氯酸盐、氯酸盐构成的混合物。当暴露于光中，SOC分解成水、氧、钠和氯自由基。氯自由基通过细胞内谷胱甘肽氧化抑制微生物的蛋白质合成，导致细胞死亡。

高硼酸钠（GenAqua）：是一种运用于润滑剂如Genteal滴眼液（诺华，美国）中的氧化型防腐剂。它是早期氧化型防腐剂的一种，通过氧化细胞膜和改变膜结合酶抑制酶的活性，从而改变蛋白质合成。高硼酸钠在水中被催化成过氧化氢、水、氧气。过氧化氢可以有效杀灭微生物。

SofZia：是一种在曲伏前列素中发现的离子缓冲型防腐剂。SofZia在正常人类泪膜中接触到阳离子失活。与常规的防腐剂相比，理论上此化合物在眼表的毒性更小。体内和体外研究表明，曲伏前列素与SofZia对眼组织及泪膜的损害小，但是没有前瞻性随机试验证明。

人类数据

Sherwood从接受急诊手术小梁切除术两组患者的结膜及球筋膜活检中发现变化。第一组不曾使用任何药物，一组至少使用两种抗青光眼药物在术前1年以上（平均7.7年）。使用药物组中巨噬细胞、淋巴细胞、肥大细胞和成纤维细胞的数目显著增加，上皮杯状细胞显著减少。研究人员的结论是长期局部治疗导致这些变化，并且对未来的手术效果产生影响。本研究中的防腐剂的活性成分和作用效果没有明确的区分。

Broadway报道了长期多种局部治疗对细胞膜的影响，患者长期使用多种滴眼液，杯状细胞数量显著下降。Bauldouin等研究行小梁切除术61例患者的结膜和小梁网。这些患者分3组，分别为使用两种或以上药物至少1年、使用β-受体阻滞剂1年、未使用局部滴眼液直接接受手术治疗。通过对活检组织中的炎性细胞浸润和成纤维细胞的评估得出：与使用单一药物和接受初始手术治疗的患者相比，使用多种抗青光眼药物患者的异常细胞浸润更明显。结论是防腐剂使药物保存完好，但是同样引起炎症改变。

Malvitte根据泪液中的细胞因子水平，研究长期使用抗青光眼药物中防腐剂的炎症反应。研究发现长期使用抗青光眼药物患者的促炎性细胞因子（IL1-b，IL-6，IL-12，肿瘤坏死因子）比正常对照组高。结论是使用抗青光眼药物后结膜细胞分泌的促炎症因子增加，且BAK起主要的作用。然而值得注意的是：泪液中细胞因子浓度与每天滴眼次数没有显著相关，且与活性成分及防腐剂不相关。

结论

通过体外实验，虽然防腐剂可以有效地防止多种瓶装滴眼液被污染，但同时对眼表产生各种影响。体内数据仍然缺乏。很少有临床报道青光眼药物中清洁型防腐剂的数量与眼表疾病的具体指标相关。因此，在探索眼用制剂中的防腐剂时，能够使其抗微生物效果和维持眼部安全达到平衡才是理想状态。此外，对于临床医生，尽量减少使用清洁型防腐剂和在发现长期局部使用抗青光眼药物导致的眼表疾病和其他眼科疾病后尽早积极治疗是非常重要的。未来新的标准可能允许药物和防腐剂之间更精确的比例和更多相关的临床观察。此外，不含防腐剂的制剂在不损害眼表健康的情况下可以有效地降眼压。

（刘旭阳 译）

参考文献

1. Pisella PJ, Fillacier K, Elena PP, Debbasch C, Baudouin C. Comparison of the effects of preserved and unpreserved formulations of timolol on the ocular surface of albino rabbits. Ophthalmic Res 2000; 32: 3-8.
2. Food and Drug Administration. Guidance for Industry - Container and Closure System Integrity Testing in Lieu of Sterility Testing as a Component of the Stability Protocol for Sterile Products. Rockville, MD.
3. Baudouin C, Pisella PJ, Fillacier K, Goldschild M, Becquet F, De Saint Jean M, Béchetoille A. Ocular surface inflammatory changes induced by topical antiglaucoma drugs: human and animal studies. Ophthalmology 1999; 106: 556-563.
4. Domagk G. Eine neue Klasse von Desinfectionsmitteln. Deutsche Medizin Wissenschafter 1935; 61: 829-832.
5. Grant, W.M. Toxicology of the Eye. 3rd ed. Springfield, IL: Charles C. Thomas 1986.
6. De Saint Jean M, Brignole F, Bringuier A, Bauchet A, Feldmann G. Effects of benzalkonium chloride on growth and survival of chang conjunctival cells. Invest Ophthalmol Vis Sci 1999; 40: 619-630.
7. De Saint Jean M, Debbasch C, Brignole F, Rat P, Warnet JM. Toxicity of preserved and unpreserved antiglaucoma topical drugs in an in vitro model of conjunctival cells. Curr Eye Res 2000; 20: 85-94.
8. Burnstein, NL, Klyce SD. Electrophysiologic and morphologic effects of ophthalmic preparations on rabbit cornea epithelium. Invest Ophthalmol Vis Sci 1977; 6: 899-911.
9. Purite. 1-3 Bio-Cide International Inc. Norman, OK 1998.
10. Noecker RJ Herrygers LA, and Anwaruddin, R. Corneal and Conjunctival Changes Caused by Commonly Used Glaucoma Medications. Cornea 2004; 23: 490-496.
11. Kahook MY. Travoprost Z ophthalmic solution: clinical safety and efficacy. Expert Rev Ophthalmol 2007; 2: 363-368.
12. Kahook MY and Noecker RJ. Comparison of Corneal and Conjunctival Changes After Dosing of Travoprost Preserved With sofZia, Latanoprost With 0.02% Benzalkonium Chloride, and Preservative-free Artificial Tears. Cornea 2008; 27: 339-343.
13. Horsley MB, Kahook MY. Effects of prostaglandin analog therapy on the ocular surface of glaucoma patients. Clin Ophthalmol 2009; 3: 291-295.
14. Freeman DP, Kahook MY. Preservatives in Topical Ophthalmic Medications: Historical and Clinical Perspectives. Expert Rev Ophthalmol 2009; 4: 59-64.
15. Sherwood MB, Grierson I, Millar L, Hitchings RA.Long-term morphologic effects of antiglaucoma drugs on the conjunctiva and Tenon's capsule in glaucomatous patients. Ophthalmology 1989; 96: 327-335.
16. Broadway DC, Grierson I, O'Brien C, Hitchings RA. Adverse effects of topical antiglaucoma medication. I. The conjunctival cell profile. Arch Ophthalmol 1994; 112: 1437-1445.
17. Baudouin C, Pisella PJ, Fillacier K, et al. Ocular surface inflammatory changes induced by

topical antiglaucoma drugs: human and animal studies. Ophthalmology 1999; 106: 556-563.
18. Malvitte L, Montange T, Vejux A, et al. Measurement of inflammatory cytokines by multicytokine assay in tears of patients with glaucoma topically treated with chronic drugs. Br J Ophthalmol 2007; 91: 29-32.
19. Leung EW, Medeiros FA, Weinreb RN. Prevalence of ocular surface disease in glaucoma patients. J Glaucoma 2008; 17: 350-355.

Ⅸ. 运用基因药物学提高开角型青光眼治疗效果

Stephen G. Schwartz, TomomiHigashide, Sayoko E. Moroi

摘要

当前，基因药物学是一门发展的医学学科。对于眼科来说，一些最早基于候选基因的调查与开角型青光眼相关。治疗开角型青光眼有两种重要的药物，分别为β肾上腺受体拮抗剂和前列腺素类似物。一个小型临床试验已证实，患者对倍他洛尔的临床反应与其β1肾上腺能受体相关基因的多态性相关。第二个小型临床试验提出患者对拉坦噻吗洛尔的临床反应的不同与前列腺素F2α受体的多态性相关。一个基于玻璃体腔注射曲安奈德后眼压升高的小型研究并未发现糖皮质激素受体基因具有多态性。

现在我们还缺乏可以预测特定抗青光眼药物眼压治疗反应以及副反应的标记物，例如激素性青光眼。运用药物基因组学的方法我们可以了解患者间对于特定青光眼治疗的治疗效果的差异，引领基于基因差异的目标性抗青光眼治疗方法。这种有针对性的治疗可以减少非应答者，提高治疗效果。此外，青光眼基因药物学研究会带来新的治疗方法的发展。

引言

基于上述随机临床试验的结果，降低眼内压缓解开角型青光眼的病程进展已被验证。在这五大类的药物中，前列腺素类似物和β受体阻滞剂较α肾上腺能激动剂及碳酸酐酶抑制剂使用更多，最少使用的药物是胆碱类药物。最佳治疗方案应为，最大程度降低眼内压，同时副作用最少，并且患者负担得起。然而，现存的一个临床的挑战是，其中一些患者为“非应答者”[1]。从一个三期临床试验的次级资料发现，使用的0.5%噻吗洛尔一天两次及使用0.0005%拉坦前列素每日一次的患者中，前者有28%的非应答者，后者有18%的非应答者[2]。我们无法预测谁是非应答者，同时也不能预测患者的降眼压效果是否接近目标眼压值。

有趣的是，在一项临床试验中，局部β受体阻滞剂被认为存在基于药物设计、随机等因素的 10% 的无应答率[3]。这个反应率变化的机制在很大程度上仍是未知的。已知药物的有效率可能会因为使用群体人种的不同而发生变化。例如，曲伏前列素较噻吗洛尔对非裔更为有效[4]。但是，在高眼压治疗（OHTS）的研究中并未发现非裔及白人使用非选择性 β 阻滞剂或者前列腺素类似物药物眼压治疗反应差异具有显著统计学意义[5]。

因此，青光眼药物治疗从一开始就是一个“试错”的过程。临床医师需要对处方药的降眼压效果进行评估，如果药效没有达到预期水平，就必须考虑换药或者加药。然而，评估眼压反应并不容易。许多因素可以导致眼压的波动，错误的测量眼压的方法以及抗青光眼术后的并发症都会影响术后眼压的真实性。并且，眼压治疗反应会随着时间而发生变化[6]。提倡对单眼进行降眼压药物治疗，另一眼作为对照剔除眼压波动的影响来评估眼压的药物反应[7]。但是，基于临床较少出现单眼用药的情况，一些病例报道对“单眼实验”所涉及的不对称眼压波动有所质疑，特别是青光眼患者[8, 9]。此外，单眼实验不适用于对对侧眼产生影响的药物，例如 β 受体阻滞剂。因此，测量治疗前后几个时间点的眼压对评估真实眼内压十分必要，这需要患者及医师付出相当多的时间和努力。

如果基因药物学可以帮助我们准确的预测眼内压的治疗反应，临床医师可以避免使用疗效不理想的药物，同时我们也不必担心患者是否是“非应答者”。对于每个患者的处方用药会基于其基因所决定的“有效药物”[10, 11]。此时，已公布的基因药物学报告已展开基于筛选候选基因的方法对 β 肾上腺能阻滞剂和前列腺素类似物药物进行研究。另外，玻璃体腔注射曲安奈德（IVTA）所涉及的类固醇响应也得到了初步研究。

β 肾上腺能阻滞剂

β 肾上腺能阻滞剂包括几种非选择性药物（β1 受体阻滞剂和 β2 受体阻滞剂），如马来酸噻吗洛尔及一种选择性 β1 受体阻滞剂，盐酸倍他洛尔。在美国，非选择性药物被广泛使用，首先是因为它的有效性[1]。尽管没有在近期的实验中得到重复验证[5]，一项实验发现的非裔美国人使用非选择性 β 肾上腺能阻滞剂的药效会降低[12, 13]。与此同时，非选择性选择性与非选择性 β 肾上腺能阻滞剂的药效差异从未被完全的解释清楚，并且，β1 受体拮抗剂的研发受到了影响。长期观察发现，患者间对眼局部使用倍他洛尔药效的不同反应与长期口服使用 β1 受体阻滞剂治疗高血压有类似之处[14]。

β 肾上腺能受体（β-AR）是一种表面受体，属于鸟嘌呤核苷酸结合调节蛋白（G 蛋白偶联受体）超家族[15]。有三种 β-AR，分别为 β1-AR、β2-AR 和 β3-AR。他们分别由位于 110q24-26、5q31-32 和 8p12-p11 上的 2ADRB1、ADRB2 及 ADRB3 基因编码[16]。在这几种 β-AR 中，β1-AR 和 β2-AR 与房水动力学相关。有趣的是，β1-AR 基因包含两个充分特征的单核苷酸多态性（SNPs）[17]，β2-AR 基因有四个[18]。这些 SNPs 中有些是有意义的，因为它们改变的氨基酸具有改变的蛋白功能的潜质。

β 肾上腺能受体

在 14% 高加索人及非裔美国人中，145 位核苷酸上的 A 被 G 所替代，导致丝氨酸变为甘氨酸，使位于细胞外氨基酸末端的 49 号密码子发生交换。基量及激动剂促进的腺苷酸环化酶活化[19]。有 14% 的高加索人群和非裔美国人的次要等位基因甘氨酸 145 发生以上改变[20]。

在 1165 位核苷酸上，C 变为 G，导致精氨酸变为甘氨酸，使 389 密码子被替代，使得该分子内靠近羟基末端的地方与 G 蛋白结合。精氨酸 389（Arg389）上的变异变现为环化酶的活性增强[21, 22]。Arg389 的次等位基因，在非裔美国人群中发生率较高加索人群多（42% VS. 27%）[20]。这种差异可能具有临床学意义，在非裔美国人中开角型青光眼的发病率较高[23]。

最早在 2005 年 β1-AR 被展示与眼科药物相关[24]。在一项前瞻非随机临床试验中，48 名正常志愿者中连续六周使用倍他洛尔。Arg389 纯合基因者表现明显较高眼压基线，并且对倍他洛尔的治疗具有明显的反应。采用多变量线性回归分析发现，即使在调整基线后，Arg389 纯合子基因型独立地表现出较高的眼压基线和更大的治疗反应。

研究没有发现 49 号密码子多态性具有统计学意义。需要注意的是，这些结论是从正常人群中得到的，可能不会适用于开角型青光眼及高眼压患者。同样，研究结果也不一定适用于非选择性 β 肾上腺能阻滞剂，如噻吗洛尔的患者。然而，这个研究第一次展现了基因药物组学与临床疗效之间的关系。

在一项由 19 名青光眼患者与 18 名健康志愿者参与的一项噻吗洛尔前瞻性研究中，丝氨酸 49（Ser49）纯合子基因型受试者较甘氨酸 49（Gly49）携带者表现出心率降低，高收缩脉压及高舒张脉压[25]。

β2 肾上腺能阻滞剂

在对应区域的主顺反子在 47 位核苷酸上一个调控 19 个氨基酸的多肽中发生 T 与 C 的交换，导致半胱氨酸变为精氨酸，使得 19 密码子被替换[26]。半胱氨酸 19 的变异导致周围的受体密度增加[27]。核苷酸 46 上，G 与 A 交换导致甘氨酸变为精氨酸。使得 16 密码子被替换。该甘氨酸 16 变异相关导致的激动剂的上调导致的 β2-AR 的下调[28]。氨基酸 79，C 变为 G 导致 27 号密码子上的谷氨酰胺变为谷氨酸，而前者与 β2-AR 的下调相关[29]。氨基酸 491，C 变为 T，导致 164 号密码子上的苏氨酸变为异亮氨酸，前者为配体结合域，与减少 Gs 蛋白与下游低腺苷酸环化酶耦合的活性相关[28]。

在一项对 89 名健康志愿者的前瞻性研究中发现，噻吗洛尔的疗效与 Arg16/Gln27，Gly16/Gln27 及 Gly16/Glu27 变异无关[30]。

在一项大型的针对开角型青光眼的基础病例对照研究中，对比白人及非裔美国人先祖，没有发现在研究组和对照组之间有 ADRB2 等位基因和单倍型上的差异。发现之前基于元祖基因频率差异的存在，以及基于 ADRB2 单倍体基因上的元祖差异的。因此，ARDB2 基因不是青光眼的易感位点，我们可以研究刺激基因在调节眼内压中角色以及对局部 β 阻滞剂的反应[31]。

前列腺素类似物

与 β 肾上腺能阻滞剂类似，前列腺素类似物也表现出一定变化率的非应答者。例如一项小型、回顾性研究报告，拉坦噻吗洛尔对 25% 的患者疗效不佳[32]。拉坦噻吗洛尔对前列腺素 F2α（FP）受体具有高度选择性的激动剂[33]。FP 受体基因位于染色体 1 号长臂的 31.1 位，属于 G 蛋白偶联受体家族[34, 35]。

在 2007 年有研究第一次显示 FP 受体与基因药物学之间的关系[36]。在一项前瞻非随机临床试验中，100 名正常志愿者使用拉坦前列素治疗一周。作者研究 10 个基因多态性，其中两个为新发现。多态性位点 rs3753380 和 rs3766355 与拉坦前列素治疗效果放大之间的关系具有统计学意义。启动子分析表明，rs3766355 上的 C 等位基因与 rs3753380 上的 T 等位基因与降低 FP 受体的转录活性相关，与 SNPs 基因型对拉坦前列素的降眼压治疗反应差异的事实不谋而合。

FP 受体通过一系列通路来调节眼内压，包括各种蛋白，如前列腺素转运体（PGT），脂肪酸酰胺水解酶（FAAH）等负责活化前列腺素前体药物[37]。前列腺素 F2α 受体调节蛋白（FPRN）和 MMPs[39~41] 在一项预实验中，之前提出的降眼压效果与基因多态性的关系得到了验证：T396A 在 PGT[42]，P129T 在 FAAH[43]，T277S，N576K 和 I837V 在 FPRN［NCB 数据库］，INSG-1670 在 MMP-1[44]，C-1306T 在 MMP-2 中[45]，MMP-3 上 -1171 中 A 的缺失[46]，MMP-9 上 C-1562T[47] 以及 CA 重复序列（−131～−90）。然而，并没有发现这些 SNPs 基因型与前列腺素类似物对眼压调控反应之间存在联系。仍然可能在这些基因中发现与拉坦前列腺素降眼压相关的新的 SNPs[36]。

激素性青光眼

当患者暴露于皮质类固醇时，其中一部分患者会发展眼压增高及继发性开角型青光眼[49]。这种类固醇反应的病因从未被充分解释，尽管遗传学因素早已被考虑[50, 51]。

玻璃体腔注射曲安奈德（IVTA）在治疗各类视网膜疾病中相当普及，包括渗出性老年黄斑病变[52]，糖尿病相关黄斑水肿[53]，视网膜静脉阻塞[54]及其他。在临床上，约有40%使用曲安奈德的患者发现眼压增高[55]。

在暴露于地塞米松的培养小梁网组织中戏剧性的发现有myocillin基因（MYOC）的表达上调，这显示MYCO基因可能作为小梁的可诱导糖皮质激素反应（TIGR）基因。MYOC基因上的变异可以导致青少年发病的开角型青光眼及一定比例的开角型青光眼[56]。MYOC突变与类固醇诱导的眼压升高之间没有显著的统计学意义[57]。最近一项在尸眼上的噻吗洛尔实验发现，在三例病例中有一人表现出MYOC基因RNA的下调。使用噻吗洛尔并不使由地塞米松诱导升高表达的MYOC基因表达改变[58]。

糖皮质激素受体存在于小梁网细胞表面上，可能与调节细胞内的激素外流的机制相关[59]。在GR基因上有六个广为人知的多态性基因，使之成为候选基因分析中的合理的基因[60~64]。然而，在一项试点研究中，比较IVTA后眼压波动与GR基因多态性的关系时并未存在显著统计学意义[65][Gerzenstein，S.M. 等. 2008]。

未来方向

尽管眼科药物学在近期有发展，抗青光眼药物的基因药物学仍有方方面面需要阐明。例如，据我们所知，在药物基因组学对其他的药物的考量中还没有同行审查的相关数据，这些治疗青光眼的药物包括，碳酸酐酶抑制剂、α1激动剂以及胆碱能制剂。

以上所描述的系统中，仍存在许多有待进一步研究的额外候选基因及相关旁路。运用新的分子生物学方法，全基因组策略将会考虑到逻辑候选基因，但是提供与房水循环相关的旁路信息。11β肾上腺能受体以及前列腺素类似物$F_{2\alpha}$受体旁路都使用第二信使系统，通过初级效应物、第二信使以及第二效应物与G蛋白发生联系。未来的研究可以对这些旁路的合理的调节因子做进一步分析。可见表1汇总内容。例如，在β-AR旁路，GNAS1基因编码G蛋白，并在编码α亚基的区域包含一个静默多态位点。在与系统β阻滞剂反应相关的393位点，T被C替换[66]。

另外，噻吗洛尔由P450细胞色素CYP2D6酶代谢；CYP2D6基因包含与药物应答性变化的相关多态性[25]。CYP2D6表型可根据CYP2D6的活性水平来分类；不良、好、中等以及超快代谢类型。不良代谢类型由于潜在的高血浆药物水平而副反应较大。以噻吗洛尔为例，健康受试者在使用眼局部噻吗洛尔后进行最大运动耐力试验后可观察到心率的增加受到了抑制[25, 67]。最近一项研究发现，CYP2D6基因上的SNPArg296Cys与开角型青光眼患者使用噻吗洛尔相关的心动过缓密切相关[68]。然而，在以上实验中，CYP2D6的SNPs基因型对噻吗洛尔降眼压的效果反应仍然不确定。CYP2D6 的 SNPs 基因型可能对甄别有副反应的不良代谢类型有所帮助。

结论

基因组学所面临的挑战是，无论在药物目标基因、药物代谢酶以及致病基因所带来的生物、物理因素影响下，我们是否可以预测疾病风险、疾病进程以及治疗结果。运用候选基因策略，前期基因药物学发现 β1-AR 受体以及前列腺素类似物 $F_{2\alpha}$ 受体的多态性会影响青光眼的治疗反应，特别是倍他洛尔以及拉坦前列素。以上结果需要在高眼压症患者及开角型青光眼患者中得到验证。相反的是，现在还没有激素性青光眼的基因药物学方面的证据。然而，新的分子生物学策略可能会发现激素性青光眼的基因药物学上的联系，进而引领未来激素性青光眼的分子目标治疗方法的发展及对激素性青光眼的认识。

确定"不良眼压反应者"的基因标记物可以锁定那些需要更合适治疗方法（如手术）的患者，制定更加有效的降低眼内压方案，以减缓视神经损害以及视野缺损的进程。这些基因标记物需要在患者群体中分层试验以预测效果，然后在独立队列中进行验证。运用经济学成本效益分析来分析健康收益、长期成本节约，提高治疗效果，从而降低死亡率。基因检测的覆盖面由国家社保部门及个体支付方对技术的支持所决定[69, 70]。未来运用前景会降低随访更换治疗方案的花费，从而提高治疗效果。

表 1 未来相关研究的候选基因

路径	β 肾上腺能受体	前列腺素类似物 $F_{2\alpha}$
传感器	Gs 蛋白	Gq 蛋白
初级效应物	腺苷酸环化酶	磷脂酶 C
二级效应物	蛋白激酶 A	蛋白激酶 C

（刘旭阳 译）

参考文献

1. Allen RC, Hertzmark E, Walker AM, Epstein DL. A double-masked comparison of betaxolol vs timolol in the treatment of open-angle glaucoma. Am J Ophthalmol 1986; 101: 535-541.
2. Camras CB, Hedman K. US Latanoprost Study Group. Rate of response to latanoprost or timolol in patients with ocular hypertension or glaucoma. J Glaucoma 2003; 12: 466-469.
3. Kass MA, Gordon MO, Hoff MR, Parkinson JM, Kolker AE, Hart WM Jr. Topical timolol administration reduces the incidence of glaucomatous damage in ocular hypertensive individuals. A randomized, double-masked, long-term clinical trial. Arch Ophthalmol 1989; 107: 1590-1598.

4. Netland PA, Robertson SM, Sullivan EK, Silver L, Bergamini MV, Krueger S, Weiner AL, Davis AA, Travoprost Study Groups. Response to travoprost in black and nonblack patients with open-angle glaucoma or ocular hypertension. Adv Ther 2003; 20: 149-163.
5. Mansberger SL, Hughes BA, Gordon MO, Spaner SD, Beiser SD, Beiser JA, Cioffi GA. Comparison of initial intraocular pressure response with topical beta-adrenergic antagonists and prostaglandin analogues in African American and white individuals in the Ocular Hypertension Treatment Study. Arch Ophthalmol 2207; 125: 454-459.
6. Takahashi M, Higashide T, Sakurai M, Sugiyama K. Discrepancy of the intraocular pressure response between fellow eyes in one-eye trials versus bilateral treatment: verification with normal subjects. J Glaucoma 2008; 17: 169-174.
7. Shields MB. Principles of Medical Therapy for Glaucoma. Textbook of Glaucoma. 4th ed. Baltimore: Williams & Wilkins 1998, pp. 378.
8. Chaudhary O, Adelman RA, Shields MB. Predicting Response to Glaucoma Therapy in One Eye Based on Response in the Fellow Eye. Arch Ophthalmol 2008; 126: 1216-1220.
9. Realini TD. A prospective, randomized, investigator-masked evaluation of the monocular trial in ocular hypertension or open-angle glaucoma. Ophthalmology 2009; 116: 1237-1242.
10. Schwartz SG, Ayala-Haedo JA, Kishor KS, Fini ME. Pharmacogenomics of open-angle glaucoma. Curr Pharmacogenomics Personalized Med 2008; 6: 121-125.
11. Moroi SE, Raoof DA, Reed DM, Zollner S, Qin Z, Richards JE. Progress toward personalized medicine for glaucoma. Expert Rev Ophthalmol 2009; 4: 146-161.
12. Netland PA, Landry T, Sullivan EK, Andrew R, Silver L, Weiner A, Mallick S, Dickerson J, Bergamini MV, Robertson SM, Davis AA, Travoprost Study Group. Travoprost compared with latanoprost and timolol in patients with open-angle glaucoma or ocular hypertension. Am J Ophthalmol 2001; 132: 472-484.
13. Higginbotham EJ, Schuman JS, Goldberg I, Gross RL, VanDenburgh AM, Chen K, Whitcup SM, for the Bimatoprost Study Groups 1 and 2. One-year, randomized study comparing bimatoprost and timolol in glaucoma and ocular hypertension. Arch Ophthalmol 2002; 120: 1286-1293.
14. Materson BJ, Reda DJ, Cushman WC, Massie BM, Freis ED, Kochar MS, Hamburger RJ, Frye C, Lakshman R, Gottdiener J, Ramirez EA, Henderson WG, for The Department of Veterans Affairs Cooperative Study Group on Antihypertensive Agents. Single-drug therapy for hypertension in men: a comparison of six antihypertensive agents with placebo. N Engl J Med 1993; 328: 914-921.
15. Strader CD, Fong TM, Tota MR, Underwood D. Structure and function of G protein-coupled receptors. Ann Rev Biochem 1994; 63: 101-132.
16. Schaak S, Mialet-Perez J, Flordellis C, Paris H. Genetic variation of human adrenergic receptors: from molecular and functional properties to clinical and pharmacogenetic implications. Curr Top Med Chem 2007; 7: 217-231.
17. Maqbool A, Hall AS, Ball SG, Balmforth AJ. Common polymorphisms of β_1-adrenoceptor identification and rapid screening assay. Lancet 1999; 353: 897.
18. Liggett SB. Pharmacogenomics of beta-1 and beta-2-adrenergic receptors. Pharmacology 2000; 61: 167-173.
19. Levin MC, Marullo S, Muntaner O, Andersson B, Magnusson Y. The myocardium-protective Gly-49 variant of the beta 1-adrenergic receptor exhibits constitutive activity and increased desensitization and down-regulation. J Biol Chem 2002; 277: 30429-30435.
20. Moore JD, Mason DA, Green SA, Hsu J, Liggett SB. Racial differences in the frequencies of cardiac beta(1)-adrenergic receptor polymorphisms: analysis of c145A>G and c1165G>C. Hum Mut 1999; 14: 271.
21. Mason DA, Moore JD, Green SA, Liggett SB. A gain-of-function polymorphism in a G-protein coupling domain of the human β_1-adrenergic receptor. J Biol Chem 1999; 274: 12670-12674.
22. Rathz DA, Gregory KN, Fang Y, Brown KM, Liggett SB. Hierarchy of polymorphic variation

and desensitization permutations relative to beta 1- and beta 2-adrenergic receptor signaling. J Biol Chem 2003; 278: 10784-10789.

23. Racette L, Wilson MR, Zangwill LM, Weinreb RN, Sample PA. Primary open-angle glaucoma in blacks: a review. Surv Ophthalmol 2003; 48: 295-313.
24. Schwartz SG, Puckett BJ, Allen RC, Castillo IG, Leffler CT. β_1-adrenergic receptor polymorphisms and clinical efficacy of betaxolol hydrochloride in normal volunteers. Ophthalmology 2005; 112: 2131-2136.
25. Nieminen T, Uusitalo H, Maenpaa J, Turjanmaa V, Rane A, Lundrgen S, Ropo A, Rontu R, Lehtimaki T, Kahonen M. Polymorphisms of genes CY2D6, ADRB1, and GNAS1 in pharmacokinetics and systemic effects of ophthalmic timolol. A pilot study. Eur J Clin Pharmacol 2005; 61: 811-819.
26. Parola AL, Kobilka BK. The peptide product of a 5' leader cistron in the beta 2 adrenergic receptor mRNA inhibits receptor synthesis. J Biol Chem 1994; 269: 4497-4505.
27. McGraw DW, Forbes SL, Kramer LA, Liggett SB. Polymorphisms of the 5' leader cistron of the human beta2-adrenergic receptor regulate receptor expression. J Clin Invest 1998; 102: 1927-1932.
28. Green SA, Cole G, Jacinto M, Innis M, Liggett SB. A polymorphism of the human beta 2-adrenergic receptor within the fourth transmembrane domain alters ligand binding and functional properties of the receptor. J Biol Chem 1993; 268, 23116-23121.
29. Green SA, Turki J, Innis M, Liggett SB. Amino-terminal polymorphisms of the human beta 2-adrenergic receptor impart distinct agonist-promoted regulatory properties. Biochemistry 1994; 33: 9414-9419.
30. Fuchsjager-Maryl G, Markovic O, Losert D, Lucas T, Wachek V, Muller M, Schmetterer L. Polymorphism of the beta-2 adrenoceptor and IOP lowering potency of topical timolol in healthy subjects. Mol Vis 2005; 23: 811-815.
31. McLaren N, Reed DM, Musch DC, Downs CA, Higashi ME, Santiago C. Evaluation of the beta2-Adrenergic Receptor Gene as a Candidate Glaucoma Gene in 2 Ancestral Populations. Arch Ophthalmol 2007; 125: 105-111.
32. Scherer WJ. A retrospective review of non-responders to latanoprost. J Ocul Pharmacol Ther 2002; 18: 287-291.
33. Stjernschantz J, Selen G, Sjoquist B, Resul, B. Preclinical pharmacology of latanoprost, a phenyl-substituted PGF2 alpha analogue. Adv. Prostaglandin Thromboxane Leukot Res 1995; 23: 513-518.
34. Abramovitz M, Boie Y, Nguyen T, Rushmore TH, Bayne MA, Metters KM, Slipetz DM, Grygorczyk R. Cloning and expression of a cDNA for the human prostanoid FP receptor. J Biol Chem 1994; 269: 2632-2636.
35. Betz R, Lagercrantz J, Kedra D, Dumanski JP, Nordenskjold A. Genomic structure, 5' flanking sequences, and precise localization in 1P31.1 of the human prostaglandin F receptor gene. Biochem Biophys Res Commun 1999; 254: 413-416.
36. Sakurai M, Higashide T, Takahashi M, Sugiyama K. Association between genetic polymorphisms of the prostaglandin $F_{2\alpha}$ receptor gene and response to latanoprost. Ophthalmology 2007; 114: 1039-1045.
37. Maxey KM, Johnson JL, LaBrecque J. The hydrolysis of bimatoprost in corneal tissue generates a potent prostanoid FP receptor agonist. Surv Ophthalmol 2002; 47(suppl): S34-40.
38. Orlicky DJ. Negative regulatory activity of a prostaglandin F2 alpha receptor associated protein (FPRP). Prostaglandins Leukot Essent Fatty Acids 1996; 54: 247-259.
39. Weinreb RN, Kashiwagi K, Kashiwagi F, et al. Prostaglandins increase matrix metalloproteinase release from human ciliary smooth muscle cells. Invest Ophthalmol Vis Sci 1997; 38: 2772-2780.
40. Gaton DD, Sagara T, Lindsey JD, et al. Increased matrix metalloproteinases 1, 2, and 3 in

the monkey uveoscleral outflow pathway after topical prostaglandin F(2 alpha)-isopropyl ester treatment. Arch Ophthalmol 2001; 119: 1165-1170.
41. Weinreb RN, Lindsey JD. Metalloproteinase gene transcription in human ciliary muscle cells with latanoprost. Invest Ophthalmol Vis Sci 2002; 43: 716-722.
42. van der Zwaag B, Verzijl HT, Beltran-Valero de Bernabe D, et al. Mutation analysis in the candidate Mobius syndrome genes PGT and GATA2 on chromosome 3 and EGR2 on chromosome 10 [letter online]. J Med Genet 2002; 39: E30. Available at http://jmg.bmjjournals.com/cgi/content/full/39/6/ e30. Accessed June 30, 2002.
43. Sipe JC, Chiang K, Gerber AL, et al. A missense mutation in human fatty acid amide hydrolase associated with problem drug use. Proc Natl Acad Sci USA 2002; 99: 8394-8399.
44. Rutter JL, Mitchell TI, Buttice G, et al. A single nucleotide polymorphism in the matrix metalloproteinase-1 promoter creates an Ets binding site and augments transcription. Cancer Res 1998; 58: 5321-5325.
45. Price SJ, Greaves DR, Watkins H. Identification of novel, functional genetic variants in the human matrix metalloproteinase-2 gene: role of Sp1 in allele-specific transcriptional regulation. J Biol Chem 2001; 276: 7549-7558.
46. Ye S, Watts GF, Mandalia S, et al. Preliminary report: genetic variation in the human stromelysin promoter is associated with progression of coronary atherosclerosis. Br Heart J 1995; 73: 209-215.
47. Zhang B, Ye S, Herrmann SM, et al. Functional polymorphism in the regulatory region of gelatinase B gene in relation to severity of coronary atherosclerosis. Circulation 1999; 99: 1788-1794.
48. St Jean PL, Zhang XC, Hart BK, et al. Characterization of a dinucleotide repeat in the 92 kDa type IV collagenase gene (CLG4B), localization of CLG4B to chromosome 20 and the role of CLG4B in aortic aneurysmal disease. Ann Hum Genet 1995; 59: 17-24.
49. Palmberg PF, Mandell A, Wilensky JT, Podos SM, Becker B. The reproducibility of the intraocular pressure response to dexamethasone. Am J Ophthalmol 1975; 80: 844-856.
50. Becker B. Intraocular pressure response to topical corticosteroids. Invest Ophthalmol 1965; 4: 198-205.
51. Becker B, Shin DH, Palmberg PF, Waltman SR. HLA antigens and corticosteroid response. Science 1976; 194: 1427-1428.
52. Spaide RF, Sorenson J, Maranan, L. Photodynamic therapy with verteporfin combined with intravitreal injection of triamcinolone acetonide for choroidal neovascularization. Ophthalmology 2005; 112: 301-304.
53. Martidis A, Duker JS, Greenberg PB, Rogers AH, Puliafito CA, Reichel E, Baumal C. Intravitreal triamcinolone acetonide for refractory diabetic macular edema. Ophthalmology 2002; 109: 920-927.
54. Ip MS, Gottlieb JL, Kahana A, Scott IU, Altaweel MM, Blodi BA, Gangnon RE, Puliafito CA. Intravitreal triamcinolone for the treatment of macular edema associated with central retinal vein occlusion. Arch Ophthalmol 2004; 122: 1131-1136.
55. Smithen LM, Ober MD, Maranan L, Spaide RF. Intravitreal triamcinolone acetonide and intraocular pressure. Am J Ophthalmol 2004; 138: 740-743.
56. Hewitt AW, Mackey DA, Craig JE. Myocilin allele-specific glaucoma phenotype database. Hum Mutat 2008; 29: 207-211.
57. Fingert JH, Clark AF, Craig JE, Alward WL, Snibson GR, McLaughlin M, Tuttle L, Mackey DA, Sheffield VC, Stone EM. Evaluation of the myocilin (MYOC) glaucoma gene in monkey and human steroid-induced ocular hypertension. Invest Ophthalmol Vis Sci 2001; 42: 145-152.
58. Rozsa FW, Scott K, Pawar H, Moroi S, Richards JE. Effects of timolol on MYOC, OPTN, and WDR36 RNA levels. Arch Ophthalmol 2008; 126: 86-93.
59. Weinreb RN, Bloom E, Baxter JD, Alvarado J, Lan N, O'Donnell J, Polansky JR. Detection

of glucocorticoid receptors in cultured human trabecular cells. Invest Ophthalmol Vis Sci 1981; 21: 403-407.
60. Koper JW, Stolk RP, de Lange P, Huizenga NA, Molijn GJ, Pols HA, Grobbee DE, Karl M, de Jong FH, Brinkman AO, Lamberts SW. Lack of association between five polymorphisms in the human glucocorticoid receptor gene and glucocorticoid resistance. Hum Genet 1997; 99: 663-668.
61. Huizenga NA, Koper JW, De Lange P, Pols HA, Stolk RP, Burger H, Grobbee DE, Brinkmann AO, De Jong FH, Lamberts SW. A polymorphism in the glucocorticoid receptor gene may be associated with an increased sensitivity to glucocorticoids in vivo. J Clin Endocrinol Metab 1998; 83: 144-151.
62. van Rossum EF, Koper JW, Huizenga, NA, Uitterlinden AG, Janssen JA, Brinkmann AO, Grobbee DE, de Jong FH, van Duyn CM, Pols HA, Lamberts SW. A polymorphism in the glucocorticoid receptor gene, which decreases sensitivity to glucocorticoids in vivo, is associated with low insulin and cholesterol levels. Diabetes 2002; 51: 3128-3134.
63. van Rossum EF, Koper JW, van den Beld AW, Uitterlinden AG, Arp P, Ester W, Janssen JA, Brinkmann AO, de Jong FH, Grobbee DE, Pols HA, Lamberts SW. Identification of the BclI polymorphism in the glucocorticoid receptor gene: association with sensitivity to glucocorticoids in vivo and body mass index. Clin Endocrinoln 2003; 59: 585-592.
64. Tissing WJ, Meijerink JP, den Boer ML, Binkhof B, van Rossum EF, van Wering ER, Koper JW, Sonneveld P, Pieters R. Genetic variations in the glucocorticoid receptor gene are not related to glucocorticoid resistance in childhood acute lymphoblastic leukemia. Clin Cancer Res 2005; 11: 6050-6056.
65. Gerzenstein SM, Pletcher MT, Cervino ACL, Tsinoremas NF, Young B, Puliafito CA, Fini ME, Schwartz SG. Glucocorticoid receptor polymorphisms and intraocular pressure response to intravitreal triamcinolone acetonide. Ophthalmic Genetics 2008; 29: 166-170.
66. Jia H, Hingorani AD, Sharma P, Hopper R, Dickerson C, Trutwein D, Lloyd DD, Brown MJ. Association of the G(s)alpha gene with essential hypertension and response to beta-blockade. Hypertension 1999; 34: 8-14.
67. Edeki TI, He H, Wood AJ. Pharmacogenetic explanation for excessive beta-blockade following timolol eye drops. Potential for oral-ophthalmic drug interaction. JAMA 1995; 274: 1611-3.
68. Yang Y, Wu K, Yuan H, Yu M. Cytochrome oxidase 2D6 gene polymorphism in primary open angle glaucoma with various effects to ophthalmic timolol. J Ocul Pharmacol Ther 2009; 25: 163-171.
69. Tunis SR, Pearson SD. Coverage options for promising technologies: Medicare's 'coverage with evidence development'. Health Aff (Millwood) 2006; 25: 1218-1230.
70. Drummond MF, Schwartz JS, Jonsson B. Key principles for the improved conduct of health technology assessments for resource allocation decisions. Int J Technol Assess Health Care 2008; 24: 244-258.

第4章 药物选择

章节主编：Ivan Goldberg

章节副主编：Christopher Girkin，Fabian Lerner，TarekShaarawy，Carlo Traverso

编著者：James Brandt，Francesca Cordeiro，Tanuj Dada，Stefano Gandolfi，Anton Hommer，John Liu，Rajul Parikh，Patricio Schlottmann，Jovina See，Arthur Sit，Ivan Tavares，LoriVentura

共识观点

1. 评价一种降眼压药物疗效的唯一指标是降低眼压的效果。

2. 初始治疗：推荐前列腺素衍生物（PGA）作为大多数青光眼治疗的首选药物。

3. 初始单药治疗应至少降低基线眼压20%。

注解：眼压下降小于10%认为是无效的。

注解：不同前列腺素类药物间替换有时可能增加眼压下降幅度。

4. 现有治疗不能达到目标眼压是联合治疗的指征。注解：限制一类药物中仅能选取一种参与联合治疗。

注解：该药作为单药治疗时的降眼压效果通常小于联合治疗。

5. 如果使用复方制剂与单独使用两种药物达到的疗效相同，复方制剂较之优势在于使用更便利，减少药物防腐剂的剂量和提高患者依从性。

注解：缺乏证据表明使用复方制剂降眼压效果优于分别点用其成分药物。

6. 以下情况可以考虑手术治疗：药物治疗不能降低眼压到足够低的水平或不能阻止病程进展，虽已采取药物治疗但疾病进展风险仍太高，对药物过敏、耐受性差、依从性差或缺乏药物时。

降低眼压是唯一被证实可以阻止或延缓青光眼视野及青光眼性视神经病变进展的治疗措施，也降低了高危人群转化为青光眼的风险。尽管激光和手术可以有效降低眼压，因其更佳的风险-受益预测，局部使用滴眼液仍作为治疗首选。

尽管降低眼压的有效性是药物选择的关键指标，但仍需考虑其他因素。当对患者的任一疾病开始药物治疗时必须评估患者特异的眼部或全身禁忌证，全身用药的影响，此外初始治疗或联合治疗均需考虑药物的费用。如上所述，降低眼压是唯一被证明行之有效的青光眼治疗措施[1]，评价一种抗青光眼药物疗效只有降低眼压的幅度。并无足够证据证明某些药物所宣称的非眼压降低受益，目前不能将其作为决定治疗选择的考虑因素[2]。

（石晶明 译）

参考文献

1. Bagga H, Liu JH, Weinreb RN. Intraocular pressure measurements throughout the 24 h. Curr Opin Ophthalmol 2009; 20: 79-83.
2. Sena DF, Ramchand K, Lindsley K. Neuroprotection for treatment of glaucoma in adults. Cochrane Database of Systematic Reviews 2010, Issue 2. Art. No.: CD006539.

初始治疗选择

Christopher Girkin, Ivan Goldberg

推荐前列腺素衍生物（PGA）作为首选的药物治疗。与其他类滴眼液相比，能更好的、持续的降低24小时眼压，每日一次即可达到最大降眼压效应，使用方便、眼部耐受性及无全身副作用得到患者的广泛接受。对无PGA使用禁忌或可购买到PGA的患者，PGA应作为一线用药。

尽管任何一种已批准的药物均可以作为青光眼患者的初始治疗选择，但非选择性β-肾上腺素能受体阻滞剂是替代PGA的首选，尤其对于某些因监管原因无法购买PGA的地区，或费用问题以及患者不能接受的某些副作用（如虹膜变色）。β受体阻滞剂的优点是每日一次，具有良好的局部耐受性，缺点是它们降眼压效果略差，易感人群易出现全身副反应，且对夜间眼压无效。

附加治疗

Fabian Lerner, Ivan Goldberg

单药治疗可能不能充分降低眼压减缓青光眼性视神经病变进展。在这种情况下，大多数医生会转换治疗以进一步降低眼压。升级治疗的指针包括即便达到先前设定的目标眼压仍出现病情进展，或不能达到或维持目标眼压。对于青光眼患者个体情况综合评估治疗风险、疗效、成本及选择追加治疗措施。总之，尤其在明确视神经和视野进展时，附加药物治疗的风险收益和成本效益支持增加治疗。

当初始单药治疗不足时，治疗选择包括换为另一种药物的单药治疗（维持最少的药物种类）、添加药物（联合治疗）或激光、手术治疗。

转换药物

若初始治疗不能降低眼压或者不能降至目标眼压时应考虑转换药物。目前观点是眼压下降低于 10%，则视为无效。评估一种药物的有效性需多次测量眼压。不能降低眼压的药物应立即停用。如果初始治疗时，眼压仅降低 10%～20%，需更换药物；另外，应记录该药物的降眼压情况，若后期需联合用药时，可作为辅助治疗参考。

转换药物可以从一类药物换为另一类药物（如从 β 受体阻滞剂换为 PGA 类药物），也可以在同类药物中更换（如一种 PGA 换为另外一种 PGA）。广泛的共识是单一药物治疗中除了 PGA 在同类药物中转换是无效的。

附加治疗

如果初始治疗降低了眼压，但眼压需进一步降低时，可加用第二种药物。两种药物的联合作用的效果取决于药物的种类及降眼压机制。不主张使用同一类型的两种药物，如两种 β 受体阻滞剂或者两种 PGA 药物。因此，联合用药应该限制每一类药物中只能选取一种，如使用 PGA 时，再增加 β 受体阻滞剂。即便药物降眼压的机制类似但其作用是附加的，比如局部应用碳酸酐酶抑制剂 CAI 与 β 受体阻滞剂均通过抑制房水生成降低眼压，两药联用降眼压效果强于单独使用 [1~3]。同样两种增加房水外流的药物也有类似情况，如当类胆碱能药物与 PGA 合用时可能有额外的降眼压效果，尽管这部分作用较弱 [4]。

通常，作为附加药物，其发挥的效应弱于单独使用时 [1~3]。联合用药产生的副作用与单独使用两种药物时基本相同（两药联用时无新的不良反应）。

附加药物的选择

使用 PGA 药物作为初始治疗的附加用药选择

多数其他类药物与 PGA 的联用时均可进一步降低眼压。最常用的附加药物包括 β- 受体阻滞剂（噻吗洛尔），局部 CAI 制剂（多佐胺或布林佐胺）和 α- 受体激动剂（溴莫尼定）。

多项研究表明，在使用 PGA 药物治疗的基础上增加 β- 受体阻滞剂（每日一次或每日两次），可引起统计学意义的眼压下降 [5~8]，即使部分患者因全身疾病口服 β- 受体阻滞剂减弱了其降眼压效果。最近的一项回顾性研究，通过观察使用拉坦前列素眼液至少两周的患者，加用以下几种药物在一到三个月的额外降眼压作用 [9]。拉坦前列素联合溴莫尼定眼液后，眼压下降幅度平均额外增加 2.1mmHg，与多佐胺相似 [10]。在使用曲伏前列素治疗基础上增加布林佐胺比溴莫尼定能更大程度降低眼压，且具有统计学差异，尽管临床意义暂不明确（溴莫尼定组平均眼压下降增加 2.1mmHg，布林佐胺组增加 2.7mmHg）[11]。相反，Tabet 等评估 PGA 与其他药物的联合效应，发现无论哪类药物，眼压额外下降的幅度是有限的，不超过 15%。与噻吗洛尔相比，布林佐胺与拉坦前列腺素联合可使24小时眼压下降，CAI与PGA类药物联合具有显著优势[13]。

β-受体阻滞剂作为初始治疗的附加药物选择

关于含有β-受体阻滞剂的复方制剂（如噻吗洛尔-CAI、噻吗洛尔-PGA、噻吗洛尔-α受体激动剂）的讨论见其他章节。

通常适用于β-受体阻滞剂的联合用药包括PGA药物（拉坦前列素、曲伏前列素或贝美前列素），局部CAI药物（多佐胺或布林佐胺）及α-受体激动剂（溴莫尼定）。

有两项研究发现，在使用噻吗洛尔基础上联用拉坦前列素使眼压额外下降2.9mmHg[14]，联用曲伏前列素3个月后可使眼压平均额外下降2mmHg[15]，联合贝美前列素也达到同样效果[16]。

局部CAI附加用药选择

多佐胺/布林佐胺与噻吗洛尔联用均可增加眼压下降幅度。已报道多佐胺与噻吗洛尔联用（两者使用频率均为一天两次），可使波谷眼压额外下降11%～16%，峰值眼压额外下降20%～22%[17, 18]。使用布林佐胺一天两次，可使波谷眼压额外下降14.2%，峰值眼压额外下降21.9%[19]。

α-受体激动剂的附加用药选择

使用噻吗洛尔一天两次，溴莫尼定一天三次，与噻吗洛尔-溴莫尼定的复合制剂一天两次的一项对比研究发现，复合制剂组较噻吗洛尔单药治疗组眼压下降平均增加2～2.3mmHg[19]。

（石晶明 译）

参考文献

1. Strahlman ER, Vogel R, Tipping R, Clineschmidt CM. The use of dorzolamide and pilocarpine as adjunctive therapy to timolol in patients with elevated intraocular pressure. The Dorzolamide Additivity Study Group. Ophthalmology 1996; 103: 1283-1293.
2. Adamsons I, Clineschmidt C, Polis A, et al. The efficacy and safety of dorzolamide as adjunctive therapy to timolol maleate gellan solution in patients with elevated intraocular pressure. Additivity Study Group. J Glaucoma 1998; 7: 253-260.
3. Shin D. Adjunctive therapy with brinzolamide 1% ophthalmic suspension (Azopt) in patients with open-angle glaucoma or ocular hypertension maintained on timolol therapy. Surv Ophthalmol 2000; 44: S163-168.
4. Toris CB, Zhan GL, Zhao J, et al. Potential mechanism for the additivity of pilocarpine and latanoprost. Am J Ophthalmol 2001;131:722-728.
5. Stewart WC, Day DG, Sharpe ED, et al. Efficacy and safety of timolol solution once daily vs. timolol gel added to latanoprost. Am J Ophthalmol 1999;128:692-696.
6. O’Connor DJ, Martone JF, Mead A. Additive intraocular pressure lowering effect of various

medications with latanoprost. Am J Ophthalmol 2002; 133: 836-837.
7. Holló G, Chiselita D, Petkova N, et al. The efficacy and safety of timolol maleate versus brinzolamide each given twice daily added to travoprost in patients with ocular hypertension or primary open-angle glaucoma. Eur J Ophthalmol 2006; 16: 816-823.
8. Higginbotham EJ, Diestelhorst M, Pfeiffer N, et al. The efficacy and safety of unfixed and fixed combinations of latanoprost and other antiglaucoma medications. Surv Ophthalmol 2002; 47: S133-S140.
9. Cheng JW, Li Y, Wei RL. Systematic review of intraocular pressure-lowering effects of adjunctive medications added to latanoprost. Ophthalmic Res 2009; 42: 99-105.
10. Konstas AG, KarabatsasCH, Lallos N, et al. 24-hour intraocular pressures with brimonidine purite versus dorzolamide added to latanoprost in primary open-angle glaucoma subjects. Ophthalmology 2005; 112: 603-608.
11. Feldman RM, Tanna AP, Gross RL, et al. Comparison of the ocular hypotensive efficacy of adjunctive brimonidine 0.15% or brinzolamide 1% in combination with travoprost 0.004%. Ophthalmology 2007; 114: 1248-1254.
12. Tabet R, Stewart WC, Feldman R, Konstas AGP. A review of additivity to prostaglandin analogs: fixed and unfixed combinations. Surv Ophthalmol 2008; 53: S85-S92.
13. Liu HK, Medeiros FA, Slight JR, Weinreb RN. Comparing diurnal and nocturnal effects of brinzolamide and timolol on intraocular pressure in patients receiving latanoprost monotherapy. Ophthalmology 2009; 116: 449-454.
14. Konstas AG, Lake S, Economou AI, et al. 24-hour control with a latanoprost-timolol fixed combination vs timolol alone. Arch Ophthalmol 2006; 124: 1553-1557.
15. Schuman JS, Katz GJ, Lewis RA, et al. Efficacy and safety of a fixed combination of travoprost 0.004%/timolol 0.5% ophthalmic solution once daily for open-angle glaucoma or ocular hypertension. Am J Opthalmol 2005; 140: 242-250.
16. Brandt JD, Cantor LB, Katz LJ, et al. Bimatoprost/timolol fixed combination: a 3-month double-masked, randomized parallel comparison to its individual components in patients with glaucoma or ocular hypertension. J Glaucoma 2008; 17: 211-216.
17. Strohmaier K, Snyder E, DuBiner H, et al. The efficacy and safety of the dorzolamide-timolol combination versus the concomitant administration of its components. Ophthalmology 1998; 105: 1936-1944.
18. Hutzelmann J, Owens S, Shedden A, et al. Comparison of the safety and efficacy of the fixed combination of dorzolamide/timolol and the concomitant administration of dorzolamide and timolol: a clinical equivalence study. Br J Ophthalmol 1998; 82: 1249-1253.
19. Michaud JE, Friren B, International Brinzolamide Adjunctive Study Group. Am J Ophthalmol 2001; 132: 235-243.
20. Sherwood MB, Craven ER, Chou C, et al. Twice-daily 0.2% brimonidine-0.5% timolol fixed-combination therapy vs monotherapy with timolol or brimonidine in patients with glaucoma or ocular hypertension. Arch Ophthalmol 2006; 124: 1230-1238.

联合治疗 - 固定复合制剂（FC）

Carlo E. Traverso, Anton Hommer, Stefano Gandolfi, Francesca Cordeiro, Rajul Parikh, Iwan Goldberg

固定复合制剂（FC）滴眼液在青光眼的局部治疗药物中发展迅速，在多数国家，前列腺素类、局部 CAI 类、α- 受体激动剂或毛果芸香碱中每种药物与噻吗洛尔搭配的复合制剂均可获得。所有含 β- 受体阻滞剂成分的复合制剂，禁忌证同β-受体阻滞剂单药。

固定复合制剂

许多医生把固定复合制剂作为首选，尤其在治疗初始就期望达到较低的目标眼压时。然而，我们需要区别首选治疗与一线治疗。首选治疗是指一个医生在开始治疗时倾向使用的降眼压药物，而一线治疗是指已被官方管理机构认可(包括 EMEA、CPMP 或 FDA)的降眼压的初始治疗药物[1]。应注意，还没有任何一种复合制剂被官方机构认可为一线治疗。尽管理论上青光眼患者可以显著获益于复合制剂，但并没有足够证据证明在实际应用中具有这些优势[2~10]。

当需要联合治疗，如需两种或多种药物活性成分来获得足够低的眼压时，复合制剂可能具有以下优势(无特殊顺序)：

1. 减少患者的不便：

a. 只需一瓶药

b. 滴眼液次数更少

c. 避免了使用多种眼液的时间间隔，以减少药物稀释和达到最多的穿透性(最短用药间隔时间在人类并无证据，但通常认为间隔时间为 5～10 分钟)

d. 降低费用(与相同成分药分装在不同药瓶中比较)

e. 增加依从性(暂没有关于 FCs 的证据)

2. 滴用次数更少，从而减少对防腐剂的暴露(很难与联合用药比较，因为目前越来越多的药物不含防腐剂)

3. 控制眼压较使用两种相同成分的单药制剂效果更好(仍然没有证据证明)

4. 降眼压疗效与使用两种相同成分的单药制剂相同。

(石晶明 译)

参考文献

1. Terminology and guidelines for glaucoma. European Glaucoma Society. Dogma 2008; www.eugs.org.
2. Hutzelmann J, Owens S, Shedden A, et al. Comparison of the safety and efficacy of the fixed combination of dorzolamide/timolol and the concomitant administration of dorzolamide and timolol: a clinical equivalence study. Br J Ophthalmol 1998; 82: 1249-1253.
3. Strohmaier K, Snyder E, DuBiner H, et al. The efficacy and safety of the dorzolamide-timolol combination versus the concomitant administration of its components. Ophthalmology 1998; 105: 1936-1944.
4. Choudhri S, Wand M, Shields MB. Comparison of dorzolamide-timolol fixed combination therapy to concomitant administration of a topical beta-blocker and dorzolamide. Am J Ophthalmol 2000; 130: 832.
5. Michaud JE, Friren B, International Brinzolamide Adjunctive Study Group. Am J Ophthalmol 2001; 132: 235-243.

6. Schuman JS, Katz GJ, Lewis RA, et al. Efficacy and safety of a fixed combination of travoprost 0.004%/timolol 0.5% ophthalmic solution once daily for open-angle glaucoma or ocular hypertension. Am J Opthalmol 2005; 140: 242-250.
7. Konstas AG, Lake S, Economou AI, et al. 24-hour control with a latanoprost-timolol fixed combination vs timolol alone. Arch Ophthalmol 2006; 124: 1553-1557.
8. Sherwood MB, Craven ER, Chou C, et al. Twice-daily 0.2% brimonidine-0.5% timolol fixed-combination therapy vs monotherapy with timolol or brimonidine in patients with glaucoma or ocular hypertension. Arch Ophthalmol 2006; 124: 1230-1238.
9. Brandt JD, Cantor LB, Katz LJ, et al. Bimatoprost/timolol fixed combination: a 3-month double-masked, randomized parallel comparison to its individual components in patients with glaucoma or ocular hypertension. J Glaucoma 2008; 17: 211-216.
10. Tabet R, Stewart WC, Feldman R, Konstas AGP. A review of additivity to prostaglandin analogs: fixed and unfixed combinations. Surv Ophthalmol 2008; 53: S85-S92.

手术及药物治疗

如出现以下情况，即提示需采取手术治疗，需要注意的是长期用药可能会对手术成功率有不良影响[1,2]。此外，应告知患者术后可能仍会再次使用药物[3]。

药物治疗改为手术治疗的指征

- 最大药物耐受量的治疗下，眼压仍然控制不佳而致疾病进展。
- 最大药物耐受量的治疗情况下，有明确的视野损害或仍有高度视野进展的可能。
- 即使没有明确的疾病进展，依从性差、不能坚持用药的患者。
- 因药物过敏、眼部毒性作用或全身副作用而不得不终止药物治疗者。
- 患者无法获得或者无法购买到药物时，手术治疗可以作为初始治疗措施。

（石晶明 译）

参考文献

1. Migdal C, Gregory W, Hitchings R. Long-term functional outcome after early surgery compared with laser and medicine in open-angle glaucoma. Ophthalmology 1994; 101: 1651-1656; discussion 1657.
2. Broadway D, Hitchings R, Grierson I. Topical antiglaucomatous therapy: adverse effects on the conjunctiva and implications for filtration surgery. J Glaucoma 1995; 4: 136.
3. Diestelhorst M, Khalili MA, Krieglstein GK. Trabeculectomy: a retrospective follow-up of 700 eyes. Int Ophthalmol 1999; 22: 211-220.

第 5 章　其他类型开角型青光眼的药物治疗

Paul Healey，Robert Ritch，Fabian Lerner，Daniel Grigera，Keith Barton，Stefano Gandolfi，Kenji Kashiwagi，Remo Susanna

章节主编：Remo Susanna
章节副主编：Paul Healey，Kenji Kashiwagi
编著者：Keith Barton，David Broadway，Anne Coleman，Rainer Covar，Helen Danesh-Meyer，Daniel Grigera，Ching Lin Ho，Masaru Inatani，Fabian Lerner，Peter McCluskey，Rodolfo Perez Grossmann，Robert Ritch，Kuldev Singh，Fotis Topouzis

共识观点

1. 假性剥脱性青光眼及假性剥脱综合征患者眼压升高需要治疗时，PG 类药物是单药治疗的首选。

注解：毛果芸香碱可以减少假性剥脱患眼虹膜运动，因此可以减少剥脱物质及色素在小梁网的堆积。

2. PGA 类药物是色素性青光眼单药治疗的首选。

注解：毛果芸香碱对色素性青光眼有效，因为它可以减轻反向瞳孔阻滞，减少虹膜运动。

3. 抗感染治疗是葡萄膜炎继发性青光眼的一线治疗措施。

剥脱性（即假性剥脱）青光眼的药物治疗

剥脱综合征（Exfoliation syndrome，XFS）是与年龄相关的，广泛的细胞外基质（extracellularmatrix，ECM）紊乱的一类疾病，以多种眼组织纤维状细胞外物质的产生并逐渐堆积为特征。它是世界范围内最常见的病因明确的开角型青光眼，在某些国家占据了开角型青光眼的很大比例。可伴随全身系统的异常，如增高的血管性疾病、听力下降和阿尔茨海默病。这种独特的纤维状物质，由微纤丝亚基组成，被含有各种复合糖的无定形基质所包绕，主要含弹性纤维抗原表位，如弹性蛋白、弹性蛋白原、淀粉体 P、玻璃粘连蛋白，弹性微丝的构成元件（如纤连蛋白 -1、纤连蛋白 -2、微纤丝相关糖蛋白（MAGP-1））、休眠转化生长因子 TGF-β 结合蛋白（LTBP-1 和 LTBP-2）、细胞外陪伴分子簇连蛋白、赖氨酰氧化酶交联酶和其他蛋白质。许多人群中，位于 15 号染色体的赖氨酰氧化酶 1（LOXL1）基因编码区的两个常见单核苷酸多态性（SNPs）与 XFS 和 XFG 密切相关。在日本，一个 SNP 相同，另一个则不同。赖氨酰氧化酶对弹性纤维的形成、稳定、维护及重构是必不可少的。LOXL1 蛋白是剥脱物质的主要组成部分，并在其 XFS 患者眼内外组织堆积及弹性组织变性的过程中发挥作用。这项发现为治疗这种多变的异常开辟了新的方法和方向。

开角型青光眼的发病机制

虹膜与覆盖于晶状体前表面的剥脱物质（XFM）相摩擦，造成虹膜色素上皮破坏及色素颗粒释放。如同虹膜从晶状体表面刮擦 XFM，XFM 造成环形区和瞳孔括约肌区域的虹膜色素上皮细胞破裂伴随前房色素的播散。色素颗粒与剥脱物质沉积于小梁间隙阻塞房水外流，眼压升高的主要原因是 XFM 沉积于邻管区小梁及 Schlemm 管内皮下。尽管剥脱性青光眼（XFG）以眼压升高为特征，但非眼压性的高危因素，如眼和球后血流灌注异常、筛板弹性组织异常可进一步增加患者青光眼损害的风险。

流行病学

XFG 存在明显种族差异，其发病率随年龄增加。超过半数的 XFG 单眼发病，对侧眼在出现临床明显可见的剥脱物质前显微镜下可见假性剥脱物质存在[1]。

XFG 患者从高眼压症进展成为青光眼的风险较大，预后较原发性开角型青光眼差[2,3]。

在诊断这一疾病时，XFG 较 POAG 眼压更高，24h 眼压波动更大，视野缺损更明显，同时视乳头损害更严重。另外，与 POAG 相比，XFG 对药物治疗反应较差，病程进展更快，更需要手术干预。

药物治疗

XFG 的药物治疗基本同 POAG。推荐药物及激光作为一线治疗。但眼科医师应认识到，与 POAG 相比，XFG 对药物治疗更具抵抗性，更需要手术治疗。

前列腺素衍生物

对 XFG 最有效的治疗是降低眼压，初始药物常选择局部 PGA，因其具有较强的降眼压作用，包括降低 24h 眼压及减小眼压波动[4]。XFG 眼压升高的机制是细胞外纤丝物质在小梁网堆积，导致房水外流受阻。有报道指出抑制房水生成会加重小梁网功能障碍[5]，从临床的观点看，XFG 抑制房水生成而降低小梁网功能尚有争议。PGA 类药物是治疗 XFG 的合理选择，通过增加葡萄膜巩膜外流途径发挥作用。拉坦前列素眼液对 XFG 患者房水中 TGF-β、MMP-2、

TIMP-2 的浓度有明显影响[6]。

与噻吗洛尔相比，拉坦前列素眼液使每日眼压波动幅度更小[7]。贝美前列素及曲伏前列素较拉坦前列素眼液降低眼压幅度更显著[8、9]。但鉴于目前相关报道较少，尚需进一步研究验证。

缩瞳药

毛果芸香碱对 XFS 治疗有多重作用。不仅可以降低眼压，还可以通过增加房水外流及限制瞳孔运动促使小梁网快速清洁，从而延缓病程进展。Becker 指出抑制房水产生会导致小梁网功能恶化[10]。理论上，缩瞳药可作为一线治疗药物，但由于其给药频率高（每日四次），许多晶体核硬化病人使用缩瞳剂可导致视力降低或视物模糊，因此目前该药已很少被应用。毛果芸香碱可以降低仰卧一晚后常发生的清晨眼压峰值[11]。长期使用毛果芸香碱会加重 XFS 虹膜后粘连，但每晚睡时点用 2% 的毛果芸香碱可有效限制瞳孔运动并避免上述副反应。

房水抑制剂

房水抑制剂不影响小梁网进行性受损的机制，即虹膜与晶体间的摩擦及虹膜色素上皮细胞的破坏。抑制房水生成可以有效降低眼压，虽然理论上认为抑制房水生成可能会加重小梁网功能障碍。与 POAG 相比，β- 受体阻滞剂对 XFG 患者具有同等或更强的降眼压效应[12, 13]。多佐胺与噻吗洛尔具有同样疗效，且两者联用时具有附加作用[14]。暂没有证据表明房水抑制剂会加重 XFG 患者虹膜晶体的摩擦及虹膜色素上皮细胞的破坏。

其他抗青光眼药物

对 PXF 青光眼患者，暂没有禁用的抗青光眼药物。有报道肾上腺素与噻吗洛尔联用比对原发性开角型青光眼的降眼压作用更大[15]。

0.5% 的噻吗洛尔联合 0.5% 的阿拉可乐定对 PXF 青光眼的降眼压效果与 POAG 相同[16]。

注意

眼压急剧升高

PXF 青光眼患者在治疗的最初两年，有时会出现眼压急剧升高[17]。需密切并仔细观察。

进一步治疗

二十世纪多数人来说，青光眼等同于眼压升高，所有的治疗也都围绕着降低眼压。如果治疗本质上相同那么就没有了区分不同开角型青光眼的动机。然而，在这种观点亦阻碍了对某些具有效和可用治疗的患者采用定向治疗。

影响TM细胞骨架完整性的药物可能是有益于治疗XFS及XFG，尽管这点还没有得到验证。30多年前，Kaufman and Bárány证实前房细胞松弛素B可以增加猕猴房水的外排[18]。考虑其潜在的尤其对角膜的毒性作用，这种药物一直未用于临床治疗。如果小梁网阻塞被解除并能产生持久的治疗效果，那么清除小梁网细胞外物质可能成为治疗XFS的突破。丝氨酸-苏氨酸蛋白激酶抑制剂H-7对TM有类似作用，可能参与的机制包括抑制细胞收缩、维持细胞骨架及TM细胞间粘连[19]。

局部拉春库林B（latrunculin B）通过相同的机制在不影响角膜的情况下，促进房水外排[20, 21]。拉春库林与细胞中的游离肌动蛋白结合，防止其聚合成微丝。而现有的肌动蛋白细胞骨架逐渐退化，极大增加房水外流[22]。

降眼压以外的可能治疗措施

通过认识XFS眼压升高的机制，发掘新的且更合理的治疗方法，其最终治疗目标在于阻止XFM的发展，从而有效的治愈这一疾病。能消除XFM形成或一旦形成能解聚它的治疗是一个首要目标。可能的方法包括发现阻止其开始聚合、交联、纤丝分解和微纤维解聚的途径。

同型半胱氨酸（HCY）

高同型半胱氨酸血症（HHCY）是公认的心血管疾病风险因素，由影响到HCY的代谢途径不同原因引起，HHCY在动物中与ECM弹性纤维成分的分解有关[23]。XFS患者的血液、房水及泪膜中HCY均升高[24~29]。XFS相关的全身异常也与HHCY有关，这是XFS及其相关全身系统异常的共同之处。

在一项对24 968名健康妇女的大型研究中发现，HCY水平与叶酸、维生素B2及B6的摄入量呈负相关[30]。可服用叶酸、维生素B6和维生素B12降低HCY浓度治疗冠状动脉疾病[31]。HCY可能是XFS的可控危险因素。已有报道XFS患者血清中维生素B6、B12和叶酸浓度降低[24]。由于XFS与血浆HCY升高密切相关，所以这些患者可能受益于补充维生素B6、B12和叶酸而降低血浆HCY。

叶酸缺乏会导致细胞信号传导、细胞骨架和细胞外基质的基因表达变化[32]。肌动蛋白破坏剂，如拉春库林B，可逆性地增加细胞表面受体的比例，增加33% 5-甲基四氢叶酸的传递[34]。

炎症

C反应蛋白是一种炎症标志物和心血管疾病预测因子，而白细胞介素-6作为C反应蛋白的调节因子，在启动炎症起着关键作用。HHCY患者中这些复合物水平升高[33]。有证据表明，XFS伴有轻度炎症[35]。

赖氨酰氧化酶

血管内皮细胞中的赖氨酸氧化酶被高浓度HCY所抑制，它的下调会损害内皮屏障功能，并可能与 HCY 诱导的内皮功能障碍有关[36]。肿瘤坏死因子 -α（TNF-α）诱导的内皮功能障碍也与赖氨酰氧化酶的表达或活性降低相关[37]。动物中 HHCY 与 ECM 弹性纤维成分的破坏有关，可导致血管并发症[23]。

TGF-β1 和赖氨酰氧化酶共同影响弹性组织的形成[38]，XFS 房水中 TGF-β1 水平显著升高，目前认为这是 ECM 过剩和 XFM 产生的重要原因[39]。TGF-β1 和 β2 可导致滤过术后结膜瘢痕[40]。因此调节 TGF-β1 的活性有助于改善疾病本身及与之相关的手术预后。

最终的目的是阻止 XFM 的发展，从而有效治愈这一疾病。消除 XFM 的形成和一旦形成使其解聚的治疗是首要目标。可能可行的方法包括阻止其最初的聚集、阻止交联，纤丝分解，微纤维解聚。

赖氨酰氧化酶、HCY、TGF-β1 之间的相互作用，以及它们对 XFS 弹性组织的影响仍需阐明。LOXL1 基因多态性如何影响这些相互作用及改变弹性组织生成？是否会发现 LOXL1 突变？不同的突变可以影响疾病的严重程度。未来，我们是否能够通过调节 LOXL1 基因的活性来改变 XFS 进程？这些问题都有待探索，以尝试治疗这一常见且严重的青光眼。

（石晶明 译）

参考文献

1. Prince AM, Streeten BW, Ritch R, Dark AJ, Sperling M. Preclinical diagnosis of pseudo-exfoliation syndrome. Arch Ophthalmol 1987; 105: 1076-1082.
2. Leske MC, Heijl A, Hussein M, Bengtsson B, Hyman L, Komaroff E. Factors for glaucoma progression and the effect of treatment: the early manifest glaucoma trial. Arch Ophthalmol 2003; 121: 48-56.
3. Bengtsson B, Heijl A. A long-term prospective study of risk factors for glaucomatous visual field loss in patients with ocular hypertension. J Glaucoma 2005; 14: 135-138.
4. Konstas AG, Mantziris DA, Stewart WC. Diurnal intraocular pressure in untreated exfoliation and primary open-angle glaucoma. Arch Ophthalmol 1997; 115: 182-185.
5. Johnson DH. Human trabecular meshwork cell survival is dependent on perfusion rate. Invest Ophthalmol Vis Sci 1996; 37: 1204-1208.
6. Konstas AG, Koliakos GG, Karabatsas CH, *et al.*. Latanoprost therapy reduces the levels of TGF beta 1 and gelatinases in the aqueous humour of patients with exfoliative glaucoma. Exp Eye Res 2006; 82: 319-322.
7. Konstas AG, Mylopoulos N, Karabatsas CH, *et al.*. Diurnal intraocular pressure reduction with latanoprost 0.005% compared to timolol maleate 0.5% as monotherapy in subjects with exfoliation glaucoma. Eye (Lond) 2004; 18: 893-899.
8. Konstas AG, Hollo G, Irkec M, et al. Diurnal IOP control with bimatoprost versus latanoprost in exfoliative glaucoma: a crossover, observer-masked, three-centre study. Br J Ophthalmol 2007; 91: 757-760.
9. Konstas AG, Kozobolis VP, Katsimpris IE, et al. Efficacy and safety of latanoprost versus travoprost in exfoliative glaucoma patients. Ophthalmology 2007; 114: 653-657.
10. Becker B. Does hyposecretion of aqueous humor damage the trabecular meshwork? J Glau-

coma 1995; 4: 303-305.
11. Barkana Y, Anis S, Liebmann J, Tello C, Ritch R. Clinical utility of intraocular pressure monitoring outside of normal office hours in patients with glaucoma. Arch Ophthalmol 2006; 124: 793-797.
12. Takki KK, Klemetti A, Valle O. The IOP-lowering effect of timolol in simple and capsular glaucoma. A multicenter study in Finland. Graefes Arch Clin Exp Ophthalmol 1982; 218: 83-87.
13. Konstas AG, Mantziris DA, Cate EA, Stewart WC. Effect of timolol on the diurnal intraocular pressure in exfoliation and primary open-angle glaucoma. Arch Ophthalmol 1997; 115: 975-979.
14. Heijl A, Strahlman E, Sverrisson T, Brinchman-Hansen O, Puustjarvi T, Tipping R. A comparison of dorzolamide and timolol in patients with pseudoexfoliation and glaucoma or ocular hypertension. Ophthalmology 1997; 104: 137-142.
15. Ohrstrom A, Kattstrom O. Interaction of timolol and adrenaline. Br J Ophthalmol 1981; 65: 53-55.
16. Konstas AG, Maltezos A, Mantziris DA, Sine CS, Stewart WC. The comparative ocular hypotensive effect of apraclonidine with timolol maleate in exfoliation versus primary open-angle glaucoma patients. Eye (Lond) 1999; 13(Pt 3a): 314-318.
17. Ritch R, Podos S. Laser trabeculoplasty in the exfoliation syndrome. Bull N Y Acad Med 1983; 59: 339-344.
18. Kaufman PL, Barany EH. Cytochalasin B reversibly increases outflow facility in the eye of the cynomolgus monkey. Invest Ophthalmol Vis Sci 1977; 16: 47-53.
19. Tian B, Gabelt BT, Geiger B, Kaufman PL. Combined effects of H-7 and cytochalasin B on outflow facility in monkeys. Exp Eye Res 1999; 68: 649-655.
20. Okka M, Tian B, Kaufman PL. Effect of low-dose latrunculin B on anterior segment physiologic features in the monkey eye. Arch Ophthalmol 2004; 122: 1482-1488.
21. Sabanay I, Tian B, Gabelt BT, Geiger B, Kaufman PL. Latrunculin B effects on trabecular meshwork and corneal endothelial morphology in monkeys. Exp Eye Res 2006; 82: 236-246.
22. Ethier CR, Read AT, Chan D. Biomechanics of Schlemm's canal endothelial cells: influence on F-actin architecture. Biophys J 2004; 87: 2828-2837.
23. Starcher B, Hill CH. Elastin defects in the lungs of avian and murine models of homocysteinemia. Exp Lung Res 2005; 31: 873-885.
24. Roedl JB, Bleich S, Reulbach U, et al. Homocysteine in tear fluid of patients with pseudoexfoliation glaucoma. J Glaucoma 2007; 16: 234-239.
25. Vessani RM, Liebmann JM, Jofe M, Ritch R. Plasma homocysteine is elevated in patients with exfoliation syndrome. Am J Ophthalmol 2003; 136: 41-46.
26. Altintas O, Maral H, Yuksel N, Karabas VL, Dillioglugil MO, Caglar Y. Homocysteine and nitric oxide levels in plasma of patients with pseudoexfoliation syndrome, pseudoexfoliation glaucoma, and primary open-angle glaucoma. Graefes Arch Clin Exp Ophthalmol 2005.
27. Puustjärvi T, Blomster H, Kontkanen M, et al. Plasma and aqueous humour levels of homocysteine in exfoliation syndrome. Graefe's Arch Clin Exp Ophthalmol 2004; 242: 749-754.
28. Bleich S, Roedl J, Von Ahsen N, *et al.*. Elevated homocysteine levels in aqueous humor of patients with pseudoexfoliation glaucoma. Am J Ophthalmol 2004; 138: 162-164.
29. Leibovitch I, Kurtz S, Shemesh G, *et al.*. Hyperhomocystinemia in pseudoexfoliation glaucoma. J Glaucoma 2003; 12: 36-39.
30. Zee RY, Mora S, et al. Homocysteine, 5,10-methylenetetrahydrofolate reductase 677C>T polymorphism, nutrient intake, and incident cardiovascular disease in 24,968 initially healthy women. Clin Chem 2007; 53: 845-851.
31. Lobo A, Naso A, Arheart K, et al. Reduction of homocysteine levels in coronary artery disease by low-dose folic acid combined with vitamins B6 and B12. Am J Cardiol 1999; 83: 821-825.

32. Katula KS, Heinloth AN, Paules RS. Folate deficiency in normal human fibroblasts leads to altered expression of genes primarily linked to cell signaling, the cytoskeleton and extracellular matrix. J Nutr Biochem 2007; 18: 541-552.
33. Holven KB, Halvorsen B, Schulz H, et al. Increased levels of C-reactive protein and interleukin-6 in hyperhomocysteinemic subjects. Scand J Clin Lab Invest 2006; 66: 45-54.
34. Lewis CM, Smith AK, Kamen BA. Receptor-mediated folate uptake is positively regulated by disruption of the actin cytoskeleton. Cancer Res 1998; 15: 2952-2956.
35. Ovodenko B, Rostagno A, Neubert TA, et al. Proteomic analysis of lenticular exfoliation deposits. Invest Ophthalmol Vis Sci 2007; 48: 1447-1457.
36. Raposo B, Rodriguez C, Martínez-Gonzáles J, Badimon L. High levels of homocysteine inhibit lysyl oxidase (LOX) and downregulate LOX expression in vascular endothelial cells. Atherosclerosis 2004; 177: 1-8.
37. Rodríguez C, Alcudia JF, Martínez-González J, et al. Lysyl oxidase (LOX) down-regulation by TNFalpha: A new mechanism underlying TNFalpha-induced endothelial dysfunction. Atherosclerosis 2007; Epub ahead of print.
38. Oleggini R, Gastaldo N, Di Donato A. Regulation of elastin promoter by lysyl oxidase and growth factors: cross control of lysyl oxidase on TGF-beta1 effects. Matrix Biol 2007; 26: 494-505.
39. Schlötzer-Schrehardt U, Küchle M, Rummelt C, Naumann GOH. Role of transforming growth factor-b and its latent form binding protein in pseudoexfoliation syndrome. Invest Ophthalmol Vis Sci 1999; 40: S278.
40. Kottler UB, Jünemann AG, Aigner T, Zenkel M, Rummelt C, Schlötzer-Schrehardt U. Comparative effects of TGF-beta1 and TGF-beta2 on extracellular matrix production, proliferation, migration, and collagen contraction of human Tenon's capsule fibroblasts in pseudoexfoliation and primary open-angle glaucoma. Exp Eye Res 2005; 80: 121-134.

色素性青光眼的药物治疗

色素播散综合征（PDS）是一种持续虹膜色素上皮细胞播散伴色素颗粒释放遗传性疾病。前房压力大于后房压力的反向瞳孔阻滞，虹膜后凹是该病的特征。色素释放的引发机制是瞳孔运动时虹膜色素层与悬韧带摩擦[1]。这些色素颗粒积聚在眼前段组织中，引起小梁网功能障碍，导致高眼压和青光眼[2、3]。色素播散综合征进展为色素性青光眼（PG）的风险系数不定。目前认为 5 年内约 10%，15 年达到 15%[4]。年轻、男性近视患者更可能患 PG。约 6%～7% PDS/PG 的患者可能发生视网膜脱离[5~7]，约 20% 的眼睛可发现格子样变性[8]。

尽管没有明确证据表明，哪类药物对 PDS 所致高眼压症和 PG 初始治疗更有优势，但目前普遍认为增加房水外流比减少房水生成的药物更好，前者可以降低眼压波动及峰值眼压，后者可能减少小梁网的房水滤过而适得其反（没有明确证据）。

对有些患者来说前列腺素衍生物是合理的首选治疗，因为它们是强有效的降眼压药物，增加葡萄膜巩膜外流途径，且每日只需一次。一项为期一年的前瞻性对比研究发现，拉坦前列素比噻吗洛尔更大程度的降低 PG 患者眼压[9]。

PGA 类药物不会影响色素颗粒的释放，其副作用如虹膜色素沉着并不会导致色素的播散，因为它主要影响的是虹膜基质黑素细胞而非色素上皮细胞[10, 11]。

PGA 并不能减少色素颗粒的释放，因此另外一些人更喜欢使用毛果芸香碱。毛果芸香碱似乎是更为理想的第一选择，因为它既可以增加房水流出，还可以减轻反向瞳孔阻滞，限制虹膜运动，可能会阻断色素颗粒的释放及其在小梁网的沉积。

对于 PDS 高眼压症和 PG，准备使用毛果芸香碱治疗之前，由于视网膜病变及视网膜脱离发生率较高，必须行眼底周边网膜的全面检查并长期随访。毛果芸香碱的其他缺点，如使用频率高、屈光改变、严重视野损害的患者生活质量的恶化、虹膜粘连及白内障的形成均限制了它在色素性青光眼患者中的应用。

为了克服毛果芸香碱在治疗 PDS 相关高眼压及 PG 中的缺点，有人建议每日使用两次 2% 毛果芸香碱（R Ritch 未发表资料），但并未证实。但暂无证据表明，使用这种剂量及浓度的药物可以阻断色素颗粒的释放及其在小梁网的沉积，同时不影响虹膜粘连和调节（没有足够证据）。如果毛果芸香碱不能有效控制眼压，则需要增加其他药物。尽管 PGA 与毛果芸香碱在体内降低眼压有拮抗作用[12, 13]，仍不排除 PGA 作为毛果芸香碱治疗患者的附加药物。

虽然 β- 受体阻滞剂和碳酸酐酶抑制剂也用作 PDS 高眼压症及 PG 的单药治疗，但这两种房水生成抑制剂并无上述药物前景光明，因为它们降眼压效果不如 PGA，也没有类似毛果芸香碱阻止色素颗粒释放的作用。

α 受体激动剂联合毛果芸香碱是较好的联合方案，如临床上联合肾上腺素、地匹福林，它们对 PG 比对其他类型的青光眼效果好[14, 15]。尚需对照试验评价溴莫尼定的效果。

对 PGA 有严重副反应，或治疗无效，或作为综合治疗的一部分，噻吗洛尔加 CAI 或溴莫尼定的固定复合制剂仍是可考虑替代 PGA 的治疗方案。

局部 α- 肾上腺素能抑制剂（莫西赛利、达哌唑）也被用于 PDS/PG 的治疗，它们可以缩小瞳孔，逆转反向瞳孔阻滞，但不引起毛果芸香碱产生的睫状肌收缩及调节改变[16, 17]。这类药物还可以降低因运动造成的眼压升高[18]。它们对 PDS/PG 的疗效仍需通过对照试验进行评估。

氩激光小梁成形术（Argon laser trabeculoplasty，ALT）是另一种增加房水外流的治疗方法，已证明对开放、大量色素沉着的房角，尤其对年轻患者有较好效果，疗效随年龄的增长而降低[19~21]。与 POAG 相比，ALT 对 PG 的疗效持续时间更短[19, 20]。因为最大的关于 SLT 的研究纳入的此类患者太少，目前关于选择性激光小梁成形术（SLT）治疗的 PG 的证据较少[22]。McIlraith 等[22]进行一年的随访，发现房角色素对治疗效果没有影响。Harasymowycz 等[23]对 167 名患者进行 SLT 治疗，发现六位房角重度色素沉积的患者中有四位对治疗无反应。

他们推测色素或剥脱物质沉积于房角，可能会阻碍低能量的激光束到达小梁细胞。在同一研究中，尽管已局部使用溴莫尼定控制眼压，四只房角重度色素沉着的眼出现了显著且持续眼压升高。对这类患者进行治疗时，应谨慎选择激光能量及光斑间距。

周边虹膜切开术（laser peripheral iridotomy，LPI）通过激光使后凹的虹膜变平而减轻反向瞳孔阻滞[24]。一项对 PDS 患者（即在色素性青光眼发病前）治疗随访 10 年的随机对照临床试验中，证明 LPI 能有效降低眼压升高的发生（即需要药物治疗）：入组患者眼压正常，虹膜根部后凹，扩瞳时可见前房色素颗粒播散。年龄小于 40 岁的患者效果更明显[25, 26]。

总之，中度证据（B 级）表明，在选定的表型 LPI 可以降低从 PDS 进展成为 PG 的发生率。一旦 PG 发生，没有证据表明 LPI 还有治疗价值，既不能减缓病情进展，也不能降低治疗方案的强度。

（石晶明 译）

参考文献

1. Campbell DG. Pigmentary dispersion and glaucoma. A new theory. Arch Ophthalmol 1979; 97: 1667-1672.
2. Sugar HS, Barbour FA. Pigmentary glaucoma; a rare clinical entity. Am J Ophthalmol 1949; 32: 90-92.
3. Mardin CY, Küchle M, Nguyen N X. Martus P, Naumann, GOH. Quantification of aqueous melanin granules, intraocular pressure and glaucomatous damage in primary pigment dispersion syndrome. Ophthalmology 2000; 107: 435-440.
4. Siddiqui Y, Ten Hulzen RD, Cameron JD, Hodge DO, Johnson DH. What is the risk of developing pigmentary glaucoma from pigment dispersion syndrome? Am J Ophthalmol 2003; 135: 794-799.
5. Scheie HG, Cameron JD. Pigment dispersion syndrome: a clinical study. Br J Ophthalmol 1981; 65: 264-269.
6. Brachet A, Chermet M. Association glaucoma pigmentaire et dècollement de rétine. Ann Ocul 1974; 207: 451-457.
7. Delaney WV Jr. Equatorial lens pigmentation, myopia and retinal detachment. Am J Ophthalmol 1975; 79: 194-196.
8. Weseley P, Liebmann J, Walsh JB, Ritch R. Lattice degeneration of the retina and the pigment dispersion syndrome. Am J Ophthalmol 1992; 114: 539-543.
9. Mastropasqua L, Carpineto P, Ciancaglini M, Gallenga PE. A 12-month, randomised, double-masked study comparing latanoprost with timolol in pigmentary glaucoma. Ophthalmology 1999; 106: 550–555.
10. Lindquist NG, Larsson BS, Stjernschantz J. Increased pigmentation of iridian melanocytes in primates induced by a prostaglandin analogue. Eye Exp Res 1999; 69: 431-436.
11. Grierson I, Jonsson M, Cracknell K. Latanoprost and pigmentation. Jpn J Ophthalmol 2004; 48: 602-612.
12. Crawford K, Kaufman PL. Pilocarpine antagonizes prostaglandin F2-induced icular hypotension in monkeys. Arch Ophthalmol 1987; 105: 1112-1116.

13. Serle, JB, Wang, R, Mittag, TW, Shen, F, Podos, SM. Effect of pilocarpine 4% in combination with latanoprost 0.005% or 8-iso Prostaglandin E2 0.1% on intraocular pressure in laser-induced glaucomatous monkey eyes. J Glaucoma 2001; 10: 215-219.
14. Becker B, Shin DH, Cooper DG, Kass MA. The pigment dispersion syndrome. Am J Ophthalmol 1977; 83: 161-166.
15. Ritch R. Going forward to work backward. Arch Ophthalmol 1997; 115: 404-406.
16. Wand M, Grant WM. Thymoxamine hydrochloride: an alpha-adrenergic blocker. Surv Ophth 1980; 25: 75-84.
17. Mastropasqua L, Carpineto P, Ciancaglini M, Gallenga PE. The usefulness of dapiprazole, an alpha-adrenergic blocking agent, in pigmentary glaucoma. Ophthalmic Surg 1996; 27: 806-809.
18. Mastropasqua L, Carpineto P, Ciancaglini M, Gallenga PE. The efectivenesss of dapiprazole in preventing exercise-induced IOP increase in patients with pigmentary dispersion syndrome. Int Ophthalmol 1996; 19: 359-362.
19. Lunde MW. Argon laser trabeculoplasty in pigmentary dispersion syndrome with glaucoma. Am J Ophthalmol 1983; 96: 721-725.
20. Ritch R, Liebmann JM, Robin AL, et al. Argon laser trabeculoplasty in pigmentary glaucoma. Ophthalmology 1993; 100: 909-913.
21. Lieberman MF, Hoskins HD Jr., Hetherington J Jr. Laser trabeculoplasty and the glaucomas. Ophthalmology 1983; 90: 790-795.
22. McIlraith I, Strasfeld M, Colev G, Hutnik CM. Selective laser trabeculoplasty as initial and adjunctive treatment for open-angle glaucoma. J Glaucoma 2006; 15: 124-130.
23. Harasymowycz PJ, Papamatheakis DG, Latina M, De Leon M, Lesk MR, Damji KF. Selective laser trabeculoplasty (SLT) complicated by intraocular pressure elevation in eyes with heavily pigmented trabecular meshworks. Am J Ophthalmol 2005; 139: 1110.
24. Carassa RG, Bettin P, Fiori M, Brancato R. Nd:YAG laser iridotomy in pigment dispersion syndrom: an ultrasound biomicroscopic study. Br J Ophthalmol 1998; 82: 150-153.
25. Gandolfi SA, Vecchi M. Effect of a YAG-laser iridotomy on intraocular pressare in pigment dispersion sindrome. Ophthalmology 1996; 103: 1693-1696.
26. Ungaro N, Sangermani C, Vecchi M, et al. YAG-laser iridotomy in pigment dispersion syndrome: 10 years later. Inv Ophthalmol Vis Sci 2003; (ARVO Suppl): 4293.

葡萄膜炎性青光眼的药物治疗

葡萄膜炎继发性青光眼的一线治疗措施即控制葡萄膜炎疾病本身。如果与全身性疾病相关，则应对其进行相应治疗。多数病例，抗感染治疗包括局部或/和全身使用激素，局部包括眼表、球周、球内使用激素。许多葡萄膜炎患者眼压升高是由激素引起的[1]，严重葡萄膜炎可考虑使用免疫抑制剂如麦考酚酯、环孢素、他克莫司、甲氨蝶呤以及抗 TNF 单克隆抗体，这样可以减少激素使用剂量。与葡萄膜炎专家联合治疗对这类患者是必要的。对活动性葡萄膜炎为了避免激素引起的眼压升高而限制其使用是不恰当的，应按需要控制炎症并处理继发的眼压升高。

多数降眼压药物适用于葡萄膜炎高眼压或继发性青光眼的治疗。如无禁忌证，β- 受体阻滞剂通常作为一线治疗药物。局部碳酸酐酶抑制剂（tCAIs）也用作一线或二线治疗，其降眼压效果不可预测，可从无反应到显著降低某些严重的慢性葡萄膜炎眼压并随之发生睫状体损伤[2]。局部溴莫尼定较少使用，部分原因是在眼内炎症时，它可引起讨厌的结膜充血，长期使用偶尔可引起严重的肉芽肿性前葡萄膜炎[3]。另外，其降眼压效果可被同时使用的非甾体类抗炎药抵消[4]。固定复合制剂（β-受体阻滞剂与tCAIs或β-受体阻滞剂与溴莫尼定）可增加患者依从性，减少对药物防腐剂的暴露。

对眼压升高合并葡萄膜炎的患者，局部使用PGA药物仍然存在争议。有报道指出，PGA与前葡萄膜炎有因果关系，但是证据不充分[5~8]。也有文献称贝美前列素不影响葡萄膜性青光眼患者的前房闪辉程度[9]。一项随机、前瞻性、交叉研究发现，有晶状体眼的青光眼或高眼压患者的房水闪辉度不受拉坦前列素、曲伏前列素和贝美前列素影响[10]。这项研究中每个患者治疗用药4周，两种药物治疗之间间隔4周的洗脱期。

这一结果支持了先前的一项研究，使用拉坦前列素12个月后未发现其对血-房水屏障通透性有显著影响[11]。这项研究中未指出患者的晶状体状态，其意义在于，先前的随机对照研究指出使用PGA治疗后，会增加人工晶体眼及无晶状体眼的前房闪辉程度[12]。值得指出的是，以上的研究均在青光眼患者中进行而非葡萄膜炎患者。一项回顾性研究比较了葡萄膜炎合并眼压升高患者（n=280）经PGA或其他药物治疗后前葡萄膜炎和黄斑囊样水肿的发生率，结果显示前葡萄膜炎发生率在两组间无差异[13]。

现有的证据表明，使用PGA可致约1%的非葡萄膜炎患者发生一种特应性的前葡萄膜炎反应，但并没有证据表明它会加剧已有的葡萄膜炎。最大的顾虑是对于葡萄膜炎合并黄斑水肿的患者，PGA可能会加剧黄斑水肿。此外，对于因炎症致自身PGs升高的患者，局部应用前列腺素PGs可能降低效果，虽然还没有研究验证这个假设。少量证据表明联用非甾体类抗炎药物会降低拉坦前列素的作用[14]。

对于炎症控制良好，无黄斑水肿病史的患者，可考虑PGA作为治疗的二线或三线用药，需谨慎观察炎症有无加重。缩瞳药不可用于葡萄膜炎眼压升高的患者，因为它们可能会加剧炎症[15]。ALT不宜用于葡萄膜炎性青光眼[15]。经巩膜睫状体光凝术或眼内睫状体光凝术可作为小梁切除联合MMC或房水引流阀手术失败的青光眼患者的治疗选择。

（石晶明 译）

参考文献

1. Sallam A, Sheth HG, Habot-Wilner Z, Lightman S. Outcome of raised intraocular pressure in uveitic eyes with and without a corticosteroid-induced hypertensive response. Am J Ophthalmol 2009; 148: 207-213.

2. Sung VC, Barton K. Management of inflammatory glaucomas. Curr Opin Ophthalmol 2004; 15: 136-140.
3. Byles DB, Frith P, Salmon JF. Anterior uveitis as a side effect of topical brimonidine. Am J Ophthalmol 2000; 130: 287-291.
4. Sponsel WE, Paris G, Trigo Y, et al. Latanoprost and brimonidine: therapeutic and physiologic assessment before and after oral nonsteroidal anti-inflammatory therapyfs. Am J Ophthalmol 2002; 133: 11-18.
5. Warwar RE, Bullock JD, Ballal D. Cystoid macular edema and anterior uveitis associated with Latanoprost use: experience and incidence in a retrospective review of 94 patients. Ophthalmology 1998; 105: 263-268.
6. Fechtner RD, Khouri AS, Zimmerman TJ, et al. Anterior uveitis associated with latanoprost. Am J Ophthalmol 1998; 126: 37-41.
7. Smith SL, Pruitt CA, Sine CS, et al. Latanoprost 0.005% and anterior segment uveitis. Acta Ophthalmol Scand 1999; 77: 668-672.
8. Parentin F. Granulomatous anterior uveitis associated with bimatoprost: a case report. Ocul Immunol Inflamm 2003; 11: 67-71.
9. Fortuna E, Cervantes-Castaneda RA, Bhat P, et al. Flare-up rates with bimatoprost therapy in uveitic glaucoma. Am J Ophthalmol 2008; 146: 876-882.
10. Arcieri ES, Pierre Filho PT, Wakamatsu TH, Costa VP. The effects of prostaglandin analogues on the blood aqueous barrier and corneal thickness of phakic patients with primary open-angle glaucoma and ocular hypertension. Eye (Lond) 2008; 22: 179-183.
11. Linden C, Nuija E, Alm A. Effects on IOP restoration and blood-aqueous barrier after long-term treatment with latanoprost in open angle glaucoma and ocular hypertension. Br J Ophthalmol 1997; 81: 370-372.
12. Arcieri ES, Santana A, Rocha FN, et al. Blood-aqueous barrier changes after the use of prostaglandin analogues in patients with pseudophakia and aphakia: a 6-month randomized trial. Arch Ophthalmol 2005; 123: 186-192.
13. Chang JH, McCluskey P, Missotten T, et al. Use of ocular hypotensive prostaglandin analogues in patients with uveitis: does their use increase anterior uveitis and cystoid macular oedema? Br J Ophthalmol 2008; 92: 916-921.
14. Kashiwagi K, Tsukahara S. Effect of non-steroidal anti-inflammatory ophthalmic solution on intraocular pressure reduction by latanoprost. Br J Ophthalmol 2003; 87: 297-301.
15. Kuchtey RW, Lowder CY, Smith SD. Glaucoma in patients with ocular inflammatory disease. Ophthalmol Clin North Am 2005; 18: 421-430, vii.
16. Robin AL, Pollack IP. Argon laser trabeculoplasty in secondary forms of open-angle glaucoma.Arch Ophthalmol 1983; 101: 382-384.

第6章 给　药

David Friedman，Jost Jonas，David Greenfield，Ivan Goldberg

章节主编：Ivan Goldberg
章节副主编：David Greenfield，Kenji Kashiwagi
协作副主编：David Friedman，Jost Jonas
编著者：Norman Aquino，Ramesh Ayyala，Robert Casson，JonathanCrowston，Seng Kheon Fang，Ronnie George，Neeru Gupta，Daniel Grigera，Masanori Hangai，Sek-Tien Hoh，Malik Kahook，Paul Kaufman，Shan Lin，Ronit Nesher，Ki Ho Park，Sung Chul Park，Nathan Radcliffe，Kazuhisa Sugiyama，Remo Susanna，Clement Tham，Carol Toris，Ningli Wang

共识观点

1. 不依从 / 无毅力 / 不服从是青光眼治疗过程中的主要问题。比规定剂量使用剂量少的患者，较多于规定剂量用药的患者预后更差。

注解：多数关于青光眼患者研究估计他们平均仅接受了 70% 的剂量。这可能取决于治疗持续时间，药物的数量及疾病的严重程度。

2. 患者自我报告往往高估了其依从性。

注解：医生不能准确预测哪些患者依从性差。

注解：尽管暂时没有，期望有更好的系统能可靠和容易地监测患者的减少用药的行为并反馈给医生，使他们可更好的识别难以坚持和减少用药的患者。

3. 已明确的依从性差的危险因素，包括年幼及年长的患者，种族差异和抑郁。

注解：虽然依从性差可以发生于所有患者中，但具有这些高危因素的患者需要更加留意。

4. 患者难于将滴眼液准确的滴入眼内。

注解：提高依从性应关注身体障碍。

注解：观察患者如何滴眼，可以发现那些不能点药的患者。

5. 至少在未来几年，局部降眼压药物仍是青光眼治疗的主要方式。

注解：尽管药物治疗有其局限性（使用不方便，依赖患者的依从性和已描述的不良副作用，尤其是结膜），局部抗青光眼药物相对便宜、容易获得、普遍安全，产生的副作用也是可逆的。

6. 滴眼液中防腐剂的成分更改成毒性更小且更温和的配方，和（或）发展无防腐剂的给药系统，从而在需要足够药物控制眼压时可以降低防腐剂相关的副作用和组织毒性。

7. 青光眼非眼压依赖的治疗和新的给药系统在青光眼治疗中仍是一个首要的未实现的医疗需求。

依从/毅力/不服从

David Friedman, David Greenfield and Ivan Goldberg

定义

关于医学治疗依从性的文献经常有不同程度的术语不一致性。“服从”的意义是什么？当这个词被用作“依从”的反义词时含义又是什么？这些并非毫无意义的问题，因为术语的应用将影响患者和医师思考所涉及的问题并影响到他们之间的交流。

最近的趋势是用“依从”这个词，因为它少些审判的意味，患者没有用药并不意味着他不是个好人（“服从”这个词隐含的意思）。但是什么是坚持呢？是用了100%的剂量？多数医生接受略少于完美的用药作为坚持，那么什么时候患者才是“非依从”或“依从差”呢？不幸的是目前并没有已发表的研究记录临床上非常重要的依从的水平。因此我们依赖什么是足够好的临床判断来帮助我们保持患者安全。

为了这一讨论的目的，我们将定义“依从”为患者在一个特定时间内遵循规定的治疗方案的程度。另一个可用来衡量的词是“持久性”，用来衡量连续使用。另外，我们怎么知道患者没有按要求用药呢？一般来说已知一瓶药水的滴数，因此我们可以计算出一瓶药能用多少天。然而，有些患者每次用药超过一滴，这意味着一瓶药远用不到预计的天数。“坚持不懈”较少作为总的药物使用行为的指标，因为有些人停药一段时间后仍继续用药。另一个用来表明用了多少规定治疗的词是“药物占有率”。它是用患者真正使用的药物量除以规定的药物量所得，通常用于药房申报数据。

确定依从的策略

患者采访

有几种方法用于患者对治疗的依从性。最常用的是直接问患者他们是否如规定的那样用眼药。不幸的是，患者经常高估他们自己依从性的水平。在一个研究中，电子眼药水监控装置监测到患者滴用了76%规定剂量的毛果芸香碱，但当这些患者被采访时，他们报告滴用了规定剂量的97%[1]。作者也注意到眼科医师在发现哪个患者依从性差这方面做的工作很差。在最近一项用电子监控仪监控患者的研究中亦得出类似的矛盾结论，并且患者知道自己正在被监测[2]：监控装置得到的平均依从率为 71%，而患者报告的为 95%。有人报道了噻吗洛尔治疗的非依从性，用配药的数据与问卷调查的数据比较分别是 51% 和 24%[3]。其他领域的研究也报告了电子监控数据与患者自己报告的数据相关性差[4]。这些结果不禁让人怀疑依赖访问患者来判定他们是否依从的研究。即便如此，最近一项研究发现承认最后一周任何的剂量遗漏与电子监控下药物低补充率和低依从性相关。

药房申报数据

药房申报数据有局限性[7]，尤其使用眼药水时可能并不像口服片剂的患者有固定的量。有些患者一只眼用药时可能点用了超过一滴药，而有些患者可能囤积药物或依靠样品药物。依据药房报告只能仅仅是近似估计。然而，药房申报数据能合理估计点用眼药水的行为，通常能区分用了大多数规定药量和远远少于规定药量的患者。

几项应用药房申报数据的有关青光眼治疗的研究，总的报告患者仅接受了大约 70% 的药量[7, 10~12]。第一个这类研究是新泽西州评估医疗补助接受者的研究，给予他们免费药品，但在 12 个月有 23% 没有补充处方药[11]。同一作者报告这一人群的 25% 没有补充 80% 或更多的处方药。其他研究报导药物占有率更低[10, 12]，在任何一个给的时间点大约只有 50%。一组报告药物占有率大约 65%[7]。这些数据和大量已发表的应用药房申报数据的关于高血压和降脂治疗的研究表明大部分的药量并没有被患者服用[13]。

电子监控

电子监控能让研究者知道患者服用了多少药量，尽管它并不能确定药物是否真正用到眼睛。最初报导应用监控装置来评估依从性的是在 1980 年代对毛果芸香碱的依从性研究[14, 15]。以及其后对噻吗洛尔的研究[1]。最近一些研究应用电子监控来评估对前列腺素衍生剂治疗的依从性[2]。对于毛果芸香碱而言，41% 的患者遗漏了至少 10% 的规定药量，20% 的患者遗漏了至少 20% 的规定药量[14]。其他研究报导 34% 的使用毛果芸香碱的患者遗漏了至少 25% 的药量，15% 的患者遗漏了至少 50% 的剂量[15]。这一研究及一项最近发表的文章显示非依从性患者对治疗的依从性趋向于仅在复诊前增高[2]。

有关电子监控对前列腺素衍生剂依从性的研究结果各异。其中一项应用微电子机械系统帽装置的研究报导当患者单药物治疗时接受了 97% 的药量，而当需要两种药物治疗时这一比率下降到了 86%[5]。相反，其他应用曲伏前列素定量辅助装置的研究报导 44% 的患者用眼药水的时间少于 75%，总的依从率为 71%[2]。

电子监控仍然是检测依从性方法的金标准，但这一技术中很少有用来检测眼药水的方法。被监测的患者常常意识到这一事实，这可能影响药物的服用行为并导致研究结果的偏倚。

非理想依从性的发生率及危险因素

这一章节的题目有意冗长而陈述不佳，因为我们并无清楚的方法来定义什么是“依从性差”。如前所述，有些方法已经用于评估患者对治疗的依从性：问卷调查、访问、使用健康保险的申报数据或健康计划的数据库，以及应用电子药物剂量监控装置。不管用哪种方法，依从性研究显示一些患者并不按规定用药。非依从性的发生率在不同研究间差异很大，在较大规模的研究中其范围为23%～85%。青光眼和其他多数慢性无症状性疾病的电子监控研究发现患者平均使用了70%的规定药量。

关于慢性疾病依从性的危险因素有多个文献。此外，近10年的一些报道关注了这一特殊问题。不幸的是，很多研究依赖于依从性的自我报告并且这些研究存在两个主要的设计问题。首先，承认没有按规定用药的患者与未用药但却不承认未用药的患者是不同的。什么造成患者对采访者比其他人更诚实呢？这些差异，并非不用药的风险，而可能是这些采访为依据的研究所评估的指标。第二，这些研究中确定为依从性好的组中可能包括了一些并未按规定用药的患者。这可能降低了这些研究寻找真正差异的能力。

一项重要的回顾总结了已知与所有慢性疾病依从性差相关的因素，发现抑郁和认知缺乏与之强烈相关[16]。无症状的疾病、难于获得药物、治疗复杂、药物花费高及医患关系不良等均为依从性较差的危险因素。其中几项也与青光眼患者依从性差相关。思考影响治疗依从性的模型包括患者因素、药物因素、供应者因素和环境因素。与低依从性相关的患者因素包括患者担忧青光眼、较年轻或较年长的患者及非裔美国人[6]。药物因素包括药物花费、抑郁、治疗的复杂性及副作用。供应者因素包括交流、不理解青光眼的后果。环境因素包括离家旅游、无人帮助点药。此外，一些研究发现报告遗漏点药的患者依从性较差。

先前的一些研究发现有些患者经常未能将眼药点入眼当他们试图这样做时，最近的研究评估了患者应用局部抗青光眼药物的录影带，发现大部分患者将药瓶接触了眼睛，平均每次点药量为1.8滴，几乎四分之一的患者挤压药物呈连串样到眼睛上[8]。此外，约20%的患者根本就没有将药物点到眼睛上。

（石晶明 译）

参考文献

1. Kass MA, Gordon M, Morley RE Jr, et al. Compliance with timolol treatment. Am J Ophthalmol 1987; 103: 188-193.
2. Okeke CN, Quigley HA, Jampel HD, Plyler RJ, Ying GS, Friedman DS. Adherence with Topical Glaucoma Medication Monitored Electronically: the Travatan Dosing Aid (TDA) Study. Ophthalmology 2009; 116: 191-199. Epub 2008 Dec 12.
3. Rotchford AP, Murphy KM. Compliance with timolol treatment in glaucoma. Eye 1998; 12: 234-236.
4. Garber MC, Nau DP, Erickson SR, Aikens JE, Lawrence JB. The concordance of self-report with other measures of medication adherence: a summary of the literature. Med Care 2004; 42: 649-652.
5. Robin AL, Novack G, Covert DW, et al. Adherence in glaucoma: Objective measurements of once-daily and adjunctive medication use. Am J Ophthalmol 2007; 144: 533-540.
6. Friedman DS, Okeke CN, Jampel HD, Ying GS, Plyler RJ, Jiang YZ, Quigley HA. Risk factors for poor adherence with eyedrops in electronically monitored glaucoma patients. Ophthalmology 2009; 116: 1097-1105. Epub 2009 Apr 19.
7. Friedman DS, Quigley HA, Gelb L, Tan J, Margolis J, Shah S, Kim EE, Zimmerman T, Hahn SR. Using pharmacy claims data to study adherence to glaucoma medications: Methodology and findings of the Glaucoma Adherence and Persistency Study (GAPS). Invest Ophthalmol Vis Sci 2007; 48: 5052-5057.
8. Stone JL, Robin AL, Novack GD, Covert DW, Cagle GD. An objective evaluation of eyedrop instillation in patients with glaucoma. Arch Ophthalmol 2009; 127: 732-736.
9. Friedman DS, Hahn SR, Gelb L, Tan J, Margolis J, Shah S, Kim EE, Zimmerman T, Quigley HA. Doctor-patient communication, health-related beliefs, and adherence in glaucoma: Results from the Glaucoma Adherence and Persistence Study (GAPS). Ophthalmology 2008; 115: 1320-1327, 1327.e1-3. Epub 2008 Mar 5.
10. Nordstrom BL, Friedman DS, Mozaffari E, Quigley HA, Walker AM. Persistence and Adherence with Topical Glaucoma Therapy Am J Ophthalmol 2005; 140: 598-606.
11. Gurwitz JH, Glynn RJ, Monane M, Everitt DE, Gilden D, Smith N, Avorn J. Treatment for glaucoma: adherence by the elderly. Am J Public Health 1993; 83: 711-716.
12. Schwartz GF, Reardon G, Mozaffari E. Persistency with latanoprost or timolol in primary open-angle glaucoma suspects. Am J Ophthalmol 2004; 137: S13-16.
13. Cramer JA, Mattson RH, Prevey ML, Scheyer RD, Ouellette VL. How often is medication taken as prescribed? A novel assessment technique. JAMA 1989; 261: 3273-3277. [Erratum, JAMA 1989;262:1472.]
14. Kass MA, Meltzer DW, Gordon M, et al. Compliance with topical pilocarpine treatment. Am J Ophthalmol 1986; 101: 515-523.
15. Norell SE. Monitoring compliance with pilocarpine therapy. Am J Ophthalmol 1981; 92: 727-731.
16. DiMatteo MR, Giordani PJ, Lepper HS, Croghan TW. Patient adherence and medical treatment outcomes: a meta-analysis, Med Care 2002; 40: 794-811.

给药系统

Jost Jonas, David Greenfield and Ivan Goldberg

共识观点

1. 短期未来的抗青光眼药物给药系统（五年内）局部用药仍然是抗青光眼药物治疗的给药基础。尽管其局限性包括不方便、依赖患者依从性、局部和全身副作用，但局部抗青光眼药物相对便宜并可便利的获得。局部治疗通常是安全的，副反应常常是可逆的。可选的给药系统包括：玻璃体腔注射水溶性或结晶样药物[1, 2]；玻璃体腔植入或注射缓释模式的可生物降解药物储库[3]；玻璃体腔植入非溶解的缓释装置[4]；巩膜固定的药物释放装置（包被微针）[5]；经巩膜或经结膜离子电渗疗法[6]；基因工程通过转染眼内细胞来产生所选药物；用 siRNA 抑制有害基因表达；结膜下或筋膜下注射 / 植入缓释药物；眼内细胞包被的药物生产[7, 8]；增强经巩膜通路的纳米药物配方[9]；眼内人工晶状体给药系统[10]；控制释放的泪腺植入药库治疗；角膜接触镜给药[11]。

2. 青光眼眼内注药或给药系统的局限性

- 注射相关的感染风险大约为 1∶2000[12]。

相比黄斑疾病如渗出性年龄相关性黄斑变性或糖尿病性弥漫性黄斑水肿，青光眼局部治疗非常有效，远不需要选择玻璃体内注射药物。

- 视网膜病和青光眼最大的不同在于“50% 法则”，这意味着几乎 50% 用抗青光眼药物的病人可能并不需要治疗或可能并没有这一疾病。这与黄斑疾病所有患者均需要治疗的“100% 法则”相反。这更容易证明一个潜在的严重的不良影响在“100% 法则”假设下较“50% 法则”下更合理。

3. 局部抗青光眼药物中防腐剂：需要发展更低组织毒性的防腐剂来减少对眼表局部的副作用。不含防腐剂的给药系统暂停于纳米微粒配方，这可能用喷雾或混悬剂的形式给药并且一天只需给药一次。

4. 眼内淋巴引流系统

- 最近描述的人类睫状体有丰富的淋巴网是否增加了房水和蛋白质从眼内引流，以及它是否可用于青光眼治疗的目标并不确定[13, 14]。

5. 非眼压依赖的抗青光眼治疗

- 青光眼的非眼压依赖治疗与新奇的给药系统结合，仍然是青光眼治疗中高度优先级的未满足医疗需求。

（石晶明 译）

参考文献

1. Jonas JB, Hayler JK, Söfker A, Panda-Jonas S. Intravitreal injection of crystalline cortisone as adjunctive treatment of proliferative diabetic retinopathy. Am J Ophthalmol 2001; 131: 468-471.
2. Rosenfeld PJ, Brown DM, Heier JS, Boyer DS, Kaiser PK, Chung CY, Kim RY. MARINA Study Group. Ranibizumab for neovascular age-related macular degeneration. N Engl J Med 2006; 355: 1419-1431.
3. Haller JA, Kuppermann BD, Blumenkranz MS, Williams GA, Weinberg DV, Chou C, Whitcup SM. Dexamethasone DDS Phase II Study Group. Randomized controlled trial of an intravitreous dexamethasone drug delivery system in patients with diabetic macular edema. Arch Ophthalmol 2010; 128: 289-296.
4. Jaffe GJ, McCallum RM, Branchaud B, Skalak C, Butuner Z, Ashton P. Long-term follow-up results of a pilot trial of a fluocinolone acetonide implant to treat posterior uveitis. Ophthalmology 2005; 112: 1192-1198.
5. Mello-Filho PA, Guven D, Beeley NR, de Juan E Jr, Erickson SR. Helical intravitreal triamcinolone acetonide implant: a 6-month surgical feasibility study in rabbits. Ophthalmic Surg Lasers Imaging 2009; 40: 160-168.
6. Eljarrat-Binstock E, Raiskup F, Frucht-Pery J, Domb AJ. Transcorneal and transscleral iontophoresis of dexamethasone phosphate using drug loaded hydrogel. J Control Release 2005; 106: 386-390.
7. Tao W, Wen R, Goddard MB Sherman SD, O'Rourke PJ, Stabila PF, Bell WJ, Dean BJ, Kauper KA, Budz VA, Tsiaras WG, Acland GM, Pearce Kelling S, Laties AM & Aguirre GD. Encapsulated cell-based delivery of CNTF reduces photoreceptor degeneration in animal models of retinitis pigmentosa. Invest Ophthalmol Vis Sci 2002; 43: 3292-3298.
8. Zhang R, Ma K, Xu L, Wallrapp C, Jonas JB. Intraocular cell-based production of glucagon-like peptide-1 in the anterior chamber. Acta Ophthalmol 2009; Nov 23. [Epub ahead of print]
9. Ottiger M, Thiel MA, Feige U, Lichtlen P, Urech DM. Efficient intraocular penetration of topical anti-TNF-alpha single-chain antibody (ESBA105) to anterior and posterior segment without penetration enhancer. Invest Ophthalmol Vis Sci 2009; 50: 779-786.
10. Molokhia SA, Sant H, Simonis J, Bishop CJ, Burr RM, Gale BK, Ambati BK. The capsule drug device: novel approach for drug delivery to the eye. Vision Res 2010; 50: 680-685.
11. Gulsen D, Chauhan A. Ophthalmic drug delivery through contact lenses. Invest Ophthalmol Vis Sci 2004; 45: 2342-2347.
12. Pilli S, Kotsolis A, Spaide RF, Slakter J, Freund KB, Sorenson J, Klancnik J, Cooney M. Endophthalmitis associated with intravitreal anti-vascular endothelial growth factor therapy injections in an office setting. Am J Ophthalmol 2008; 145: 879-882.
13. Yücel YH, Johnston MG, Ly T, Patel M, Drake B, Gumus E, Fraenkl S, Moore S, Tobbia D, Armstrong D, Horvath E, Gupta N. Identification of lymphatics in the ciliary body of the human eye: a novel 'uveolymphatic' outflow pathway. Exp Eye Res 2009; 89: 810-819.
14. Lindsey JD, Hofer A, Wright KN, Weinreb RN. Partioning of the aqueous outflow in rat eyes. Invest Ophthalmol Vis Sci 2009; 50: 5754-5758.

第7章　卫生经济学

Ronnie George，Anne Coleman，Steven Kymes

章节主编：Clive Migdal
章节副主编：Anne Coleman，Ronnie George
编著者：Alfonso Anton，Augusto Azuaro-Blanco，Steven Kymes，Paul Lee，Grant McLaren，Renato de Natale，James Tsai，Ravi Thomas，AnjaTuulonen

共识观点

1. 不同国家关于青光眼治疗成本的调查报告各不相同

注解：发展中国家关于此类信息几乎没有

注解：除了美国，治疗成本的差异主要与世界各区域的经济发展程度有关。

2. 一次手术的成本远超过短期的药物成本，但低于长期的药物成本。

注解：改变药物成本可能会改变这一点

注解：手术失败可能会改变这一点，因为需要额外的药物或手术治疗

3. 仿制药可能可以直接降低治疗成本。

注解：需要更多的研究用于比较仿制药和品牌药的不同

4. 青光眼药物的副作用对经济影响极小。

5. 固定复合制剂和单独药物成分的治疗成本没有明显的差异

6. 每个国家对治疗失败的定义是不同的，主要取决于该国家药物和手术治疗的成本及可获得性。

注解：青光眼的药物价格并不透明

关于每降低1毫米汞柱带来好处（质量调整生命年（QALY））这方面的资料非常少，这限制了我们对不同的治疗方案，不同的药物治疗组或仿制药和品牌药的比较能力。大多数疗效的研究结果是关于眼而非双眼视觉。评估QALY的数据，假设最好眼或最坏眼影响生活的成本和质量。而由最佳、最差或双眼视觉影响的这些假说还没有经过验证，缺乏这些数据的确影响我们评估成本效益的能力。

疾病及其成本/治疗和费用

发达国家关于疾病成本的报道各不相同，而在病人直接花费上变异相似[1~4]。

广泛的变异可见于疾病的不同阶段。大部分研究估计直接成本，因为间接成本只与病人或授权的社会远景相关。大多数付款人或供应商将不再关注间接成本。不幸的是，发展中国家没有任何可用的数据，但在这些地区病人更可能直接支付费用。Quick 等人的报告显示，发展中国家 50% 到 90% 的人口必须靠自己支付[5]。在发展中国家间接成本可能是个重要因素，但这是未知的。大部分证据似乎表明，各个国家在青光眼的治疗花费和治疗上有非常重要的差别，这些差别是国家经济发展水平的体现（美国和其他发达国家之间的差别是一个例外）[2]。全球成本，如跨国成本的估计，因为国家之间潜在的不均一性而意义不大（见上文）。

对于经济发展水平较低的国家，它也将取决于在其国内是否可获得仿制药。尚没有继发性青光眼的成本估计，其成本可能与已知的 POAG 信息不同。

（石晶明 译）

参考文献

1. Kobelt G. Health economics, economic evaluation, and glaucoma. J Glaucoma 2002; 11: 531-539.
2. Lee PP, Kelly SP, Mills RP, Traverso CE, Walt JG, Doyle JJ, Katz LM, Siegartel LR; Costs of Glaucoma Study Group. Glaucoma in the United States and Europe: predicting costs and surgical rates based upon stage of disease. J Glaucoma 2007; 16: 471-478.
3. Lee PP, Walt JG, Doyle JJ, Kotak SV, Evans SJ, Budenz DL, Chen PP, Coleman AL, Feldman RM, Jampel HD, Katz LJ, Mills RP, Myers JS, Noecker RJ, Piltz-Seymour JR, Ritch RR, Schacknow PN, Serle JB, Trick GL. A multicenter, retrospective pilot study of resource use and costs associated with severity of disease in glaucoma. Arch Ophthalmol 2006; 124: 12-19.
4. Berenson K, Kymes S, Walt JG, Siegartel LR. The relationship of mean deviation scores and resource utilization among patients with glaucoma: a retrospective United States and European chart review analysis. J Glaucoma 2009; 18: 390-394.
5. Quick JD, Hogerzeil HV, Velasquez G, Rago L. Twenty-five years of essential medicines. Bull World Health Organ 2002; 80: 913-914.

青光眼的药物治疗和其他治疗方法的成本比较
（以及药物治疗如何适合于其他模式）

单看手术的“一次性”花费，显然明显大于药物治疗的费用。[1] 手术并发症的处理也应该并入手术的费用。然而，虽然处理青光眼术后并发症的费用很可能非常高，但这类事件的发生概率似乎非常低。正确的是类似手术分析有一个（相对）大的前期付款，其带来的益处将随着时间的推移，因此应将这段享受益处的时间进行分期付款。同样，手术或药物治疗副作用的成本应该通过副作用的可能性和副作用的成本相乘来确认。很容易应用我们常用的决策分析方法来实施成本效益研究。

然而，随着时间的推移，成本曲线融合的（未发表，Kymes 等）长期手术成本比药物成本低。当前列腺素衍生物不受商标保护，药物成本将获得长期和短期的双重优势，这种情况可能会改变。

（石晶明 译）

参考文献

1. Calissendorff BM. Costs of medical and surgical treatment of glaucoma. Acta Ophthalmol. Scand 2001: 79: 286-288.

仿制药以及它们如何影响世界各地青光眼的治疗成本（包括仿制药与品牌药配方以及它们之间是否存在真正的差别/或我们知道吗？）

前列腺素仿制药的推出将有可能降低青光眼药物治疗的花费，在美国可从1000美元/每年降至几百美元/每年（略高于噻吗洛尔的费用）。它可能会降低目前我们所看到的国家之间前列腺素成本的差异程度[1,2]。

关于比较仿制青光眼药物与原始分子疗效的已发表证据很少。印度一项随机交叉试验比较了适利达和印度仿制的拉坦前列腺素，结果显示拉坦前列素控制眼压更好、副作用更少[3]。当将拉坦前列素换至仿制药时，眼压增高了0.89毫米汞柱，而将仿制药换为适利达时，眼压降低了1.1毫米汞柱。印度（R.Parikh提供）一项研究将拉坦前列素控制眼压患者转换为仿制药的未发表数据显示，当所有受试者接受仿制药治疗时，平均眼压在三个月后上升了1.8毫米汞柱。

没有关于阻止疾病进展的成本效益信息，因而仿制药的安全性和有效性问题受到限制。在治疗成本和疾病负担方面已经发表了过多的研究，但治疗成本（疾病负担）仅在目前正在被比较的背景中具有意义。在评估仿制药是否比品牌药疗效较差或安全性更低时，我们必须在一个比较的背景中考虑。一毫米汞柱的价值是什么？我们没有人知道，因为这是考虑疾病进展率的成本效益问题，而且关于进展我们目前并不了解。

是否疗效的差异会影响疾病总成本是考虑进展率成本效益的问题，而且我们目前对疾病进展并无好的长期信息。但EMGT给了我们一些这方面的指导。基本上，如果新的药物不比安慰剂好（不见得），那么我们希望看到类似于EMGT安慰剂组的疾病进展减缓[4]。在一定程度上它不太有效，我们将看到在失去每毫米汞柱疗效时，有10%的疾病进展风险。一组（Steven Kymes提供）未发表的数据显示，当疾病的自然进展缓慢时，对以人口为基础的单独的成本产生影响需要相当大的疗效损失。这在视野丢失快速进展的病患中可能不准确。在确定治疗的成本效益时，成本差异不如疾病进展速率或对生活质量的影响重要[5]。效用价值的计算也会受文化差异的影响。Gupta等的例子可能是最生动的，它显示印度青光眼的病患宁愿为治愈这一疾病冒很大的死亡风险，也不愿意接受自己成为盲人。这意味着在这个样本中，致盲比致死更可怕。另外一个决定各国在成本上各不相同的重要因素是付款者是谁。在大多数工业化国家中存在第三方付款人，而在发展中国家，付款者常常是病患本身，这在本质上改变了成本计算的方式。

在印度，大约有超过85%的病人需要自费，在这种情况下，病人的支付能力成了决定或改变治疗最重要的因素。基本上，35%的人口要在生活必需品花费和前列腺素/前列腺素衍生物降低眼压的花费之间作出选择。

（石晶明 译）

参考文献

1. Rylander NR, Vold SD. Cost analysis of glaucoma medications. Am J Ophthalmol 2008; 145: 106-113.
2. Gao Y, Wu L, Li A. Daily cost of glaucoma medications in China. J Glaucoma 2007; 16: 594-597.
3. Narayanaswamy A, Neog A, Baskaran M, George R, Lingam V, Desai C, Rajadhyaksha V. A randomized, crossover, open label pilot study to evaluate the efficacy and safety of Xalatan in comparison with generic Latanoprost (Latoprost) in subjects with primary open angle glaucoma or ocular hypertension. Indian J Ophthalmol 2007; 55: 127-131.
4. Leske MC, Heijl A, Hussein M, Bengtsson B, Hyman L, Komaroff E; Early Manifest Glaucoma Trial Group. Factors for glaucoma progression and the effect of treatment: the early manifest glaucoma trial. Arch Ophthalmol 2003; 121: 48-56.
5. Kymes SM, Kass MA, Anderson DR, et al. Management of ocular hypertension: a cost-effectiveness approach from the Ocular Hypertension Treatment Study. Am J Ophthalmol 2006; 141: 997-1008.
6. Gupta V, Srinivasan G, Mei SS, Gazzard G, Sihota R, Kapoor KS. Utility values among glaucoma patients: an impact on the quality of life. Br J Ophthalmol 2005; 89: 1241-1244.

青光眼的药物治疗——还有哪些成本需要被考虑？

有许多潜在与青光眼药物使用相关的其他成本。包括处理药物副作用的成本，与手术治疗相比可能增加去诊所的频率，其他成本还包括护理，交通和时间成本[1]。

在人口基础学上，对药物副作用的处理成本是微不足道的。该成本包括额外的门诊费用及改变药物选择的费用。但这基本上不会增加治疗的总成本。Jampel 报道，从病人的角度看，他们愿意为无副作用的药物买单[2]。除了生殖和心脏副作用，病人愿意支付的金额相对较小。

即使药物治疗的病人增加了看病频率，这也不大可能对治疗成本产生显著影响，除非这个差异是非常大的（例如每年 2～3 次的看病频率）。此外，因为前列腺素药物变为仿制药，减少了看病频率。而在患者需要经过长途跋涉才能得到眼部治疗的地区中，这些成本差异可能是非常显著的。是否考虑这些间接成本取决于决定者的看法。它也随着国家 / 文化的不同而不同。例如，在美国和大多数发达国家，实际上获得药物治疗并未增加交通和时间成本，因为药物要么是直接寄送到家里，要么像同一时间和在自动售货机获得日用品一样取得药物。还应该注意的是，当我们讨论护理人员的成本时，其重要性仅与程度相关，而不同于手术成本。像 Sleath 等报道的那样，国家间确实存在差异，一项南印度青光眼患者的调查显示，38% 的患者不得不花半小时或更长的时间去购买他们的药物，而 9% 的患者则需要花 2 个多小时才能买到他们的药物[3]。参与这项研究的大部分患者（60%）是城镇居民，在印度农村则更难买到药物。

（石晶明 译）

参考文献

1. Kobelt G. Health economics, economic evaluation, and glaucoma. J Glaucoma 2002; 11: 531-539.
2. Jampel HD, Schwartz GF, Robin AL, Abrams DA, Johnson E, Miller RB. Patient preferences for eye drop characteristics: a willingness-to-pay analysis.Arch Ophthalmol 2003; 121: 540-546.
3. Sleath BL, Krishnadas R, Cho M, Robin AL, Mehta R, Covert D, Tudor G. Patient Reported barriers to glaucoma medication access, use, and adherence in Southern India. Indian J Ophthalmol 2008; 57: 63-68.

复合制剂——花费有价值吗?

复合制剂与其中所含单独药物的成本并没有显著性差异[1]。因为复合制剂治疗很可能增加了依从性，其对成本的影响也应该考虑。然而，并无发表的数据证据经验性认为提高依从性会改善结果，而且更重要的是，不知道这个关系是线性的还是曲线的。因此，目前没有证据表明可能有助于评估药物治疗依从性的成本效益。

（石晶明 译）

参考文献

1. Hommer A, Thygesen J, Ferreras A, Wickstrom J, Friis MM, Buchholz P, Walt JG. A European perspective on costs and cost effectiveness of ophthalmic combinations in the treatment of open-angle glaucoma. Eur J Ophthalmol 2008; 18: 778-786.

药物治疗失败

很明显，不同国家对药物治疗失败后选择手术或 ALT 的阈值不同。Kobelt 等报道，在九个国家对单药治疗的患者随访 2 年多发现，ALT/ 手术比例变异很大，其比例从德国的 11% 到英国的 52%[1]。该研究完成于前列腺素时代前，手术率目前在整个发达地区相比那时更低。Lee 等人报道超过 5 年的随访时间中美国手术 /ALT 率达到 35%，而欧洲是 28%[2]。这项研究中的病人根据疾病的严重程度几乎均匀的分组。在发展中国家，相当比例青光眼患者因社会经济原因被建议接受手术治疗。使用单一的 β 受体阻滞剂（通常费用为 1 美元）无法控制眼压被当成手术指针。显而易见，药物治疗失败的定义因区域而异。

干扰因素之一是评估白内障联合青光眼手术成本，因为它们中有很多并不符合药物治疗的标准。应该考虑作出手术决定的原因，如果手术的主要目的是提高视力，那么白内障手术之外的所增加青光眼手术成本应分配给青光眼手术，反之亦然。在这种情况下，如果术后病人不需要药物治疗，这将是治疗受益。如果因为药物治疗的失败而选择联合手术，那么青光眼手术外增加的白内障手术成本应分配给白内障手术。然而大多数研究都没有从这个角度报道成本。

（石晶明 译）

参考文献

1. Kobelt G. Health economics, economic evaluation, and glaucoma. J Glaucoma 2002; 11: 531-539.
2. Lee PP, Kelly SP, Mills RP, Traverso CE, Walt JG, Doyle JJ, Katz LM, Siegartel LR; Costs of Glaucoma Study Group. Glaucoma in the United States and Europe: predicting costs and surgical rates based upon stage of disease. J Glaucoma 2007; 16: 471-478.

发展中国家药物治疗的卫生经济学
（包括药物在美国的定价和开发新药的高成本）

发展中国家关于青光眼的成本报道甚少。因为缺乏可靠的数据，有人认为发展中国家的药物治疗很可能深受药物价格的影响。大多数人认为成本是决定手术干预的重要因素。而治疗的选择可能限制于价格最低的药物。

对于发达国家市场，制药行业能存活 / 扩张是因为国际市场中“成本和定价转移”（如：从美国和其他发达国家市场获得高的价格和利润空间以补助新的商业机会，但发展中国家利润是相对较低）。这种策略可能无法长期可行（鉴于目前美国健康保健的争论）。我们还认为，如果不在发展中国家提供品牌药物的折扣定价的话（尤其当需要两种或更多不同的药物治疗时），那么这些品牌药物对某些 / 很多青光眼患者可能不是一个可行的选择。药物在美国的价格似乎并不直接与开发成本相关（但针对于市场可承受的价格）。因为要求美国市场降低整体成本，所以美国的药价不得不降低，从而制药公司承担巨大的压力。业界的一个解决办法是减少开发成本（因此增加临床试验转移到发展中国家）。市场的预期收益可能影响到新药是否真的上市。

第8章　青光眼的非药物治疗及方法

章节主编：Makoto Araie，Robert Ritch，Clement Tham
编著者：Makoto Aihara，Aiko Iwase，Sandra Fernando，Michael S Kook，Simon Law，Robert Nussenblatt，Vincenzo Parisi，Nathan Radcliffe，Douglas Rhee，Kwok-Fai So，Raymond Chuen-Chung Chang，He Wei，Lori Ventura

共识观点

1. 有少量的临床实验正在验证非药物性化合物（替代或补充治疗）对青光眼的神经保护作用。

注解：这些自然化合物还未进行很好的研究，还需要进一步研究它们的功效和安全性。

2. 运动可以降低眼内压，但这种降低的程度，持续时间和临床意义尚不清楚。

注解：运动还可以增加眼的血流灌注，但这种改变的意义尚不清楚。

3. 据报道针灸可以降低眼内压并增加眼内血流。

注解：这些报道的结果存在相互矛盾的地方，在这种方法应用于临床实践前需要进行更多的研究。

槲皮黄酮和槲皮素

Makoto Aihara

背景：黄酮类化合物是由植物化合物所组成的一类庞大家族，广泛分布于水果和植物[1，2]。在对人类营养学的研究中，越来越多的证据表明某些特定的黄酮类化合物的吸收和生物利用度远比我们过去曾经认为的多得多[2，3]。黄酮类化合物被认为在多种疾病状态下都可以发挥出一定的保护或有益作用，其中包括了肿瘤、心血管疾病和神经退行性改变等[2~5]。黄酮类化合物的这些生理功效通常都被认为是来自它们的抗氧化作用和自由基清除作用[6]。

槲皮黄酮是一种重要的黄酮类化合物，它通常都是与糖结合，以糖苷的形式存在。例如，槲皮酮-3-O-芸香糖苷是槲皮素的一种衍生物，它富含于荞麦或苦荞中，这些食物在日本和其他一些亚州国家经常被食用，而令人吃惊的是这种黄酮类化合物在荞麦和苦荞中含量可以达到总重量的1%[7，8]。

青光眼患者中，神经节细胞的死亡被认为是由多种刺激因素触发的凋亡机制所诱导的，包括缺血、氧化应激或谷氨酸水平升高[9, 10]。大量研究证明，无论是在体内还是在体外[11]，谷氨酸过度增高都会诱导神经节细胞死亡，而且谷氨酸受体阻滞剂 MK801 或美金刚可以减少眼压升高所导致的神经节细胞死亡[12~16]。而在青光眼，缺血性疾病和遗传性视神经疾病中[17, 18]，也有证据提示活性氧水平升高（ROS）或线粒体功能障碍都可以诱导氧化应激反应。总之，黄酮类化合物，包括槲皮黄酮，也可能对青光眼患者有潜在的神经保护作用。

对视网膜神经元的保护作用

根据已有的报告，仅在 5 组对氧化应激诱导或压力刺激 RGC-5 转基因细胞株或在啮齿类动物模型活体实验的研究[26~30]中，提出了黄酮类化合物对神经节细胞死亡的潜伏影响。刘等报道了在压力诱导的 RGC-5 死亡中，黄酮类化合物具有的神经保护作用。

槲皮黄酮和槲皮素苷的传递

部分报道指出反复摄取几百毫克的槲皮素芸香糖苷，可以使其在血浆中浓度达到 100nM 或更高[31~33]。而且，黄酮类化合物可以透过血脑屏障进入中枢神经系统[34]。有趣的是，槲皮黄酮本身在神经退行性疾病如帕金森病的大鼠模型中并不能产生神经保护作用，因为它相比槲皮素苷透过血脑屏障的高效性要差很多[25]。这也许就是为什么槲皮黄酮在大鼠脑外伤模型或脑血管损伤模型中会产生有益的作用[24, 25]。

神经保护作用的机制

尽管准确的作用机制还不清楚，但黄酮类化合物的这种有益作用通常被归功于它的抗氧化效能[8, 22, 24]。这种黄酮类化合物的抗氧化效能取决于围绕在黄酮核心周围的功能基团的排列，这些功能基团可能会直接影响谷胱甘肽的代谢，抗氧化能力或者是即使在强氧化的环境中仍能维持较低的钙离子水平[1, 8]。

结论

槲皮黄酮和它的糖苷化合物具有神经保护作用，并可能应用于青光眼导致的视神经损伤。但是还没有使用它们作为神经保护剂的临床证据。对摄入槲皮黄酮的主要关注点是在于它很难穿透进入视网膜[25, 34]以及它特殊的抑制诱导 HSP72 作用[25, 36]，HSP72 可能会导致神经保护作用发生退化。我们仍需要在青光眼动物模型[9]及人类身上进行进一步的研究。

（袁援生　译）

参考文献

1. Heim KE, Tagliaferro AR, Bobilya D. Flavonoid antioxidants: chemistry, metabolism and structure-activity relationships. J Nutr Biochem 2002; 13: 572-584.
2. Ross JA, Kasum CM. Dietary flavonoids: bioavailability, metabolic effects, and safety. Annu Rev Nutr 2002; 22: 19-34.
3. Manach C, Williamson G, Morand C, et al. Bioavailability and bioefficacy of polyphenols in humans. I. Review of 97 bioavailability studies. Am J Clin Nutr 2005; 81: 230S-242S.
4. Middleton E Jr. Effect of plant flavonoids on immune and inflammatory cell function. Adv Exp Med Biol 1998; 439: 175-182.
5. Middleton EJ, Kandaswami C, Theoharides TC. The effects of plant flavonoids on mammalian cells: implications for inflammation, heart disease, and cancer. Pharmacol Rev 2000; 52: 673-751.
6. Ishige K, Schubert D, Sagara Y. Flavonoids protect neuronal cells from oxidative stress by three distinct mechanisms. Free Radic Biol Med 2001; 30: 433-446.
7. Kim DW, Hwang IK, Lim SS, et al. Germinated buckwheat extract decreases blood pressure and nitrotyrosine immunoreactivity in aortic endothelial cells in spontaneously hypertensive rats. Phytother Res 2009; 23: 993-998.
8. Fabjan N, Rode J, Kosir IJ, et al. Tartary buckwheat (Fagopyrum tataricum Gaertn.) as a source of dietary rutin and quercitrin. J Agric Food Chem 2003; 51: 6452-6455.
9. Quigley HA. Neuronal death in glaucoma. Prog Retin Eye Res 1999; 18: 39-57.
10. Wax MB, Tezel G. Neurobiology of glaucomatous optic neuropathy: diverse cellular events in neurodegeneration and neuroprotection. Mol Neurobiol 2002; 26: 45-55.
11. Sucher NJ, Lipton SA, Dreyer EB. Molecular basis of glutamate toxicity in retinal ganglion cells. Vision Res 1997; 37: 3483-3494.
12. Lipton SA. Possible role for memantine in protecting retinal ganglion cells from glaucomatous damage. Surv Ophthalmol 2003; 48 Suppl 1: S38-46.
13. Chaudhary P, Ahmed F, Sharma S. MK801-a neuroprotectant in rat hypertensive eyes. Brain Res 1998; 792: 154-158.
14. Hare WA, WoldeMussie E, Lai RK, et al. Efficacy and safety of memantine treatment for reduction of changes associated with experimental glaucoma in monkey, I: Functional measures. Invest Ophthalmol Vis Sci 2004; 45: 2625-2639.
15. Lagrèze WA, Knörle R, Bach M, Feuerstein TJ. Memantine is neuroprotective in a rat model of pressure-induced retinal ischemia. Invest Ophthalmol Vis Sci 1998; 39: 1063-1066.
16. WoldeMussie E, Yoles E, Schwartz M, et al. Neuroprotective effect of memantine in different retinal injury models in rats. J Glaucoma 2002; 11: 474-480.
17. Carelli V, La Morgia C, Valentino ML, et al. Retinal ganglion cell neurodegeneration in mitochondrial inherited disorders. Biochim Biophys Acta 2009; 1787: 518-528.
18. Tezel G. Oxidative stress in glaucomatous neurodegeneration: mechanisms and consequences. Prog Brain Res 2006; 25: 490-513.
19. Dajas F, Rivera F, Blasina F, et al. Cell culture protection and in vivo neuroprotective capacity of flavonoids. Neurotox Res 2003; 5: 425-432.
20. Mercer LD, Kelly BL, Horne MK, Beart P. Dietary polyphenols protect dopamine neurons from oxidative insults and apoptosis: investigations in primary rat mesencephalic cultures. Biochem Pharmacol 2005; 69: 339-345.
21. Zhu JT, Choi RC, Chu GK, et al. Flavonoids possess neuroprotective effects on cultured pheochromocytoma PC12 cells: a comparison of different flavonoids in activating estrogenic effect and in preventing beta-amyloid-induced cell death. J Agric Food Chem 2007; 55: 2438-2445.

22. Silva B, Oliveira PJ, Dias A, Malva J. Quercetin, kaempferol and biapigenin from Hypericum perforatum are neuroprotective against excitotoxic insults. Neurotox Res 2008; 13: 265-279.
23. Sharma V, Mishra M, Ghosh S, et al. Modulation of interleukin-1beta mediated inflammatory response in human astrocytes by flavonoids: implications in neuroprotection. Brain Res Bull 2007; 73: 55-63.
24. Schultke E, Kamencic H, Zhao M, et al. Neuroprotection following fluid percussion brain trauma: a pilot study using quercetin. J Neurotrauma 2005; 22: 1475-1484.
25. Ossola B, Kaariainen TM, Mannisto PT. The multiple faces of quercetin in neuroprotection. Expert Opin Drug Saf 2009; 8: 397-409.
26. Zhang B, Safa R, Rusciano D, Osborne NN. Epigallocatechin gallate, an active ingredient from green tea, attenuates damaging influences to the retina caused by ischemia/reperfusion. Brain Res 2007; 1159: 40-53.
27. Maher P, Hanneken A. Flavonoids protect retinal ganglion cells from ischemia in vitro. Exp Eye Res 2008; 86: 366-374.
28. Maher P, Hanneken A. Flavonoids protect retinal ganglion cells from oxidative stress-induced death. Invest Ophthalmol Vis Sci 2005; 46: 4796-4803.
29. Jung SH, Kang KD, Ji D, et al. The flavonoid baicalin counteracts ischemic and oxidative insults to retinal cells and lipid peroxidation to brain membranes. Neurochem Int 2008; 53: 325-337.
30. Liu Q, Ju WK, Crowston JG, et al. Oxidative stress is an early event in hydrostatic pressure induced retinal ganglion cell damage. Invest Ophthalmol Vis Sci 2007; 48: 4580-9.
31. Boyle SP, Dobson VL, Duthie SJ, et al. Bioavailability and efficiency of rutin as an antioxidant: a human supplementation study. Eur J Clin Nutr 2000; 54: 774-782.
32. Erlund I, Kosonen T, Alfthan G, et al. Pharmacokinetics of quercetin from quercetin aglycone and rutin in healthy volunteers. Eur J Clin Pharmacol 2000; 56: 545-553.
33. Graefe EU, Wittig J, Mueller S, et al. Pharmacokinetics and bioavailability of quercetin glycosides in humans. J Clin Pharmacol 2001; 41: 492-499.
34. Youdim KA, Qaiser MZ, Begley DJ, et al. Flavonoid permeability across an in situ model of the blood-brain barrier. Free Radic Biol Med 2004; 36: 592-604.
35. Zbarsky V, Datla KP, Parkar S, et al. Neuroprotective properties of the natural phenolic antioxidants curcumin and naringenin but not quercetin and fisetin in a 6-OHDA model of Parkinson's disease. Free Radic Res 2005; 39: 1119-1125.
36. Kretz A, Schmeer C, Tausch S, Isenmann SS. Simvastatin promotes heat shock protein 27 expression and Akt activation in the rat retina and protects axotomized retinal ganglion cells in vivo. Neurobiol Dis 2006; 21: 421-430.
37. Kwong JM, Lam TT, Caprioli J. Hyperthermic pre-conditioning protects retinal neurons from N-methyl-D-aspartate (NMDA)-induced apoptosis in rat. Brain Res 2003; 970: 119-130.

甲钴胺

Makoto Aihara

背景

甲钴胺是维生素 B12（氰钴维生素）的一种活性形式。众所周知，维生素 B12 缺乏可导致巨幼红细胞性贫血和神经病变。人类有两种依赖维生素 B12 的酶类（如蛋氨酸合成酶和甲基转移酶）。神经病变可能由于缺少蛋氨酸合成酸所引起的，却不会是由于缺少甲基转移酶所导致的。甲钴胺可以有效地促进轴突髓鞘的形成。有数篇报道认为甲钴胺可加强轴突再生或突触后阈电位[1~3]。在培养的鼠大脑皮质神经元中，甲钴胺可保护性地抵抗谷氨酸所诱导的细胞死亡[4]。到目前为止，维生素 B12 主要被用于人类的糖尿病性神经病变和外周神经病变。

视觉研究

在眼睛方面，在猴子模型中，维生素 B12 缺乏可导致视神经萎缩[5]。而且，在一名蛋氨酸合成酶缺乏的患者身上出现了视觉系统功能障碍，非常类似于甲钴胺缺乏的症状[6]。因此，甲钴胺可能对视经病变包括青光眼具有神经保护作用。然而，在眼科学中，仅有少量这方面的报道。在大鼠视网膜培养中，甲钴胺对谷氨酸诱导的细胞死亡具有保护作用[7]。在体内实验中，仅有一例报道显示甲钴胺在大鼠的视神经挫伤模型中可以减轻视神经的变性[8]。因此，还没有证据证明甲钴胺对青光眼视神经病变具有有益的作用。

（袁援生 译）

参考文献

1. Yamazaki K, Oda K, Endo C, Kikuchi T, Wakabayashi T. Methylcobalamin (methyl-B12) promotes regeneration of motor nerve terminals degenerating in anterior gracile muscle of gracile axonal dystrophy (GAD) mutant mouse. Neurosci Lett 1994; 170: 195-197.
2. Ikeuchi Y, Nishizaki T. Methylcobalamin induces a long-lasting enhancement of the post-synaptic field potential in hippocampal slices of the guinea pig. Neurosci Lett 1995; 192: 113-116.
3. Nishikawa Y, Shibata S, Shimazoe T, Watanabe S. Methylcobalamin induces a long-lasting enhancement of the field potential in rat suprachiasmatic nucleus slices. Neurosci Lett 1996; 220: 199-202.
4. Akaike A, Tamura Y, Sato Y, Yokota T. Protective effects of a vitamin B12 analog, methylcobalamin, against glutamate cytotoxicity in cultured cortical neurons. Eur J Pharmacol 1993; 241: 1-6.
5. Chester EM, Agamanolis DP, Harris JW, et al. Optic atrophy in [Kong, 2004 #16490] experimental vitamin B12 deficiency in monkeys. Acta Neurol Scand 1980; 61: 9-26.
6. Poloschek CM, Fowler B, Unsold R, Lorenz B. Disturbed visual system function in methionine synthase deficiency. Graefes Arch Clin Exp Ophthalmol 2005; 243: 497-500.
7. Kikuchi M, Kashii S, Honda Y, et al. Protective effects of methylcobalamin, a vitamin B12 analog, against glutamate-induced neurotoxicity in retinal cell culture. Invest Ophthalmol Vis Sci 1997; 38: 848-854.
8. Kong X, Sun X, Zhang J. The protective role of Mecobalamin following optic nerve crush in adult rats. Yan Ke Xue Bao 2004; 20: 171-177.

姜黄素

Makoto Araie

姜黄素的药理基础

姜黄素是一种在日常生活中被作为调味剂的黄色药剂，姜黄根粉（姜黄）经常在印度菜中被用来上色或作为一种防腐剂，也被中医用来治疗各种常见病[1]。1815 年，Vogel 和 Pelletier 首先分离得到姜黄素，1910 年 Milobedzka 和 Lampe 确定了它的化学结构，阿魏酰甲烷［1，7- 二（4- 羟基 -3- 甲氧苯基）-1，6- 庚二烯 -3，5 酮］（图 1）。

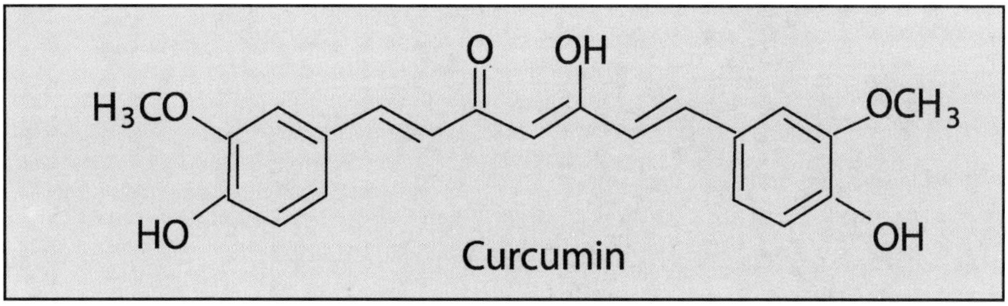

图 1

在最近几年关于姜黄素的研究呈现指数似的增长，从 2000 年起，已经发表 2000 多篇论文[2]。这些研究证明姜黄素具有抗氧化作用，抗菌作用，抗病毒作用，抗真菌作用，抗炎作用，抗纤维化和促凋亡作用[3]。这些研究提示姜黄素可能对多种疾病具有潜在的治疗作用，包括神经退行改变，心血管疾病，肺病，代谢性或免疫相关疾病，恶性或感染性疾病（包括 HIV-AIDS）[4~7]。姜黄素正在被不断用于治疗多种疾病的临床研究，包括阿尔茨海默病（AD），寻常性银屑病，多发性骨髓瘤，胰腺癌，家庭遗传性息肉病及散发的结肠息肉病[5]。

姜黄素的生物作用正在被集中研究，目前已经知道姜黄素有大量的分子靶点。姜黄素曾被报道过可以直接作用的靶点有糖原合成酶激酶（GSK）-3β，淀粉样 β 蛋白，Toll 样受体（TLR）4，与姜黄素（IC50）亲和常数达到毫微摩尔级的 5- 酯氧酶（LOX），环氧化酶（COX）-2，黄嘌呤氧化酶，磷酸化酶 -3 激酶，N- 氨基酞酶，DNA 聚合酶，自磷酸化激活蛋白激酶，粘着斑激酶（FAK），硫氧还蛋白还原酶（Trx R），拓扑异构酶Ⅱ，泛素异肽酶，pp60src 酪氨酸激酶，清蛋白，谷胱甘肽，微管蛋白，P 糖蛋白，人 α1 酸性糖蛋白[2]。而且，姜黄素可以与二价金属离子如铁、铜、锰和锌结合，并与铁和铜有着相对较高的亲和力及微摩尔级的解离常数。姜黄素所激活的这些分子靶点据报道可以间接或辅助调节转录因子如核转录因子（NF-κB）、抑癌基因 p53 或 CHOP，酶类如谷胱甘肽还原酶或蛋白激酶，生长因子如 EGFR，抑凋亡蛋白如 B 淋巴细胞瘤 -2 基因（Bcl-2）或抗凋亡蛋白（Bcl-xL），炎性介质如肿瘤坏死因子（TNF）-α、白介素（IL）-1 或白介素（IL）-6，血管形成与侵袭生物标记物如基质金属蛋白酶（MMP-9）或血管内皮生长因子（VEGF），部分趋化因子和趋化因子受体或细胞周期调节蛋白[2]。

开角性青光眼与姜黄素

开角性青光眼是一种以视乳头结构改变及主要由凋亡导致的神经节细胞慢性进行性死亡为特点的神经退行性疾病[8]。除了眼内压（IOP）升高的作用机制外，开角性青光眼的进展还包括了一些其他作用机制，这些机制也可能成为药理学干预的目标。这些可能相互关联的作用机制包括了由于灌注不足导致的缺血 / 缺氧[10~12]，氧化应激[13, 14]，局部或全身一氧化氮系统异常[14, 15]，原发或继发线粒体功能障碍[16, 17]，兴奋性中毒[18]，热休克蛋白在其中扮演了重要角色免疫调节异常[19~22]，神经营养因子缺乏[23]或肿瘤坏死因子（TNF）-α 异常表达[24]。

有趣的是在上面所提到的这些作用机制中，姜黄素对其中的大部分作用机制都显示出可能有益的影响[2, 7]。据报道，各种剂量（30～300mg/kg，腹腔注射，1～2mg/kg，静脉注射，或 30mg/kg，口服）的姜黄素对大鼠局灶性脑缺血模型都可以产生有益的作用[25~31]。这些作用被认为主要是由于姜黄素强大的抗氧化作用以及部分对缺氧诱导的 β-Ⅲ微管蛋白含量减少的保护作用[36]。根据报道，姜黄素的抗氧化活性包括了几种机制，例如上调防御基因和蛋白如 HO-1 或过氧化氢酶，[37~40] 抑制有毒金属螯合物催化的重金属催化脂质过氧化反应，[41~43] 或降低亚硝基化合物水平。[29, 44, 45] 体外实验证明维持一个较高浓度的姜黄素水平（10～100μM）可以通过降低核转录因子（NF-κB）[49] 的活性从而抑制脂多糖（LPS）诱导的一氧化氮合成酶活性[46~48]。姜黄素也可以通过减少活性氧簇而弱化线粒体功能障碍。而且有报道姜黄素在较高浓度时（45μM）[53] 会抑制线粒体质子 F0F1-ATPase/ATP 合成酶。

据报道，姜黄素对卡英酸诱导的小鼠海马细胞死亡[54] 及天门冬氨酸诱导的培养视网膜细胞损害均有影响[55]。锰合姜黄素在减少卡英酸诱导的大鼠海马细胞损害中可能比母体化学合姜黄素具有更强的作用[56]。姜黄素被报道还可以通过升高脑源性神经营养因子（BDNF）及酪氨酸激酶 B 活性对抗大鼠脑皮质神经元的谷氨酸毒性[57]。口服姜黄素（10～20mg/kg）可以通过防止压力诱导脑源性神经营养因子（BDNF）下降及 5-HT（1A）在海马子区域的表达[58]，从而增加长期压力实验中大鼠的海马神经元再生。姜黄素也可以通过上调脑源性神经营养因子（BDNF）及酪氨酸激酶 B 通路而增加培养啮齿类皮质神经元细胞存活能力[59]。

姜黄素对促炎症因子的作用也已被证明[3]。据报道0.01～1.0μM浓度的姜黄素就可以抑制高血糖对脂质过氧化及培养单核细胞释放多种细胞因子如TNF-α、IL-6、IL-8或MCP-1的影响；提前给予姜黄素可以降低链脲佐菌素（STZ）诱导大鼠糖尿病模型TNF-α、IL-6、IL-8或MCP-1的血液中的水平[60]。肿瘤诱发的氧化应激被认为在细胞免疫不足、效应T细胞群减少及胸腺萎缩中扮演了重要包角色。报道认为姜黄素可以恢复被扰乱的核转录因子（NF-κB）和TNF-α表达通路，防止肿瘤诱发的胸腺萎缩[61]。而且，我们已经知道姜黄素具有多种免疫调节作用，如对淋巴样细胞群、抗原呈现、体液及细胞免疫、细胞因子产生的影响[62~64]。加入10μM姜黄素的低温保存胰岛具有更好的活性及与热休克蛋白（HSP）90和HO-1相关的功能[65]。

在阿尔茨海默病（AD），一种以β淀粉样蛋白斑块沉积为特征的老年性神经退行疾病中，核转录因子（NF-κB）和载脂蛋白E参与神经炎症，同时活性氧簇及小胶质细胞激活导致神经丢失[4,7,66]。有趣的是，已有的资料提示糖尿病与AD之间可能存在某种联系[67~77]。

姜黄素影响β淀粉样多肽，抑制氧化损伤和炎症的信号通路[4,7]。在同一地区（印度农村）中摄入较高姜黄素的各年龄组，AD的发病率和患病率都要比西方国家低很多，包括美国[72]。姜黄素对其他类型的神经退行性疾病也可能存在一定影响，如帕金森病，亨廷顿舞蹈病，滔蛋白病变，脑血管疾病，颅脑外伤，酒精中毒性神经病变或脑老化[4,7]。姜黄素对这些神经退行性疾病的产生作用的某些机制可能也能够被应用于开角性青光眼，对这方面的调查研究还有待进一步探讨。

尽管姜黄素被认为是安全的，但我们仍要牢记它的两面性。在肿瘤细胞中，姜黄素抑制肿瘤细胞生存及增生并诱导凋亡。[2]例如它对人肝癌细胞株G2、人宫颈癌细胞株或N18杂交鼠神经节细胞株的促调亡作用。

姜黄素对眼组织的作用

姜黄素被检查出对角膜上皮细胞，晶体及视网膜有影响。在高渗介质中培养角膜上皮细胞来作为维生素A缺乏病模型，角膜上皮细胞中IL-1β，IL-6的生成增加，TNF-α的水平增高，同时p38有丝分裂原活化蛋白激酶，JNK MAP激酶，核转录因子（NF-κB）也被激活。预先给予5μM姜黄素可以避免p38有丝分裂原活化蛋白激酶的磷酸化，增加核转录因子（NF-κB）活化和IL-1β产生，提示姜黄素对改善维生素A缺乏病眼表的炎症过程是有用的。姜黄素也可以通过抑制核转录因子（NF-κB）的活性而减少IL-1β或TNF-α诱导的猿病毒40转染人角膜上皮细胞屏障功能的破坏[78,79]，并能够通过抑制明胶酶B的表达而阻止碱性成纤维细胞生长因子（FGF）-2所诱导的兔角膜新生血管植入过程[80]。

据报道在体实验中摄入75mg/kg或体外实验中保持200μM浓度，可以通过防止晶体内自由基诱导的钙离子聚积过程，从而改善大鼠由硒诱导的氧化应激所导致的白内障[81,82]。也有报道称当将连续给予75mg/kg姜黄素14天的小鼠的晶体取出后，其仍对白内障形成原因中的脂质过氧化，4-羟基-2反式-壬烯醛（4-HNE）较对照组有较强的抵抗力[83]。同时给予大鼠萘及含有0.005%姜黄素的饮食，显示较对照组只给予萘的大鼠晶体混浊程度明显要轻[84]。这一作用主要是由于姜黄素可以减弱萘诱导的氧化应激。

有报道认为给予0.002%姜黄素饮食对半乳糖或链脲佐菌素（STZ）诱导糖尿病大鼠的白内障也具有有效的预防作用[85,86]。姜黄素预防链脲佐菌素（STZ）诱导白内障是由于它可以防止α-晶体蛋白伴侣样活性的丢失[86]。有报道还认为含有姜黄素的饮食也可以改善糖尿病引起的视网膜损伤。对链脲佐菌素（STZ）诱导糖尿病大鼠模型中持续给予0.05%姜黄素饮食，可以避免糖尿病诱发的视网膜组织抗氧化能力下降及DNA氧化修饰和硝基化酪氨酸增加，并阻止糖尿病诱发的IL-1β，VEGF和NF-κB水平增高[87]。据报道，VEGF水平可以被0.01%浓度的低剂量姜黄素所抑制[88]。但是对光压力诱导的损伤，研究显示需要更高剂量（饮食中含量0.2%）的姜黄素来保护视网膜细胞，它的机制包括抑制NF-κB活性并下调细胞炎症基因[89]。预先给予姜黄素也可以通过上调细胞的保护机制如HO-1和硫氧还蛋白，来保护过氧化氢诱发的对视网膜来源细胞株的损伤过程[89]。综上所述，姜黄素浓度在15μM时可以有效地防止NMDA诱发的视网膜细胞损伤，既不是1μM也不是5μM。这一防止NMDA介导兴奋毒性的作用与降低NMDA诱发的钙离子浓度增加并减少NMDA受体NR1亚单位的磷酸化水平有关，提示姜黄素诱发NMDA受体活性的调节[55]。另一方面，有报道在N18杂交鼠神经节细胞株中，10μM或更高浓度的姜黄素可以导致DNA损伤，抑制DNA修复基因表达，如ATM或DNA-PK，并通过内源性通路和半胱天冬酶依赖及非依赖通路诱发细胞凋亡[75,76]。

姜黄素的生物利用度

由于姜黄素的亲水性高，所以口服时生物利用度很低，在体内代谢迅速，系统消除快[64,90]。姜黄素的代谢被认为是与糖苷或巯基相结合，生成氢化姜黄酸四倍体，六倍体或八倍体[91,92]，而这些代谢产物也仍然具有一定的生物效应[93]。在某一项研究中，15位患有大肠癌的患者每天服用440～2200mg姜黄提取物，含姜黄素36～180mg，4个月以上[63,64]。尽管姜黄提取物有较好的可接受性，且没有明显的毒副作用，但在血液及尿液中既没有检查出姜黄素，也没有检查出它的代谢产物，而只在粪便中找到了姜黄素。在另一项研究中，给予25位具有高危或癌前病变患者初始口服500mg姜黄素，随后剂量依次增加到每天1000mg，

2000mg，4000mg，8000mg，12 000mg。在剂量增加到每天 8000mg 以上时，没有出现与姜黄素相关的毒性反应，而姜黄素的血清浓度在 1 到 2 小时到达峰值，口服 4000mg 及 8000mg 姜黄素后的平均峰浓度分别为 0.51μM 和 1.77μM[94]。也有报道说每天口服 3600mg 姜黄素才能在大肠组织中达到可检测出的水平，这一剂量可能才能具有足够的药理学活性[91, 95]。

尽管它的生物利用度很低，但摄入姜黄类食物的作用已经在上面描述的各种大鼠模型中被证明，而流行病学研究也提示姜黄类食物在防止阿尔茨海默病的有效性。因此，提高姜黄素的生物利用度将在不久的将来带来更有希望的结果[63, 64]。将姜黄素与胡椒碱联合使用[96]，将姜黄素制成纳米颗粒、微脂囊或磷脂化复合物[97~100]能够增加姜黄素的生物利用度。二 -O- 脱甲基姜黄素由于有更多的酚醛基团，从而比姜黄素具有更多的效能，在报道中对大鼠中安全的，这种化合物还需要进一步的研究[101]。

尽管在大量动物及人体实验的药理作用中[5]，姜黄素被认为是安全的，但按照 FDA 的说法，只是认为“通常它是安全的”[4]，大鼠在长期大剂量使用时并不能避免毒性反应的出现。根据国际毒性研究所的评估，如果大鼠每天摄入 2600mg 姜黄油树脂，包含 80% 姜黄素，在 13 周左右时可能会导致中度毒性反应，包括肝脏肿大或毛发染色，以及在 2 年左右时出现重度毒性反应如溃疡，盲肠增生或肠癌[102]。

（袁援生 译）

参考文献

1. Singh S. From exotic spice to modern drug? Cell 2007; 130: 765-768
2. Aggarwal BB, Sung B. Pharmacological basis for the role of curcumin in chronic diseases: an age-old spice with modern targets. Trends in Pharmacological Sciences 2009; 30: 85-94.
3. Aggarwal BB, Sundaram C, Malani N, Ichikawa H. Curcumin: the Indian solid gold. Adv Exp Med Biol 2007; 595: 1-75.
4. Aggarwal BB, Harikumar KB. Potential therapeutic effects of curcumin, the anti-inflammatory agent, against neruodegenerative, cardiovascular, pulmonary, metabolic, autoimmune and neoplastic diseases. Intl J Biochem Cell Biol 2009; 41: 40-59.
5. Hsu C-H, Cheng A-L. Clinical Studies with curcumin. Adv Exp Med Biol 2007; 595: 471-480.
6. Bengmark S. Curcumin, an antoxic antioxidant and natural NFkB, cyclooxygenase-2, lipo-oxygenase, and inducible nitric oxide synthase ingibitor: a shield against acute and chronic diseases. J Parenteral and Enteral Nutrition 2006; 30: 45-51.
7. Cole GM, Teter B, Grautschy SA. Neuroprotective effects of curcumin. Adv Exp Med Biol 2007; 595: 197-212.
8. Quigley HA. Neuronal death in glaucoma. Prog Retin Eye Res 1999; 18: 39-57.
9. Chidlow G, Wood JP, Casson RJ. Pharmacological neuroprotection for glaucoma. Drugs 2007; 67: 725-759.
10. Flammer J. The vascular concept of glaucoma. Surv Ophthalmol 1994; 38 Suppl: S3-S6.

11. Osborne NN, Melena J, Chidlow G, Wood JP. A hypothesis to explain ganglion cell death caused by vascular insults at the optic nerve head: possible implication for the treatment of glaucoma. Br J Ophthalmol 2001; 85: 1252-1259.
12. Flammer J, Orgül S, Costa VP, Orzalesi N, Krieglstein GK, Serra LM, Renard JP, Stefánsson E. The impact of ocular blood flow in glaucoma. Prog Retin Eye Res 2002; 21: 359-393.
13. Mozaffarieh M, Grieshaber MC, Orgül S, Flammer J. The potential value of natural antioxidative treatment in glaucoma. Surv Ophthalmol 2008; 53: 479-505.
14. Aslan M, Cort A, Yucel I. Oxidative and nitrative stress markers in glaucoma. Free Radic Biol Med 2008; 45: 367-379.
15. Polak K, Luksch A, Berisha F, Fuchsjaeger-Mayrl G, Dallinger S, Schmetterer L. Altered nitric oxide system in patients with open-angle glaucoma. Arch Ophthalmol 2007; 125: 494-498.
16. Osborne NN. Pathogenesis of ganglion 'cell death' in glaucoma and neuroprotection: focus on ganglion cell axonal mitochondria. Prog Brain Res 2008; 173: 339-352.
17. Kong GY, Van Bergen NJ, Trounce IA, Crowston JG. Mitochondrial dysfunction and glaucoma. J Glaucoma 2009; 18: 93-100.
18. Casson RJ. Possible role of excitotoxicity in the pathogenesis of glaucoma. Clin Exp Ophthalmol 2006; 34: 54-63.
19. Grus FH, Joachim SC, Wuenschig D, Rieck J, Pfeiffer N. Autoimmunity and glaucoma. J Glaucoma 2008; 17: 79-84.
20. Wax MB, Tezel G. Immunoregulation of retinal ganglion cell fate in glaucoma. Exp Eye Res 2009; 88: 825-830.
21. Wax MB, Tezel G, Yang J, Peng G, Patil RV, Agarwal N, Sappington RM, Calkins DJ. Induced autoimmunity to heat shock proteins elicits glaucomatous loss of retinal ganglion cell neurons via activated T-cell-derived fas-ligand. J Neurosci 2008; 28: 12085-12096.
22. Tezel G, Yang J, Wax MB. Heat shock proteins, immunity and glaucoma. Brain Res Bull 2004; 62: 473-480.
23. Johnson EC, Guo Y, Cepurna WO, Morrison JC. Neurotrophin roles in retinal ganglion cell survival: lessons from rat glaucoma models. Exp Eye Res 2009; 88: 808-815.
24. Tezel G. TNF-alpha signaling in glaucomatous neurodegeneration. Prog Brain Res 2008; 173: 409-421.
25. Ghoneim AL, Abdel-Naim AB, Khalifa AE, El-Denshary ES. Protective effects of curcumin against ischaemia/reperfusion insult in rat forebrain. Pharmacol Res 2002; 46: 273-279.
26. Thiyagarajan M, Sharma SS. Neuroprotective effect of curcumin in middle cerebral artery occlusion induced focal cerebral ischemia in rats. Life Sci 2004; 74: 969-985.
27. Wang Q, Sun AY, Simonyi A, Jensen MD, Shelat PB, Rottinghaus GE, et al., Neuroprotective mechanisms of curcumin against cerebral ischemia-induced neuronal apoptosis and behavioral deficits. J Neurosci Res 2005; 82: 138-148.
28. Al-Omar FA, Nagi MN, Abdulgadir MM, Al Joni KS, Al-Majed AA. Immediate and delayed treatments with curcumin prevents forebrain ischemia-induced neuronal damage and oxidative insult in the rat hippocampus. Neurochem Res 2006; 31: 611-618.
29. Jiang J, Wang W, Sun YJ, Hu M, Li F, Zhu DY. Neuroprotective effect of curcumin on focal cerebral ischemic rats by preventing blood-brain barrier damage. Eur J Pharmacol 2007; 561: 54-62.
30. Zhao J, Zhao Y, Zheng W, Lu Y, Feng G, Yu S. Neuroprotective effect of curcumin on transient focal cerebral ischemia in rats. Brain Res 2008; 1229: 224-232.
31. Shukla PK, Khanna VK, Ali MM, Khan MY, Srimal RC. Anti-ischemic effect of curcumin in rat brain. Neurochem Res 2008; 33: 1036-1043.
32. Rajakumar DV, Rao MN. Antioxidant properties of dehydrozingerone and curcumin in rat brain homogenates. Moll Cell Biochem. 1994; 140: 73-79.

33. Selvam R, Subramanian L, Gayathri R, Angayarkanni N. The anti-oxidant activity of turmeric (*Curcuma longa*). J Ethnopharmacol 1995; 47: 59-67.
34. Zbarsky V, Datla KP, Parkar S, Rai DK, Aruoma OI, Dexter DT. Neuroprotective properties of the natural phenolic antioxidants curcumin and naringenin but not quercetin and fisetin in a 6-OHDA model of Parkinson's disease. Free Radic Res 2005; 39: 1119-1125.
35. Wu A, Ying Z, Gomez-Pinilla F. Dietary curcumin counteracts the outcome of traumatic brain injury on oxidative stress, synaptic plasticity, and cognition. Exp Neurol 2006; 197: 309-317.
36. Shen Y, Yu LC. Potential protection of curcumin against hypoxia-induced decreases in beta-III tubulin content in rat prefrontal cortical neurons. Neurochem Res 2008; 33: 2112-2117.
37. Scapagnini G, Colombrita C, Amadio M, D'Agata V, Arcelli E, Sapienza M, et al. Curcumin activates defensive genes and protects neurons against oxidative stress. Antioxid Redox Signal 2006; 8: 395-403.
38. Rajeswari A. Curcumin protects mouse brain from oxidative stress caused by 1-methyl-4-phenyl-1,2,3,6-tetrahydropyridine. Eur Rev Med Pharmacol Sci 2006; 10: 157-161.
39. Lavoie S, Chen Y, Dalton TP, Gysin R, Cuénod M, Steullet P, Do KQ. Curcumin, quercetin, and tBHQ modulate glutathione levels in astrocytes and neurons: importance of the glutamate cysteine ligase modifier subunit. J Neurochem. 2009; 108: 1410-1422.
40. Guangwei X, Rongzhu L, Wenrong X, Suhua W, Xiaowu Z, Shizhong W, et al. Curcumin pretreatment protects against acute acrylonitrile-induced oxidative damage in rats. Toxicology 2010; 267: 140-146.
41. Sreejayan, Rao MN. Curcuminoids as potent inhibitors of lipid peroxidation. J Pharm Pharmacol 1994; 46: 1013-1016.
42. Daniel S, Limson JL, Dairam A, Watkins GM, Daya S. Through metal binding curcumin protects against lead- and cadmium-induced lipid peroxidation in rat brain homogenates and against lead-induced tissue damage in rat brain. J Inorg Biochem 2004; 98: 266-275.
43. Eybl V, Kotyzova D, Koutensky J. Comparative study of natural antioxidants – curcumin, resveratrol and melatonin – In cadmium-induced oxidative damage in mice. Toxicology 2006; 225: 150-156.
44. Kumar A, Naidu PS, Seghal N, Padi SS. Effect of curcumin on intracerebroventricular colchicine-induced cognitive impairment and oxidative stress in rats. J Med Food 2007; 10: 486-494.
45. Rastogi M, Ojha RP, Rajamanickam GV, Agrawal A, Aggarwal A, Dubey GP. Curcuminoids modulates oxidative damage and mitochondrial dysfunction in diabetic rat brain. Free Radic Res 2008; 42: 999-1005.
46. Jung KK, Lee HS, Cho JY, Shin WC, Rhee MH, Kim TG, et al. Inhibitory effect of curcumin on nitric oxide production from lipopolysaccharide-activated primary microglia. Life Sci 2006; 79: 2022-2031.
47. Brouet I, Ohshima H. Curcumin, an anti-tumour promoter and anti-inflammatory agent, inhibits induction of nitric oxide synthase in activated macrophages. Biochem Biophys Res Commun 1995; 206: 533-540.
48. Onoda M, Inano H. Effect of curcumin on the production of nitric oxide by cultured rat mammary gland. Nitric Oxide 2000; 4: 505-515.
49. Pan MH, Lin-Shiau SY, Lin JK. Comparative studies on the suppression of nitric oxide synthase by curcumin and its hydrogenated metabolites through down-regulation of IκB kinase and NFκB activation in macrophages. Biochem Pharmacol 2000; 60: 1665-1676.
50 Zhu YG, Chen XC, Chen ZZ, Zeng YQ, Shi GB, Su YH, Peng X. Curcumin protects mitochondria from oxidative damage and attenuates apoptosis in cortical neurons. Acta Pharmacol Sin 2004; 25: 1606-1612.
51. Mythri RB, Jagatha B, Pradhan N, Andersen J, Bharath MM. Mitochondrial complex I inhibition in Parkinson's disease: how can curcumin protect mitochondria? Antioxid Redox

Signal 2007; 9: 399-408.
52. Sivalingam N, Basivireddy J, Balasubramanian KA, Jacob M. Curcumin attenuates indomethacin-induced oxidative stress and mitochondrial dysfunction. Arch Toxicol 2008; 82: 471-481.
53. Zheng J, Ramirez VD. Inhibition of mitochondrial proton F0F1-ATPase/ATP synthase by polyphenolic phytochemicals. Br J Pharmacol 2000; 130: 1115-1123.
54. Shin HJ, Lee JY, Son E, Lee DH, Kim HJ, Kang SS, et al. Curcumin attenuates the kainic acid-induced hippocampal cell death in the mice. Neurosci Lett 2007; 416: 49-54.
55. Matteucci A, Frank C, Domenici MR, Balduzzi M, Paradisi S, Carnovale-Scalzo G, et al. Curcumin treatment protects rat retinal neurons against excitotoxicity: effect on N-methyl-D-aspartate-induced intracellular Ca^{2+} increase. Exp Brain Res 2005; 167: 641-648.
56. Sumanont Y, Murakami Y, Tohda M, Vajragupta O, Watanabe H, Matsumoto K. Prevention of kanic acid-induced changes in nitric oxide level and neuronal cell damage in the rat hippocampus by manganese complexes of curcumin and diacetylcurcumin. Life Sci 2006; 78: 1884-1891.
57. Wang R, Li YB, Li YH, Xu Y, Wu HL, LI XJ. Curcumin protects against glutamate excitotoxicity in rat cerebral cortical neurons by increasing brain-derived neurotrophic factor level and activating TrkB. Brain Res 2008; 1210: 84-91.
58. Xu Y, Ku B, Cui L, Li X, Barish PA, Foster TC, Ogle WO. Curcumin reverses impaired hippocampal neurogenesis and increases serotonin receptor 1A mRNA and brain-derived neurotrophic factor expression in chronically stressed rats. Brain Res 2007; 1162: 9-18.
59. Wang R, Li YH, Xu Y, Li YB, Wu HL, Guo H, et al. Curcumin produces neuroprotective effects via activating brain-derived neurotrophic factor/TrkB-dependent MAPK and PI-3K cascades in rodent cortical neurons. Prog Neuropsychopharmacol Biol Psychiatry 2010; 34: 147-153.
60. Jain SK, Rains J, Croad J, Larson B, Jones K. Curcumin supplementation lowers TNF-alpha, IL-6, IL-8, and MCP-1 secretion in high glucose-treated cultured monocytes and blood levels of TNF-alpha, IL-6, MCP-1, glucose, and glycosylated hemoglobin in diabetic rats. Antioxid Redox Signal 2009; 11: 241-249.
61. Bhattacharyya S, Mandal D, Sen GS, Pal S, Banerjee S, Lahiry L, et al. Tumor-induced oxidative stress perturbs nuclear factor-KappaB activity-augmenting tumor necrosis factor-alpha-mediated T-cell death: protection by curcumin. Cancer Res 2007; 67: 362-370.
62. Gautam SC, Gao X, Dulchavsky S. Immunomodulation by curcumin. Adv Exp Med Biol 2007; 595: 321-341.
63. Sharma RA, Steward WP, Gescher AJ. Pharmacokinetics and pharmacodynamics of curcumin. Adv Exp Med Biol 2007; 595: 453-470.
64. Sharma S, Chopra K, Kulkarni SK, Agrewala JN. Resveratrol and curcumin suppress immune response through CD28/CTLA-4 and CD80 co-stiumulatory pathway. Clin Exp Immunol 2007; 147: 155-163.
65. Kanitkar M, Bhonde RR. Curcumin treatment enhances islet recovery by induction of heat shock response proteins, Hsp 70 and hemo oxygenase-1, during cryopreservation. Life Sci 2008; 82: 182-189.
66. Ray B, Lahiri DK. Neuroinflammation in Alzheimer's disease: different molecular targets and potential therapeutic agents including curcumin. Curr Opin Pharmacol 2009; 9: 434-444.
67. Janciauskiene S, Krakau T. Alzheimer's peptide: a possible link between glaucoma, exfoliation syndrome and Alzheimer's disease. Acta Ophthalmol Scand 2001; 79: 328-329.
68. Tatton W, Chen D, Chalmers-Redman R, Wheeler L, Nixon R, Tatton N. Hypothesis for a common basis for neuroprotection in glaucoma and Alzheimer's disease: anti-apoptosis by alpha-2-adrenergic receptor activation. Surv Ophthalmol 2003; 48 Suppl 1: S25-S37.
69. Yoneda S, Hara H, Hirata A, Fukushima M, Inomata Y, Tanihara H. Vitreous fluid levels of beta-amyloid((1-42)) and tau in patients with retinal diseases. Jpn J Ophthalmol 2005;

49: 106-108.
70. Guo L, Salt TE, Luong V, Wood N, Cheung W, Maass A, et al. Targeting amyloid-beta in glaucoma treatment. Proc Natl Acad Sci U S A 2007; 104: 13444-13449.
71. Wostyn P, Audenaert K, De Deyn PP. Alzheimer's disease and glaucoma: is there a casual relationship? Br J Ophthalmol 2009; 93: 1557-1559.
72. Chandra V, Pandav R, Dodge HH, Johnston JM, Belle SH, DeKosky ST, Ganguli M. Incidence of Alzheimer's disease in a rural community in India, the Indo-US study. Neurology 2001; 57: 958-989.
73. Cao J, Liu Y, Jia L, Zhou HM, Kong Y, Yang G, et al. Curcumin induces apoptosis through mitochondrial hyperpolarization and mtDNA damage in human hepatoma G2 cells. Free Radic Biol Med 2007; 43: 968-975.
74. Singh M, Singh N. Molecular mechanism of curcumin induced cytotoxicity in human cervical carcinoma cells. Mol Cell Biochem 2009; 325: 107-119.
75. Lu HF, Lai KC, Hsu Sc, Lin HJ, Yang MD, Chen YL, et al. Curcumin induces apoptosis through FAS and FADD, in caspase-3-dependent and -independent paatheays in the N18 mouse-rat hybrid retina ganglion cells. Oncol Rep 2009; 22: 97-104.
76. Lu HF, Yang JS, Lai KC, Hsu SC, Hsueh SC, Chen YL, et al. Curcumin-induced DNA damage and inhibited DNA repair genes expressions in mouse-rat hybrid retina ganglion cells. Neurochem Res 2009; 34: 1491-1497.
77. Chen M, Hu D-N, Pan Z, Lu C-W, Xue C-Y, Aass I. Curcumin protects against hyperosmoticity-induced IL-1β elevation in human corneal epithelial cell via MAPK pathways. Exp Eye Res 2010; 90: 437-443.
78. Kimura K, Teranishi S, Fukuda K, Kawamoto K, Nishida T. Delayed disruption of barrier function in cultured human corneal epithelial cells induced by tumor necrosis factor-alpha in a manner dependent on NF-kappaB. Invest Ophthalmol Vis Sci 2008; 49: 565-571.
79. Kimura K, Teranishi S, Nishida T. Interleukin-1beta-induced disruption of barrier function in cultured human corneal epithelial cells. Invest Ophthalmol Vis Sci 2009; 50: 597-603.
80. Mohan R, Sivak J, Ashton P, Russo LA, Pham BQ, Kasahara N, Raizman MB, Fini ME. Curcuminoids inhibit the angiogenic response stimulated by fibroblast growth factor-2, including expression of matrix metalloproteinase gelatinase. J Biol Chem 2000; 275: 10405-10412.
81. Manikandan R, Thiagarajan R, Beulaja S, Chindhu S, Mariammal K, Sudhandiran G, Arumugam M. Anti-cataractogenic effect of curcumin and aminoguanidine against selenium-induced oxdative stress in the eye lens of Wistar Rat pups: An in vitro study using isolated lens. Chem Biol Interact 2009; 181: 202-209.
82. Manikandan R, Thiagarajan R, Beulaja S, Sudhandiran G, Arumugam M. Curcumin prevents free radical-mediated cataractogenesis through modulations in lens calcium. Free Radic Biol Med 2010; 48: 483-492.
83. Awasthi S, Srivatava SK, Piper JT, Singhal SS, Chaubey M, Awasthi YC. Curcumin protects against 4-hydroxy-2-trans-nonenal-induced cataract formation in rat lenses. Am J Clin Nutr 1996; 64: 761-766.
84. Pandya U, Saini MK, Jin GF, Awasthi S, Godley BF, Awasthi YC. Dietary curcumin prevents ocular toxicity of naphthalene in rats. Toxicol Lett 2000; 115: 195-204.
85. Suryanarayana P, Krishnaswamy K, Reddy GB. Effect of curcumin on galactose-induced cataractogenesis in rats. Mol Vis 2003; 9: 223-230.
86. Kumar PA, Suryanarayana P, Reddy PY, Reddy GB. Modulation of alpha-crystallin chaperone activity in diabetic rat by curcumin. Mol Vis 2005; 11: 561-568.
87. Kowluru RA, Kanwar M. Effects of curcumin on retinal oxidative stress and inflammation in diabetes. Nutrition & Metabolism 2007; 4: 8.
88. Mrudula T, Suryanarayama P, Srinivas PNBS, Reddy GB. Effect of curcumin on hyperglycemia-induced vascular endothelial growth factor expression in streptozotocin–induced diabetic rat retina. Biochem Biophys Res Commun 2007; 361: 528-532.

89. Mandal MN, Patlolla JM, Zheng L, Agbaga MP, Tran JT, Wicker L, et al. Curcumin protects retinal cells from light- and oxidant stress-induced cell death. Free Radic Biol Med 2009; 46: 672-679.
90. Anand P, Kunnumakkara AB, Newman RA, Aggarwal BB. Bioavailability of curcumin: problems and promises. Mol Pharm 2007; 4: 807-818.
91. Garcea G, Berry DP, Jones DJ, Singh R, Dennison AR, Farmer PB, et al. Consumption of the putative chemopreventive agent curcumin by cancer patients: assessment of curcumin levels in the colorectum and their pharmacodynamic consequences. Cancer Epidemiol Biomarkers Prev. 2005; 14: 120-125.
92. Ireson CR, Jones DJ, Orr S, Coughtrie MW, Boocock DJ, Williams ML, et al. Metabolism of the cancer chemopreventive agent curcumin in human and rat intestine. Cancer Epidemiol Biomarkers Prev. 2002; 11: 105-111.
93. Sandur SK, Pandey MK, Sung B, Ahn KS, Murakami A, Sethi G, et al. Curcumin, demethoxycurcumin, bisdemethoxycurcumin, tetrahydrocurcumin and turmerones differentially regulate anti-inflammatory and anti-proliferative responses through a ROS-independent mechanism. Carcinogenesis 2007; 28: 1765-1773.
94. Cheng AL, Hsu CH, Lin JK, Hsu MM, Ho YF, Shen TS, et al. Phase 1 clinical trial of curcumin, a chemopreventive agent, in patients with high-risk or pre-malignant lesions. Anticancer Res 2001; 21: 2895-2900.
95. Sharma RA, Euden SA, Platton SL, Cooke DN, Shafayat A, Hewitt HR, et al. Phase 1 clinical trial of oral curcumin: biomarkers of systemic activity and compliance. Clin Cancer Res 2004; 10: 6847-6854.
96. Shoba G, Joy D, Joseph T, Majeed M, Rajendran R, Srinivas PS. Influence of piperine on the pharmacokinetics of curcumin in animals and human volunteers. Planta Med 1998; 64: 353-356.
97. Bisht S, Feldmann G, Soni S, Ravi R, Karikar C, Maitra A, et al. Polymeric nanoparticle-encapsulated curcumin ('nanocurcumin'): a novel strategy for human cancer therapy. J Nanobiotechnol 2007; 5: 3.
98. Li L, Braiteh FS, Kurzrock R. Liposome-encapsulated curcumin: in vitro and in vivo effects on proliferation, apoptosis, signaling, and angiogenesis. Cancer 2005; 104: 1322-1331.
99. Maiti K, Muhherjee K, Gantait A, Saha BP, Mukherjee PK. Curcumin-phospholipid complex: preparation, therapeutic evaluation and pharmacokinetic study in rats. Int J Pharm 2007; 330: 155-163.
100. Marczylo TH, Verschoyle RD, Cooke DN, Morazzoni P, Steward WP, Gescher AJ. Comparison of systemic availability of curcumin with that of curcumin formulated with phosphatidylcholine. Cancer Chemother Pharmacol 2007; 60: 171-177.
101. Krishnaraju AV, Sundararaju D, Sengupta K, Venkateswarlu S, Trimurtulu G. Safety and toxicological evaluation of demethylated curcuminoids; a novel standardized curcumin product. Toxicol Mech Methods 2009; 19: 447-460.
102. NTP (1993). NTP Toxicology and carcinogenesis studies to turmeric oleoresin (CAS No. 8024-37-1)(Major Component 79-85% curcumin, CAS No. 458-37-7) in F344/N rats and B6C3F1 mice (free Studies). Natl Toxicol Program Tech Rep Ser 427, 1-275.

银杏提取物

Robert Ritch

银杏提取物含有 60 种以上已知的具有生物活性的化合物，其中大约 30 种是尚未在自然界中其他生物体内发现。银杏标准提取物被广泛地应用于临床研究，EGb 761（Dr Willmar Schwabe GmbH & Co，卡尔斯鲁厄，德国），包含 24% 银杏黄酮苷（类黄酮），6% 萜类内酯（银杏内酯和白果内酯），大约 7% 原花青素和其他未确定的化合物[1]。

银杏提取物被认为对各种与年龄相关疾病都有作用，包括脑血管疾病、周围血管疾病、痴呆、耳鸣、支气管狭窄、性功能障碍。银杏提取物表现出了许多对治疗青光眼损伤非眼压依赖危险因素适用的基本属性[2]。银杏提取物在各种组织及实验体系中都发挥出了显著的对抗自由基和脂质过氧化的作用。它的抗氧化作用堪比一些水溶性的抗氧化剂如维生素 C、谷胱甘肽和一些脂溶性抗氧化剂如 α- 维生素 E、醋酸维生素 A[3]。它的这种抗氧化性能主要是由于它直接清除自由基的能力。花青素抑制蛋白酶小体的特性有助于它们抗氧化、抗炎症和神经保护活性，使它们用于治疗神经退行性疾病的依据得到了合理的解释[4]。

银杏提取物在各种组织中保护线粒体的代谢和 ATP 的产生，不完全地预防形态改变及与线粒体老化相关的氧化损伤指数[5~9]。与其他抗氧化剂相反，银杏具有进入线粒体膜内的能力，这样就可使它的抗氧化作用发挥在线粒体水平[10]。它可以清除一氧化氮[11]并可能抑制一氧化氮的产生[12]。

大量的实验证据都表明 GBE 在某些情况下具有神经保护特性，如低氧 / 缺血、癫痫发作、脑水肿和外周神经损伤[13，14]。GBE 有效防止谷氨酸的毒性作用[15，16]。它能减少谷氨酸诱发的钙离子浓度增高并能降低休眠及钙负荷神经元的氧化代谢水平[18]。GBE 可以保护各种毒性实验中培养组织中的神经元细胞，同时抑制凋亡的发生[19~22]。

GBE 可以改善外周和中枢的血流情况。它可以有效治疗与正常眼压性青光眼密切相关的雷诺氏病[23，24]。据报道，它可以保护心肌，防止缺氧及缺血再灌注损伤[25，26]并扩张血管[27]。GBE 是一种很强的血小板活化因子抑制剂[28]。有混合的证据表明 GBE 可以改善 AD 型及多发性梗死性痴呆患者的功能。初步的数据提示 GBE 可能增加老年人口的生存概率[29]。

有证据表明系统性 NO 变化和 ET-1 激活（内皮功能失调）参与了青光眼患者的血管调节异常[30~33]。GBE 据报道可以减弱内皮功能失调[34]，并最起码的部分通过它对 NO 通路或非内皮依赖性血管舒张功能的作用而改善外周循环[35，36]。进一步研究 GBE 对眼血液循环及正常眼压性青光眼的影响是有意义的。

对眼睛来说，GBE 可以防止大鼠糖尿病视网膜病变的进展[37]并减少视网膜的再灌注损伤[38]。GBE 通过防止视网膜的氧化应激反应阻止光损伤而保护视网膜光感受器。同时给予 GBE 进行治疗可以预防氯喹诱发的 ERG 改变[41]。在大鼠视网膜中央动脉阻塞模型中，GBE 可以减轻水肿和坏死，并锁定 b 波波幅的下降[42]。

Jia 等发现 GBE 抑制地塞米松诱发的兔眼 IOP 升高[43]。它减少地塞米松相关的小梁网筛状层内细胞外物质的堆积，实现更好的网状细胞结构。在培养人小梁细胞中，GBE 大幅度减少地塞米松诱导的肌纤蛋白表达[43,44]。研究用不同剂量 GBE 灌胃和用生理盐水灌胃的大鼠视神经挤压模型中 RGC 存活情况，使用大剂量 GBE 组的平均存活率由生理盐水组的 58.4±9.0% 显著（$P<0.001$）增加到了 74.2±6.8%。在同样的分组情况下，使用腹腔注射给药也可以得到相似的结果[45]。

还有报道认为 GBE 可以提高自动视野指数[46,47]。在一项交叉临床实验中，给予正常志愿者低剂量、短疗程的 GBE，发现 GBE 可以增加平均 24% 的眼动脉血流灌注[48]。然而，在最近的一项研究中，在对这一结果进行确认时却失败了[49]。

经过对案例报道的系统性回顾，可以推论“摄入银杏与血流之间存在因果关系的可能性很小”[50]。对八组随机对照实验的系统性回顾推论出“没有有效的证据能够证明 GBE 导致血液凝集参数的明显改变”[51]。将银杏与抗凝剂或抗血小板药物联合使用的想法只是建立在几个个案报道上，而不被临床实验支持，这种想法可能存在严重的健康风险[52]。

（袁援生 译）

参考文献

1. De Feudis FV. Ginkgo biloba Extract (EGb 761): Pharmacological activities and clinical applications. Paris: Elsevier 1991.
2. Ritch R. A potential role for Ginkgo biloba extract in the treatment of glaucoma. Medical Hypotheses 2000; 54: 221-235.
3. Köse K, Dogan P. Lipoperoxidation induced by hydrogen peroxide in human erythrocyte membranes. 2. Comparison of the antioxidant effect of Ginkgo biloba extract (EGb 761) with those of water-soluble and lipid-soluble antioxidants. J Int Med Res 1995; 23: 9-18.
4. Dreiseitel A, Schreier P, Oehme A, et al. Inhibition of proteasome activity by anthocyanins and anthocyanidins. Biochem Biophys Res Comm 2008; 372: 57-61.
5. Pierre S, Jamme I, Droy-Lefaix MT, et al. Ginkgo biloba extract (EGb 761) protects NaK-ATPase activity during cerebral ischemia in mice. NeuroReport 1999; 10: 47-51.
6. Janssens D, Delaive E, Remacle J, Michiels C. Protection by bilobalide of the ischaemia-induced alterations of the mitochondrial respiratory activity. Fundam Clin Pharmacol 2000; 14: 193-201.
7. Sastre J, Lloret A, Borras C, et al. GBE EGb 761 protects against mitochondrial aging in the brain and in the liver. Cell Mol Biol 2002; 48: 685-692.
8. Eckert A, Keil U, Kressmann S, et al. Effects of EGb 761 Ginkgo biloba extract on mitochondrial function and oxidative stress. Pharmacopsychiatry 2003; 36 Suppl 1: S15-23.
9. Eckert A, Keil U, Scherping I, et al. Stabilization of mitochondrial membrane potential and improvement of neuronal energy metabolism by Ginkgo biloba extract EGb 761. Ann NY Acad Sci 2005; 1056: 474- 485.
10. Hirooka K, Tokuda M, Miyamoto O, et al. The Ginkgo biloba extract (EGb 761) provides neuroprotective effect on retinal ganglion cells in a rat model of chronic glaucoma. Curr Eye

Res 2004; 28: 153-157.
11. Marcocci L, Maguire JJ, Droy-Lefaix MT, Packer L. The nitric oxide-scavenging properties of *Ginkgo biloba* extract (EGb 761). Biochem Biophys Res Commun 1994; 201: 748-755.
12. Kobuchi H, Droy-Lefaix MT, Christen Y, Packer L. Ginkgo biloba extract (EGb 761): Inhibitory effect on nitric oxide production in the macrophage cell line RAW 264.7. Biochem Pharmacol 1997; 53: 897-904.
13. Smith PF, Maclennan K, Darlington CL. The neuroprotective properties of the *Ginkgo biloba* leaf: a review of the possible relationshiop to platelet-activating factor (PAF). J Ethnopharmacol 1996; 50: 131-139.
14. Ahlemeyer B, Krieglstein J. Pharmacological studies supporting the therapeutic use of Ginkgo biloba extract for Alzheimer's disease. Pharmacopsychiatry 2003; 36 Suppl 1: S8-14.
15. Chandrasekaran K, Mehrabian Z, Spinnewyn B, et al. Bilobalide, a component of the Ginkgo biloba extract (EGb 761), protects against neuronal death in global brain ischemia and in glutamate-induced excitotoxicity. Cell Mol Biol 2002; 48: 663-670.
16. Chandrasekaran K, Mehrabian Z, Spinnewyn B, et al. Neuroprotective effects of bilobalide, a component of Ginkgo biloba extract (EGb 761) in global brain ischemia and in excitotoxicity-induced neuronal death. Pharmacopsychiatry 2003; 36 Suppl 1: S89-94.
17. Zhu L, Wu J, Liao H, Gao J, Zhao XN, Zhang ZX. Antagonistic effects of extract from leaves of *Ginkgo biloba* on glutamate neurotoxicity. Acta Pharmacol Sinica 1997; 18: 344-347.
18. Oyama Y, Fuchs PA, Katayama N, Noda K. Myricetin and quercetin, the flavonoid constituents of Ginkgo biloba extract, greatly reduce oxidative metabolism in both resting and Ca(2+)-loaded brain neurons. Brain Res 1994; 635: 125-129.
19. Ahlemeyer B, Mowes A, Krieglstein J. Inhibition of serum deprivation- and staurosporine-induced neuronal apoptosis by Ginkgo biloba extract and some of its constituents. Eur J Pharmacol 1999; 367: 423-430.
20. Zhou LJ, Zhu XZ. Reactive oxygen species-induced apoptosis in PC12 cells and protective effect of bilobalide. J Pharmacol Exp Ther 2000; 293: 982-988.
21. Guidetti C, Paracchini S, Lucchini S, et al. Prevention of neuronal cell damage induced by oxidative stress in vitro: effect of different Ginkgo biloba extracts. J Pharmacy Pharmacol 2001; 53: 387-392.
22. Lu G, Wu Y, Mak YT, et al. Molecular evidence of the neuroprotective effect of Ginkgo biloba (EGb761) using bax/bcl-2 ratio after brain ischemia in senescence-accelerated mice, strain-prone 8. Brain Res 2006; 1090: 23-28.
23. Muir AH, Robb R, McLaren M, Daly F, Belch JJ. The use of Ginkgo biloba in Raynaud's disease: a double-blind placebo-controlled trial. Vasc Med 2002; 7: 265-267.
24. Choi WS, Choi CJ, Kim KS, et al. To compare the efficacy and safety of nifedipine sustained release with Ginkgo biloba extract to treat patients with primary Raynaud's phenomenon in South Korea; Korean Raynaud study (KOARA study). Clin Rheumatol 2009; 28: 553-559.
25. Haramaki N, Aggarwal S, Kawabata T, Droy-Lefaix MT, Packer L. Effects of natural antioxidant *Ginkgo biloba* extract (EGb 761). on myocardial ischemia-reperfusion injury. Free Radic Biol Med 1994; 16: 789-794.
26. Punkt K, Welt K, Schaffranietz L. Changes of enzyme activities in the rat myocardium caused by experimental hypoxia with and without ginkgo biloba extract EGb 761 pretreatment. A cytophotometrical study. Acta Histochem 1995; 97: 67-79.
27. Satoh H, Nishida S. Electropharmacological actions of Ginkgo biloba extract on vascular smooth and heart muscles. Clin Chim Acta 2004; 342: 13-22.
28. Koch E. Inhibition of platelet activating factor (PAF)-induced aggregation of human thrombocytes by ginkgolides: considerations on possible bleeding complications after oral intake of Ginkgo biloba extracts. Phytomedicine 2005; 12: 10-16.
29. Dartigues JF, Carcaillon L, Helmer C, et al. Vasodilators and nootropics as predictors of dementia and mortality in the PAQUID cohort. J Am Geriatr Soc 2007; 55: 395-399.

30. Nicolela MT, Ferrier SN, Morrison CA, et al. Effects of cold-induced vasospasm in glaucoma: the role of endothelin-1. Invest Ophthalmol Vis Sci 2003; 44: 2565-2572.
31. Grieshaber MC, Flammer J. Blood flow in glaucoma. Curr Opin Ophthalmol 2005; 16: 79-83.
32. Henry E, Newby DE, Webb DJ, Hadoke PW, O'Brien CJ. Altered endothelin-1 vasoreactivity in patients with untreated normal-pressure glaucoma. Invest Ophthalmol Vis Sci 2006; 47: 2528-2532.
33. Su WW, Cheng ST, Hsu TS, Ho WJ. Abnormal flow-mediated vasodilation in normal-tension glaucoma using a noninvasive determination for peripheral endothelial dysfunction. Invest Ophthalmol Vis Sci 2006; 47: 3390-3394.
34. Zhou W, Chai H, Courson A, et al. Ginkgolide A attenuates homocysteine-induced endothelial dysfunction in porcine coronary arteries. J Vasc Surg 2006; 44: 853-862.
35. Chen X, Salwinski S, Lee TJF. Extracts of Ginkgo biloba and ginsenosides exert cerebral vasorelaxation via a nitric oxide pathway. Clin Exp Pharmacol Physiol 1997; 24: 958-959.
36. Wu WR, Zhu XZ. Involvement of monoamine oxidase inhibition in neuroprotective and neurorestorative effects of Ginkgo biloba extract against MPTP-induced nigrostriatal dopaminergic toxicity in C57 mice. Life Sci 1999; 65: 157-164.
37. Droy-Lefaix MT, Szabo-Tosaki ME, Doly MN. Free radical scavenger properties of EGb 761 on functional disorders induced by experimental diabetic retinopathy. In: Cutler RG, Packe L, Bertram J, Mori A (Eds.). Oxidative stress and aging. Basel: Birkhäuser Verlag 1996; 277-286.
38. Szabo ME, Droy-Lefaix MT, Doly M, Braquet P. Modification of ischemia/reperfusion-induced ion shifts (Na+, K+, Ca2+ and Mg2+ by free radical scavengers in the rat retina. Ophthalmic Res 1993; 25: 1.
39. Ranchon I, Gorrand JM, Cluzel J, Droy-Lefaix MT, Doly M. Functional protection of photoreceptors from light-induced damage by dimethylthiourea and Ginkgo biloba extract. Invest Ophthalmol Vis Sci 1999; 40: 1191-1199.
40. Xie Z, Wu X, Gong Y, et al. Intraperitoneal injection of Ginkgo biloba extract enhances antioxidation ability of retina and protects photoreceptors after light-induced retinal damage in rats. Curr Eye Res 2007; 32: 471-479.
41. Meyniel G, Doly M, Millerin M, Braquet P. Involvement of PAF (Platelet-Activating Factor) in chloroquine-induced retinopathy. C R Acad Sci III 1992; 314: 61-65.
42. Droy-Lefaix MT, Szabo ME, Doly M. Ischaemia and reperfusion-induced injury in the retina obtained form normotensive and spontaneously hypertensive rats: effects of free radical scavengers. Int J Tissue React 1993; 15: 85-91.
43. Jia LY, Sun L, Fan DS, et al. Effect of topical Ginkgo biloba extract on steroid-induced changes in the trabecular meshwork and intraocular pressure. Arch Ophthalmol 2008; 126: 1700-1706.
44. Ma K, Xu L, Zha H, et al. Dosage dependence of the effect of Ginkgo biloba on the rat retinal ganglion cell survival after optic nerve crush. Eye 2009; 23: 1598-1604.
45. Ma K, Xu L, Zhang H, et al. The effect of ginkgo biloba on the rat retinal ganglion cell survival in the optic nerve crush model. Acta Ophthalmol 2009; Epub Aug 14.
46. Raabe A, Raabe M, Ihm P. Therapeutic follow-up using automatic perimetry in chronic cerebroretinal ischemia in elderly patients. Prospective double-blind study with graduated dose Ginkgo biloba treatment. Klin Monatsbl Augenheilkd 1991; 199: 432-438.
47. Quaranta L, Bettelli S, Uva MG, et al. Effect of Ginkgo biloba extract on pre-existing visual field damage in normal tension glaucoma. Ophthalmology 2003; 110: 359-364.
48. Chung HS, Harris A, Kristinsson JK, Ciulla T, Kagemann C, Ritch R. Ginkgo biloba extract increases ocular blood flow velocity. J Ocular Pharmacol Therap 1999; 15: 233-240.
49. Wimpissinger B, Berisha F, Garhoefer G, et al. Influence of Gingko biloba on ocular blood flow. Acta Ophthalmol Scand 2007; 85: 445-449.
50. Ernst E, Canter PH, Coon JT. Does Ginkgo biloba increase the risk of bleeding? A systemic

review of case reports. Perfusion 2005; 18: 52-56.
51. Savović J, Wider B, Ernst E. Effects of Ginkgo biloba on blood coagulation parameters: a systematic review of randomised clinical trials. Evid Based Integrative Med 2005; 2: 167-176.
52. Izzo AA, Ernst E. Interaction between herbal medicines and prescribed drugs. An updated systematic review. Drugs 2009; 69: 1777-1798.

葡萄籽提取物

Robert Ritch

葡萄籽原花青素具有广泛的药理学作用范围和抗氧化应激的药物特性。葡萄籽原花青素（GSE）无论是在体内还是在体外模型中，都可以提供极好的自由基保护作用[1]。有报道 GSE 促进体外心肌缺血再灌注损伤的改善[2~4]。激活素，一种新一代的来源于葡萄籽原花青素的抗氧剂，可以减少系统性硬化病患者血浆中氧化应激和粘附分子（ICAM-1，VCAM-1 和 E- 选择素）的水平[5]。增添 GSE 饮食可以通过增加抗氧化剂水平而使餐后氧化应激减到最小，并且另一个效果就是加强了对低密度脂蛋白氧化修饰的抵抗[6]。据报道，葡萄籽原花青素还具有进入细胞内抗 HIV-1 的作用[7]。葡萄籽提取物最近被证实可以抑制小鼠前列腺癌细胞的生长[8]。对于眼睛，GSE 抑制白内障形成的关键部分是减少晶体皮质细胞内的氧化应激[9]。并且，GSE 可以显著预防并延缓大鼠遗传性白内障形成的发展[10]。

白藜芦醇

Robert Ritch

白藜芦醇（3，5，40- 三差羟基芪），一个强大的抗氧化剂，在红葡萄皮和草莓中被大量发现并引起科学家们的注意，可能解释了为什么法国人喜欢吃比较高脂的食物但心脏病的发生率却很低（法国悖论）。许多研究提示饮酒（尤其是红酒），可以减少冠心病（CHD）的发生。葡萄汁，未发酵的饮料，并不是白藜芦醇的重要来源。过去几年的大量研究都提示白藜芦醇无论是在体内还是在体外，对人类疾病的各种模型都有好处，包括心肌保护、神经保护、免疫调节和肿瘤预防。参考文献 11 对此进行了广泛的回顾。大量的数据表明白藜芦醇的作用包括抑制脂质过氧化和血小板聚集、金属螯合（主要是铜）、清除自由基、抗炎、脂质代谢调节、抗菌、抗癌和类雌激素作用[11]。

白藜芦醇增加酵母（酿酒酵母）、线虫（秀丽隐杆线虫）和果蝇（黑腹果蝇）的寿命。早先曾有报道白藜芦醇可以延长短命鱼（短命鳉）寿命，而现在的研究显示白藜芦醇可以明显增加给予高卡路里食物小鼠的健康水平，延长存活时间，点明了一种治疗年龄相关疾病的新方法[13]。在白藜芦醇的多种功能中，它可以激活长寿蛋白（沉默信息调节蛋白），这是一个在DNA修复、基因沉默、染色体稳定和延长寿命方面发挥重要作用蛋白家族[14]。

白藜芦醇表现出的生理作用与它调节营养及长寿基因的能力有关[11]。白藜芦醇是一种有效的抗氧化剂[15~17]。它可以抑制低密度脂蛋白（LDL）的脂质过氧化，防止氧化低密度脂蛋白的细胞毒性，保护细胞对抗脂质过氧化[16]。白藜芦醇保护并防止轴突切断后神经元的退行性改变[18]。仅单纯输注白藜芦醇就能通过清除自由基活性并释放一氧化氮抑制脑血流升高而对大脑身缺血导致的神经元损伤产生神经保护作用[19]。它的抗凋亡活性提示，摄入含白藜芦醇饮食对尽可能减少免疫紊乱状态和人类慢性退行性疾病中的氧化损伤是非常有用的[19]。

在中风后，细胞内的一种促氧化剂，血红素（铁原卟啉Ⅸ）会明显增加。在培养神经元细胞内，白藜芦醇可以诱导血红互氧合酶1，提示增加血红素氧合酶活性是白藜芦醇产生神经保护作用的一条独特的途径[21]。

白藜芦醇能够直接抑制CYP1B1基因。白藜芦醇的多种作用是基于它对细胞膜和细胞内受体、信号分子、生物酶、氧化系统、DNA修复机制和转录因子等不同靶点的作用，它能够激活或抑制遍及细胞的大量信号转导通路[11]。

白藜芦醇通过降解作用减少β淀粉样蛋白的分泌水平和细胞内含量[23]。在老化和神经退行性疾病之间存在一定的联系，例如阿尔茨海默病，能够通过限制热量和模仿热量限制的药物如白藜芦醇而改善这些疾病[22]。

在眼睛里，白藜芦醇抑制大鼠中亚硒酸盐诱发的氧化应激和白内障形成[24]。作者提出氧化应激参与了亚硒酸盐白内障的发展，并可以被白藜芦醇预防，支持可能通过食物摄入较大量的天然白藜芦醇可以帮助预防人类老年性白内障的观点。白藜芦醇也可以引起视网膜微动脉扩张，提示这种化合物在视网膜血管疾病的治疗中可能具有一定的潜在的好处[25]。去乙酰化酶1激活剂（如白藜芦醇）被证明在家鼠视神经炎和多发性硬化病模型中具有神经保护作用[26]。

（袁援生 译）

参考文献

1. Bagchi D, Bagchi M, Stohs S, et al. Cellular protection with proanthocyanidins derived from grape seeds. Ann N Y Acad Sci 2002; 957: 260-270.
2. Pataki T, Bak I, Kovacs P, et al. Grape seed proanthocyanidins improved cardiac recovery during reperfusion after ischemia in isolated rat hearts. Am J Clin Nutrition 2002; 75: 894-899.
3. Bagchi D, Sen CK, Ray SD, et al. Molecular mechanisms of cardioprotection by a novel grape seed proanthocyanidin extract. Mutat Res 2003; 523-524: 87-97.
4. Shao ZH, Becker LB, Vanden Hoek TL, et al. Grape seed proanthocyanidin extract attenu-

ates oxidant injury in cardiomyocytes. Pharmacol Res 2003; 47: 463-469.
5. Kalin R, Righi A, Del Rosso A, et al. Activin, a grape seed-derived proanthocyanidin extract, reduces plasma levels of oxidative stress and adhesion molecules (ICAM-1, VCAM-1 and E-selectin) in systemic sclerosis. Free Radical Res 2002; 36: 819-825.
6. Natella F, Belelli F, Gentili V, et al. Grape seed proanthocyanidins prevent plasma postprandial oxidative stress in humans. J Agric Food Chem 2002; 50: 7720-7725.
7. Nair MP, Kandaswami C, Mahajan S, et al. Grape seed extract proanthocyanidins downregulate HIV-1 entry coreceptors, CCR2b, CCR3 and CCR5 gene expression by normal peripheral blood mononuclear cells. Biol Res 2002; 35: 421-431.
8. Raina K, Singh RP, Agarwal R, Agarwal C. Oral grape seed extract inhibits prostate tumor growth and progression in TRAMP mice. Cancer Res 2007; 67: 5976-5982.
9. Barden CA, Chandler HL, Lu P, et al. Effect of grape polyphenols on oxidative stress in canine lens epithelial cells. Am J Vet Res 2008; 69: 94-100.
10. Yamakoshi J, Saito M, Kataoka S, Tokutake S. Procyanidin-rich extract from grape seeds prevents cataract formation in hereditary cataractous (ICR/f) rats. J Agric Food Chem 2002; 50: 4983-4988.
11. Pervaiz S, Holme AL. Resveratrol: Its Biologic Targets and Functional Activity. Antioxidants Redox Signaling 2009; 11: 2851-2897.
12. Valenzano DR, Cellerino A. Resveratrol and the pharmacology of aging: a new vertebrate model to validate an old molecule. Cell Cycle 2006; 5: 1027-1032.
13. Baur JA, Pearson KJ, Price NL, et al. Resveratrol improves health and survival of mice on a high-calorie diet. Nature 2006; 444: 337-342.
14. Michan S, Sinclair D. Sirtuins in mammals: Insights into their biological function. Biochem J 2007; 404: 1–13.
15. Frankel EN, Waterhouse AL, Kinsella JE. Inhibition of human LDL oxidation by resveratrol. Lancet 1993; 341: 1103-1104.
16. Chanvitayapongs S, Draczynska-Lusiak B, Sun AY. Amelioration of oxidative stress by antioxidants and resveratrol in PC12 cells. Neuroreport 1997; 8: 1499-1502.
17. Shigematsu S, Ishida S, Hara M, et al. Resveratrol, a red wine constituent polyphenol, prevents superoxide-dependent inflammatory responses induced by ischemia/reperfusion, platelet-activating factor, or oxidants. Free Radic Biol Med 2003; 34: 810-817.
18. Araki T, Sasaki Y, Milbrandt J. Increased nuclear NAD biosynthesis and SIRT1 activation prevent axonal degeneration. Science 2004; 305: 954-955.
19. Lu KT, Chiou RY, Chen LG, et al. Neuroprotective effects of resveratrol on cerebral ischemia-induced neuron loss mediated by free radical scavenging and cerebral blood flow elevation. J Agric Food Chem 2006; 54: 3126-3131.
20. Losa GA. Resveratrol modulates apoptosis and oxidation in human blood mononuclear cells. Eur J Clin Invest 2003; 33: 818-823.
21. Zhuang H, Kim YS, Koehler RC, Dore S. Potential mechanism by which resveratrol, a red wine constituent, protects neurons. Ann N Y Acad Sci 2003 ; 993: 276-286.
22. Liu Q, Xie F, Rolston R, et al. Prevention and treatment of Alzheimer disease and aging: antioxidants. Mini Rev Med Chem 2007; 7: 171-180.
23. Marambaud P, Zhao H, Davies P. Resveratrol promotes clearance of Alzheimer's disease amyloid-beta peptides. J Biol Chem 2005; 280: 37377-37382.
24. Doganay S, Borazan M, Iraz M, Cigremis Y. The effect of resveratrol in experimental cataract model formed by sodium selenite. Curr Eye Res 2006; 31: 147-153.
25. Nagaoka T, Hein TW, Yoshida A, et al. Resveratrol, a component of red wine, elicits dilation of isolated porcine retinal arterioles: role of nitric oxide and potassium channels. Invest Ophthalmol Vis Sci 2007; 48: 4232-4239.
26. Shindler KS, Verntura E, Rex TS, et al. SIRT1 activation confers neuroprotection in experimental optic neuritis. Invest Ophthalmol Vis Sci 2007; 48: 3602-3609.

碧萝芷

Robert Ritch

碧萝芷是一种法国海岸松（Pinus pinaster 海岸松）树皮提取物，主要成分是原花青素和酚酸，它具有强效的清除自由基，阻止氧和氮的化学反应。原花青素是儿茶素及表儿茶素亚基的高分子聚合体，是人类一种重要的营养物质[1]。

碧萝芷对患有静脉微血管病变的患者有一定治疗作用[2,3]，并可以促进慢性静脉瓣功能障碍（静脉曲张）患者[4]和糖尿病患者[5]腿部溃疡的愈合。在慢性静脉瓣功能障碍患者中，碧萝芷可以减少小腿浮肿和疼痛、痉挛、夜间肿胀、沉重感及皮肤发红等症状[6]。碧萝芷可以保护血管内皮细胞，避免β淀粉样蛋白诱发的损伤[7]。它可以逆转单侧肾切除缺血再灌注损伤大鼠模型中的血浆肌酸酐、尿素氮（BUN）、乳酸脱氢酶（LDH）、IL-1β、IL-6、和 TNF-α 升高[8]。

预先给予碧萝芷可降低吸烟导致的血小板聚集体[9]。碧萝芷明显降低低密度脂蛋白胆固醇的水平[10]。一项随机对照实验报道碧萝芷对勃起功能障碍有效[11]。还有报道它可以改善进差综合征的症状[12]。体外实验中，它不仅阻止 HIV-1 与宿主细胞结合，而且在进入易感细胞后抑制复制过程[13]。据报道它可以增加尿儿茶酚胺并改善注意缺陷多动障碍儿童的注意力[14]。

口服碧萝芷后，可以显著抑制血浆样本中单核细胞核转录因子（NF-κB）的激活及 MMP-9 释放，表明它可以通过抑制前炎症因子的表达而发挥抗感染作用[15]。谷氨酸盐抑制环加氧酶 1 和 2[16]。它的细胞毒性可以被葡萄籽提取物（GBE）和碧萝芷抑制[17]。碧萝芷不仅抑制活性氧簇的产生，而且能够减弱半胱天冬酶 -3 活性和 DNA 破碎，提示它能够防止β淀粉样蛋白诱发的凋亡[18]。

据报道，碧萝芷还可以抑制血管紧张素转化酶，增加毛细血管通透性，改善微循环[19]。它还可以抑制增殖前期糖尿病视网膜病变的进展[20]，降低糖尿病视网膜病变和白内障形成的风险[21]。最近的一项研究中，在患有轻到中度视网膜水肿的患者中，通过高分辨率超声测量发现，接受碧萝芷治疗的患者视网膜水肿及厚度得到显著改善[22]。用激光多普勒血流测速测量视网膜中央动脉血流，碧萝芷组的血流速度从对照组的 34cm/s 轻微增加到 44cm/s，统计学上显著[22]。

Steigerwalt 等[23]评估了 20 例给予碧萝芷和 Mirtogenol 添加食物的受试者，与 18 例对照的眼内压和眼血流动力学。接受治疗 3 个月后，眼内压（IOP）与未接受治疗的对照组相比，基线眼压从 25.2mmHg 降到了 22mmHg（$P < 0.05$）。用彩色多普勒测量眼血流（视网膜中央动脉、眼动脉和后睫状动脉），在收缩期和舒张期都得到了增加。

（袁援生 译）

参考文献

1. Rohdewald P. A review of the French maritime pine bark extract (Pycnogenol), a herbal medication with a diverse clinical pharmacology. Int J Clin Pharmacol Ther 2002; 40: 158-168.
2. Cesarone MR, Belcaro G, Rohdewald P, et al. Improvement of diabetic microangiopathy with pycnogenol: A prospective, controlled study. Angiology 2006; 57: 431-436.
3. Cesarone MR, Belcaro G, Rohdewald P, et al. Rapid relief of signs/symptoms in chronic venous microangiopathy with pycnogenol: a prospective, controlled study. Angiology 2006; 57: 569-576.
4. Belcaro G, MR Cesarone, BM Errichi & et al. (2005): Venous ulcers: microcirculatory improvement and faster healing with local use of Pycnogenol. Angiology 56: 56.
5. Belcaro G, Cesarone MR, Errichi BM, et al. Diabetic ulcers: microcirculatory improvement and faster healing with pycnogenol. Clin Appl Thromb Hemost 2006; 12: 318-323.
6. Koch R. Comparative study of Venostasin and Pycnogenol in chronic venous insufficiency. Phytother Res 2002; 16 Suppl 1: S1-5.
7. Liu F, Lau BH, Peng Q, Shah V. Pycnogenol protects vascular endothelial cells from beta-amyloid-induced injury. Biol Pharm Bull 2000; 23: 735-737.
8. Ozer Sehirli A, Sener G, Ercan F. Protective effects of pycnogenol against ischemia reperfusion-induced oxidative renal injury in rats. Ren Fail 2009; 31: 690-697.
9. Araghi-Niknam M, Hosseini S, Larson D, Rohdewald P, Watson RR. Pine bark extract reduces platelet aggregation. Integrative Med 2000; 2: 73-77.
10. Devaraj S, Vega-Lopez S, Kaul S, Rohdewald P, Jialal I. Supplementation with a pine bark extract rich in polyphenols increases plasma antioxidant capacity and alters the plasma lipoprotein profile. Lipids 2002; 37: 931-934.
11. Stanislavov R, Nikolova V, Rohdewald P. Improvement of erectile function with Prelox: a randomized, double-blind, placebo-controlled, crossover trial. Int J Impot Res 2007; August 16 [Epub ahead of print].
12. Belcaro G, Cesarone MR, Steigerwalt RJ, et al. Jet-lag: prevention with Pycnogenol. Preliminary report: evaluation in healthy individuals and in hypertensive patients. Minerva Cardioangiol 2008; 56(5 Suppl): 3-9.
13. Feng WY, Tanaka R, Inagaki Y, et al. Pycnogenol, a procyanidin-rich extract from French maritime pine, inhibits intracellular replication of HIV-1 as well as its binding to host cells. Jpn J Infect Dis 2008; 61: 279-285.
14. Dvoráková M, Jezová D, Blazícek P, et al. Urinary catecholamines in children with attention deficit hyperactivity disorder (ADHD): modulation by a polyphenolic extract from pine bark (pycnogenol). Nutr Neurosci 2007 ; 10: 151-157.
15. Grimm T, Chovanova Z, Muchova J, et al. Inhibition of NF-kappaB activation and MMP-9 secretion by plasma of human volunteers after ingestion of maritime pine bark extract (Pycnogenol). J Inflamm (Lond) 2006; 27: 1.
16. Schafer A, Chovanova Z, Muchova J, et al. Inhibition of COX-1 and COX-2 activity by plasma of human volunteers after ingestion of French maritime pine bark extract (Pycnogenol). Biomed Pharmacother 2006; 60: 5-9.
17. Kobayashi MS, Han D, Packer L. Antioxidants and herbal extracts protect HT-4 neuronal cells against glutamate-induced cytotoxicity. Free Radic Res 2000; 32: 115-124.
18. Peng QL, Buz'Zard AR, Lau BH. Pycnogenol((R)) protects neurons from amyloid-beta peptide-induced apoptosis. Brain Res Mol Brain Res 2002; 104: 55-65.
19. Packer L, Rimbach G,Virgili F. Antioxidant activity and biologic properties of a procyanidin-

rich extract from pine (Pinus maritima) bark, pycnogenol. Free Radic Biol Med 1999; 27: 704-724.
20. Schonlau F, Rohdewald P. Pycnogenol for diabetic retinopathy. A review. Int Ophthalmol 2001; 24: 161-171.
21. Kamuren ZT, McPeek CG, Sanders RA, Watkins JB 3rd. Effects of low-carbohydrate diet and Pycnogenol treatment on retinal antioxidant enzymes in normal and diabetic rats. J Ocul Pharmacol Ther 2006; 22: 10-18.
22. Steigerwalt R, Belcaro G, Cesarone MR, et al. Pycnogenol improves microcirculation, retinal edema, and visual acuity in early diabetic retinopathy. J Ocul Pharmacol Ther 2009; 25: 537-540.
23. Steigerwalt RD, Gianni B, Paolo M, et al. Effects of Mirtogenol on ocular blood flow and intraocular hypertension in asymptomatic subjects. Mol Vis 2008; 14: 1288-1292.

鱼油和欧米伽(ω)-3 脂肪酸

Sandra Fernando

药理学

欧米伽 -3 脂肪酸主要是在鱼油中被发现的，包括二十二碳六烯酸（DHA）和二十碳五烯酸（EPA）。这些都是具有 18 个碳原子前体的长链不饱和多元脂肪酸（PUFAs），而且不能被哺乳动物自身合成。因此，这些脂肪酸都是通过食物或添加而获得。一旦欧米伽 -3 脂肪酸被摄入，它们要经过延长和去饱和形成长链的代谢产物，然后最终被合并入细胞膜[1]。DHA 在细胞水平具有多种功能，包括酶的调节、维持膜流动性、调节离子通道和信号转导[2]。

鱼油、欧米伽(ω)-3 脂肪酸和青光眼

房水的生成包括膜结合泵和受体。欧米伽 -3 不足会影响大鼠膜结合蛋白的活性[3]并因此影响房水的生成。增加小鼠食物中的欧米伽 -3 可以增加房水外流流畅度而降低眼内压（IOP），食物中增加欧米伽 -3 并减少欧米伽 -6 PUFA's 可能对增加前列腺素 -F2 有益[5]。给兔子每天肌注 0.2ml 鱼肝油可以降低眼内压 3mmHg，每天肌注 1ml，则降低眼内压 6.5mmHg。当鱼肝油治疗停止时，眼内压又升高到基线水平[6]。然而在对人类脂肪摄入食谱和原发性开角性青光眼（POAG）的调查研究中显示，一个欧米伽 -3 比例较欧米伽 -6 多元不饱合脂肪高的食谱可能增加 POAG 的风险[7]。青光眼患者的小梁网也会被氧化应激影响，引起的改变如细胞消亡，细胞外基质（ECM）堆积的增加和细胞老化，在体内实验时，通过应用前列腺素衍生物可以使这些改变最小化[8]。

DHA 和 EPA 在红细胞流动性、变形能力和聚集力方面起着重要作用[9]。有学者猜测 POAG 患者有着较高的血小板聚集性[10~12]，EPA 是类花生酸的前

体，而类花生酸具有舒张血管，抗凝集的效果[13, 14]。与未患青光眼的兄弟姐妹相比，青光眼患者血浆中 EPA 和 DHA 水平下降，因此提出了假设 EPA 和 DHA 在 POAG 患者的系统微循环修复调节和眼血流方面扮演了重要角色[15]。

对于视网膜，DHA 与光感受器细胞中的酶活性修饰有牵连，它为视紫红质构象改变提供外部环境。降低视网膜中 DHA 含量会影响猴子的视功能[16, 17]，而据报道，联合给予 DHA、维生素 E 和维生素 B 可以提高对比敏感度和视野指数[18]。另外，DHA 通过调节 Bcl-2 家族中促凋亡和抗凋亡蛋白的水平而保护处于氧化应激的细胞，这也同样可以保护氧化应激中的光感受器[19]。

在视网膜色素上皮细胞中也富含有 DHA，并且是神经保护因子 D1（NPD1）的前体物质，NPD1 可以阻止视网膜色素上皮细胞的凋亡和氧化应激介导的促炎症基因的启动[20]。DHA 也可以降低视网膜缺血后再灌注时海人藻酸受体的活性，因此预计可能对缺血诱发的视网膜损伤具有神经保护作用。腹腔注射 DHA 可以有效保护由于眼压（IOP）升高诱发短暂缺血的兔视网膜[21]。另外，口服 DHA 可以抵消大鼠海人酸诱发的神经毒性[22]，DHA 还可以部分通过抑制氢氧自由基的形成，防止猴子与缺血再灌注有关的视网膜细胞死亡[23]。在啮齿类动物中，欧米伽 -3 和欧米伽 -6PUFA 联合喂养比对照组或单独只用欧米伽 -3 或欧米伽 -6 喂养具有更强的视网膜结构保护作用，欧米伽 -3 和欧米伽 -6PUFA 联合喂养的动物在进行激光视网膜光凝后引起的 IOP 增高，神经胶质细胞激活明显比对照组或单独只用欧米伽 -3 或欧米伽 -6 喂养动物要低[24]。最近，DHA 联合叶黄素和玉米黄素可以提高光感受器在氧化损伤后的生存率[25]。

剂量和副作用

有很多种用于补充欧米伽 -3 脂肪酸的非处方添加食品。但是却没有人像药剂师那样用一个统一的标准来指导这些食品的使用[26]。2004 年，FDA 批准一种欧米伽 -3- 酸乙酯剂型用于降低甘油三酯水平，这是一种欧米伽 -3 与乙酯的化合物。它含有浓缩形式的 EPA（465mg）、DHA（375mg）和其他欧米伽 -3 脂肪酸（60mg），每克胶囊中至少含有总量 900mg 以上的欧米伽 -3 的脂肪酸[27]。对确诊冠心病的患者，美国心脏协会推荐 1 克的 DHA 和 EPA 以保护心血管[28]。最好的 EPA 和 DHA 食物来源包括脂质鱼如三文鱼、鲱鱼、鲭鱼、比目鱼和金枪鱼，以及某些淡水鱼如湖鲱、湖红点鲑鱼、淡水三文鱼和白鲑鱼[30]（USDA）。

最常见的与欧米伽 -3 脂肪酸补充相关的药物相关不良事件包括消化不良和嗳气[31]。还没有人知道有明确临床意义的药物间的相互作用；不过，有些报道提示欧米伽 -3 脂肪酸可能减弱血小板聚集作用并延长出血时间[32, 33]。欧米伽 -3 脂肪酸添加剂也可以导致肝脏转氨酶升高及一过性血糖水平增高[27]。

总之，欧米伽 -3 脂肪酸在减少视网膜氧化损伤，改善眼血流动力，防止视网膜缺血降低眼内压(IOP)方面扮演了重要角色。

(袁援生 译)

参考文献

1. Moyad MA. An introduction to dietary/supplemental omega-3 fatty acids for general health and prevention: part I. Urol Oncol 2005; 23: 28-35.
2. Chapkin RS, McMurray DN, Davidson LA, Fan YY, Lupton JR. Bioactive dietary long-chain fatty acids: emerging mechanisms of action. Br J Nutr 2008; 100: 1152-1157.
3. Gerbi A, Maixent JM, Barbey O, et al. Alterations of Na,K-ATPase isoenzymes in the rat diabetic neuropathy: protective effect of dietary supplemenation with n-3 fatty acids. J Neurochem 1998; 71: 732-740.
4. Nguyen CTO, Bui BV, Sinclair AJ, Vingrys AJ. Dietary omega 3 fatty acids decrease intraocular pressure with age by increasing aqueous outflow facility. Invest Ophthalmol Vis Sci 2007; 48: 756-762.
5. Desmettre T, Rouland JF. Hypothesis on the role of nutritional factors in ocular hypertension and glaucoma. J Fr Ophtalmol 2005; 28: 312-316.
6. Mancino M, Ohia E, Kulkarni P. A comparative study between cod liver oil and liquid lard intake on IOP in rabbits. Prostaglandins Leukot Essent Fatty Acids 1992; 45: 239-243.
7. Kang JH, Pasquale LR, Willett WC, et al. Dietary fat consumption and primary open-angle glaucoma. Am J Clin Nutr 2004; 79: 755-764.
8. Yu AL, Fuchshofer R, Kampik A, Welge-Lüssen U. Effects of oxidative stress in trabecular meshwork cells are reduced by prostaglandin analogues. Invest Ophthalmol Vis Sci 2008; 49: 4872-4880.
9. Popp-Snijders C, Schouten JA, van der Meer J, van der Veen EA. Fatty fish-induced changes in membrane lipid composition and viscosity of human erthrocyte suspensions. Scan J Clin La Invest 1986; 46: 253-258.
10. Bojic L, Mandic Z, Bukovic, D, et al. Circulating platelet aggregates and progression of visual field loss in glaucoma. Coll Antropol 2002; 26: 589-593.
11. Bojic L, Skare-Librenjak, L. Circulating platelet aggregates in glaucoma. Int Ophthalmol 1989; 22: 151-154.
12. Hoyng PF, de Jong N, Oosting H, Stilma J. Platelet aggregation, disc haemorrhage and progressive loss of visual fields in glaucoma, A seven year follow up study on glaucoma. Int Ophthalmol 1992; 16: 65-73.
13. Von Schacky C, Fischer S, Weber PC. Long-term effects of dietary marine omega-3 fatty acids upon plasma and cellular lipids, platelet function and eicosanoid formation in humans. J Clin Invest 1985; 6: 1626-1631.
14. Calder PC. N-3 polyunsaturated fatty acids and inflammation: From molecular biology to the clinic. Lipids 2003; 38: 343-352.
15. Ren H, Magulike N, Ghebremeskel K, Crawford M. Primary open-angle glaucoma patients have reduced levels of blood docosahexaenoic and eicosapentaenoic acids. Prostaglandins, Leukotrienes and Essential Fatty Acids 2006; 74: 157-163.
16. Lin DS, Anderson GJ, Connor W, Neuringer M. Effect of dietary n-3 fatty acids upon the phospholipids molecular species of the monkey retina. Invest Ophthalmol Vis Sci 1994; 35: 794-803.
17. Ritch R. Natural compounds: evidence for a protective role in eye disease. Can J Ophthalmol 2007; 42: 425-438.
18. Cellini M, Caramazza N, Mangiafico P, Possati GL, Caramazza R. Fatty acid use in glaucomatous optic neuropathy treatment. Acta Ophthalmol Scand 1998; 227: 41-42.

19. Rotstein NP, Politi LE, German OL, Girotti R. Protective effect of docosahexaenoic acid on oxidative stress-induced apoptosis of retina photoreceptors. Invest Ophthalmol Vis Sci 2003; 44: 2252-2259.
20. Bazan NG. Cell survival matters: docosahexaenoic acid signaling, neuroprotection and photoreceptors. Trends Neurosci 2006; 29: 263-271.
21. Miyauchi O, Mizota A, Adachi-Usami E. Protective effect of docosahexaenoic acid against retinal ischemic injury: an electroretinographic study. Ophthalmic Res 2001; 33:191-195.
22. Mizota A, Sato E, Taniai M, Adachi-Usami E, Nishikawa M. Protective effects of dietary docosahexaenoic acid against kainite induced retinal degeneration in rats. Invest Ophthalmol Vis Sci 2001; 42: 216-221.
23. Murayama K, Yoneya S, Miyauchi O, Adachi-Usami E, Nishikawa M. Fish oil (polyunsaturated fatty acid) prevents ischemic induced injury in the mammalian retina. Exp Eye Res 2002; 74: 671-676.
24. Schnebelen C, Pasquis B, Salinas-Navarro M, et al. A dietary combination of omega-3 and omega-6 polyunsaturated fatty acids is more efficient than single supplementations in the prevention of retinal damage induced by elevation of intraocular pressure in rats. Graefes Arch Clin Exp Ophthalmol 2009; 7: 1191-1203.
25. Chucair AJ, Rotstein MP, Sangiovanni JP, During A, Chew EY, Politi LE. Lutein and zeaxanthin protect photoreceptors from apoptosis induced by oxidative stress: relation with ocosahexenoid acid, Invest Ophthalmol Vis Sci 2007; 48: 5168-5177.
26. Bruntona S, Collins N. Differentiating prescription omega-3-acid ethyl esters (P-OM3) from dietary-supplement omega-3 fatty acids. Current Medical Research Opinion 2007; 23:1139-1145.
27. Bays HE, Tighe AP, Sadovsky R, Davidson MH. Prescription omega-3 fatty acids and their lipid effects: physiologic mechanisms of action and clinical implications. Expert Rev Cardiovasc Ther 2008; 6: 391-409.
28. Kris-Etherton P, Harris W, Appel L. American Heart Association (AHA), AHA Nutrition Committee. Fish consumption, fish oil, omega-3 fatty acids, and cardiovascular disease. Circulation 2002; 106: 2747-2757.
29. Mozaffarian D, Rimm EB. Fish intake, contaminants, and human health: evaluating the risks and the benefits. JAMA 2006; 296:1885-1899.
30. USDA National Nutrient Database. USDA Agricultural Research Service/Nutrient Data Laboratory. www.nal.usda.gov/fnic/foodcomp/search
31. Reliant Pharmaceuticals. Lovaza™ (omega-3-acid ethyl esters) capsules. 2007.
32. Vanschoonbeek K, Feijge MA, Paquay M, et al. Variable hypocoagulant effect of fish oil intake in humans: modulation of fibrinogen level and thrombin generation. Arterioscler Thrombos J Vasc Biol 2004; 24: 1734-1740.
33. Mueller BA, Talbert RL. Biological mechanisms and cardiovascular effects of omega-3 fatty acids. Clin Pharm 1988; 7: 795-807.

硫辛酸

Sandra Fernando

背景和药理学

硫辛酸是一种存在于线粒体脱氢酶复作合体中的辅助因子，可以催化α-酮酸如丙酮酸和α-酮戊二酸的氧化脱羧反应[1,2]。在这个脱羧过程中，硫辛酸和二氢硫辛酸两种物质是作为一对氧化对运转的。硫辛酸和二氢硫辛酸还可以与金属螯合并促进其他抗氧化剂的再生，如谷胱甘肽、维生素 E 和抗坏血酸[3]。通常，硫辛酸存在于少量哺乳动物组织中（5～25nmol/g），并与酶紧密结合，这使得它并不能作为一种抗氧化剂存在。不过，外源性的未结合硫辛酸可以作为谷胱甘肽替代物而发挥抗氧化作用[4]。摄入外源性硫辛酸已经表明可以减少啮齿类大脑皮层[5]、心脏[6]和外周神经[7]缺血再灌注损伤。

硫辛酸与眼睛

硫辛酸在晶体和视网膜内发挥出抗氧化剂作用。在晶体内，硫辛酸降低晶体皮质细胞浆中离子池的水平，增加细胞抵御氧化损伤的能力[8]。它也可以通过降低醛糖还原酶活性并增加晶体内谷胱甘肽的水平，防止或延缓白内障的进展速度[9~11]。

在视网膜内，硫辛酸减少糖尿病大鼠中视网膜毛细血管内皮的白细胞附着[12]。在试验性糖尿病模型中，它可以降低视网膜的离子需求并增加视网膜的氧合作用[14]。在糖尿病大鼠视网膜内，用硫辛酸治疗可以改善代表缺氧的线粒体非正常 NAD +/NADH 比例和 4- 羟烯水平升高[15]。

新的假设提出硫辛酸对治疗青光眼的发病机制有着特殊的作用。Osborne 认为青光眼患者中视神经的血流供应减少导致视网膜神经节细胞在能量需求方面做出让步，进一步使神经节细胞对星形胶质细胞释放的氧化剂（一氧化氮、TNFα）产生的损伤变得更敏感[1]。因为线粒体无法维持正常功能，这些影响最终导致神经节细胞死亡。因此，那些能够明确增加线粒体能量产生并降低氧化应激的药剂对如青光眼这样的疾病在理论上是有益的。

补充了硫辛酸的青光眼患者中有视功能得到改善[16]，并且在补充硫辛酸两个月后，发现 POAG 房水中谷胱甘肽水平出现升高[17]。另外，硫辛酸与维生素 C 合用被认为可以降低小梁网透明质酸的黏滞度从而增加房水引流[18]。

剂量，生物利用度和副作用

硫辛酸通过胃肠道的吸收利用情况有所不同。在给予人 200mg 硫辛酸后，只有 20%～40% 被吸收，远比添加到食物中后的吸收利用度低[19]。硫辛酸被吸收后，它迅速以 pH 依赖的方式穿过细胞膜并成为钠离子依赖多种维生素载体的底物。它的转运可以被苯甲酸和中链脂肪酸阻断，并被肾脏排泄。硫辛酸会短暂在肝脏、心脏和骨骼肌聚集，并能通过血脑屏障[20]。食物来源的硫辛酸包括瘦肉、心、腰子、肝和某些水果蔬菜[21]。不过，从一个西式食谱中获取硫辛酸范围从 50～600mg，是不可能与添加到食物中的数量相当的[2]。

人或动物补充硫辛酸没有发现有相关的明显的副作用。不过，有报道大鼠在摄入超过 2g/kg 后表现出镇静和淡漠的迹象[22]。对于人类，使用硫辛酸做了大量的临床实验，添加剂量最高达到 2400mg/天，与对照组相比，没有发现副作用[2]。

结论

硫辛酸具有强效的抗氧化剂作用，对阻断缺血和氧化作用引起的青光眼病理过程是非常有用的[16]。但是，缺少对青光眼患者补充硫辛酸的神经保护作用的临床实验研究限制了它目前的使用[23]。

（袁援生 译）

参考文献

1. Osborne NN. Pathogenesis of ganglion 'cell death' in glaucoma and neuroprotection: focus on ganglion cell axonal mitochondria. Prog Brain Res 2008; 173: 339-352.
2. Shay KP, Moreau RF, Smith EJ, et al. Alpha-lipoic acid as a dietary supplement: Molecular mechanisms and therapeutic potential. Biochim Biophys Acta 2009; 1790: 1149-1160.
3. Biewenga GP, Haenen GR, Bast A. The pharmacology of the antioxidant lipoic acid. Gen Pharmacol 1997; 29: 315-331.
4. Packer L. Antioxidant properties of lipoic acid and its therapeutic effects in prevention of diabetes complications and cataracts. Ann N Y Acad Sci 1994; 738: 257-264.
5. Packer L, Tritschler HJ, Wessel K. Neuroprotection by the metabolic antioxidant alpha-lipoic acid. Free Radic Biol Med 1997; 22: 359-378.
6. Freisleben HJ. Lipoic acid reduces ischemia-reperfusion injury in animal models. Toxicology 2000; 148: 159-171.
7. Mitsui Y, Schmelzer JD, Zollman PJ. Alpha-lipoic acid provides neuroprotection from ischemia-reperfusion injury of peripheral nerve. J Neurol Sci 1999; 163: 11-16.
8. Goralska M, Dackor R, Holley B, McGahan MC. Alpha lipoic acid changes iron uptake and storage in lens epithelial cells. Exp Eye Res 2003; 76: 241-248.
9. Maitra I, Serbinova E, Tritschler HJ, Packer L. Stereospecific effects of R-lipoic acid on buthionine sulfoximine-induced cataract formation in newborn rats. Biochem Biophys Res Commun 1996; 221: 422-429.
10. Borenshtein D, Ofri R, Werman M, et al. Cataract development in diabetic sand rats treated with alpha-lipoic acid and its gamma-linolenic acid conjugate. Diabetes Metab Res Rev 2001; 17: 44-50.
11. Kojima M, Sun L, Hata I, et al. Efficacy of alpha-lipoic acid against diabetic cataract in rat. Jpn J Ophthalmol 2007; 51: 10-13.
12. Abiko T, Abiko A, Clermont AC, et al. Characterization of retinal leukostasis and hemodynamics in insulin resistance and diabetes: role of oxidants and protein kinase-C activation. Diabetes 2003; 52: 829-837.
13. Berkowitz BA, Roberts R, et al. Impaired apparent ion demand in experimental diabetic retinopathy: correction by lipoic acid. Invest Ophthalmol Vis Sci 2007; 48: 4753-4758.
14. Roberts R, Luan H, Berkowitz BA. Alpha-lipoic acid corrects late-phase supernormal retinal oxygenation response in experimental diabetic retinopathy. Invest Ophthalmol Vis Sci 2006; 47: 4077-4082.
15. Obrosova IG, Stevens MJ, Lang HJ. Diabetes-induced changes in retinal NAD-redox sta-

tus: pharmacological modulation and implications for pathogenesis of diabetic retinopathy. Pharmacology 2001; 62: 172-180.
16. Filina AA, Davydova NG, Endrikhovskii SN, et al. Lipoic acid as a means of metabolic therapy of open-angle glaucoma. Vestn Oftalmol 1995; 11: 6-8.
17. Bunin AI, Filina AA, Erichev VP. A glutathione deficiency in open-angle glaucoma and the approaches to its correction. Vestn Oftalmol 1992; 108: 13-15.
18. Gupta SK, Niranjan DG, Agrawal SS, et al. Recent advances in pharmacotherapy of glaucoma. Indian J Pharmacol 2008; 40: 197-208.
19. Teichert J, Kern J, Tritschler H, et al. Investigations on the pharmacokinetics of alpha-lipoic acid in healthy volunteers. Int J Clin Pharmachol Ther 1998; 36: 625-628.
20. Harrison EH, McCormick D. The metabolism of d1-(1,6-14C)lipoic acid in the rat. Arch Biochem Biophys 1974; 160: 514-522.
21. Akiba S, Masugo S, Packer L, et al. Assay of protein bound lipoic acid in tissues by a new enzymatic method. Anal Biochem 1998 ; 258: 299-304.
22. Cremer DR, Rabeler R, Roberts A, et al. Long-term safety of alpha-lipoic acid. Regul Toxicol Pharmacol 2006; 46: 29-41.
23. Ritch R. Natural compounds – Evidence for a protective role in eye disease. Canad J Ophthalmol 2007; 42: 425-438.

酱油

Aiko Iwase

酱油是一种在亚州国家被广泛使用的酿造调味品，最近在世界范围流行。植物素，作为抗氧化剂和抗炎剂，可以帮助预防或延缓年相关改变的发展[1]。异黄酮是一种黄豆黄酮，据报道可以明显减少血清总胆固醇和甘油三酯，并明显增加 HDL 胆固醇[2]。异黄酮的这些有益特性被采纳入心血管和动脉硬化疾病的预防策略中。在使用磁共振和电喷雾电离飞行时间质谱进行的研究中，分析结果提示糖载色素如类黑精是使黑酱油具有抗氧化作用的主要物质[3]。

在黄豆的加工生产过程（味噌、纳豆、酱油等）中可以获得多种黄豆类物质，包括五种异黄酮：黄豆苷、黄豆黄苷、染料木苷、黄豆苷元和染料木黄酮，但是在酱油中含量很少，不过在酱油精油中染料木苷和黄豆苷元含量较丰富[4]。解除凋亡机制与许多病理性人神经失调有关系，包括青光眼。在小脑颗粒细胞内，0.1～20μM 染料木苷和黄豆苷元就可以抑制低钾依赖性凋亡，存在 20μM 染料木苷时存活率大约是 70%，20μM 黄豆苷元存在时存活率大约是 60%[5]。

在不同的国家，制作工艺和起始材料的组成是不同的，也正是因为在制作酱油时，原材料、发酵时间和加热过程的不同可能影响了最终产品的成分和抗氧化活性[6]。酱油通常被作为调料或调味剂，而不是作为一种功能性食物，因为它含有相对较高浓度的氯化钠，而异黄酮的含量却很少[7]。

（袁援生 译）

参考文献

1. Rhone M, Basu A. Phytochemicals and age-related eye disease. Nutrition Reviews 2008; 66: 465-472.
2. Zhan S, Ho SC. Meta-analysis of the effects of soy protein containing isoflavones on the lipid profile. Am J Clin Nutr 2005; 81: 397-408.
3. Wang H, Jenner AM, Lee CJ, et al. The identification of antioxidants in dark soy sauce. Free Radical Res 2007; 41: 479-488.
4. Nishikawa K. Science of Functional Food. Tokyo. Tech Information S.C. Ltd 2008; 616-617.
5. Atlante A, Bobba A, Paventi G, Pizzuto R, Passarella S. Genistein and daidzein prevent low potassium-dependent apoptosis of cerebellar granule cells. Biochemical Pharmacology 2010; 79: 758-767.
6. Long LH, Kwee DC, Halliwell B. The antioxidant activities of seasonings used in Asian cooking. Powerful antioxidant activity of dark soy sauce revealed using the ABTS assay. Free Radic Res 2000; 32: 181-186.
7. Ishii S, Koyama T. Soy sauce – old and new panacea seasoning. J Brewing Society of Japan 2004; 99: 218-224.

绿茶

Aiko Iwase

茶树的植物学名称是野茶树（*Camellia sinensis*）。中国小叶种被命名为 *Camellia sinensis* var. sinensis，在印度发现的大叶黑茶命名为 *Camellia sinensis* var. assamica。在 8 世纪唐朝期间，日本使节将中国小叶种带回日本，因此在日本栽培的茶树是 *Camellia sinensis* var. sinensis[1]。日本生产的茶叶主要是蒸汽烘焙的未发酵茶，而乌龙茶是半发酵茶，黑茶是全发酵茶。绿茶的主要成分（干重的百分比）是儿茶素（9.4%～16.2%），茶氨酸（0.5%～2.4%），咖啡因（2.1%～4.0%）和维生素（0.1%～0.4%）[2]。

茶氨酸

茶氨酸是一种谷氨酸衍生物。高浓度茶氨酸（500μM）可以减少谷氨酸介导的培养大鼠皮质神经元死亡，提示了它对谷氨酸毒性的神经保护作用[3]。沙鼠海马 CA1 区在缺血后神经元死亡，给予某一剂量的茶氨溶液酸 125μM 和 500μM，可以明显减少 CA1 区的神经元损伤分别到 60% 和 90%[1]。这种神经保护作用的机制最起码部分由于它与 NMDA 和 / 或 AMPA/ 海人酸受体适度的亲和力[4]。

由于茶氨酸与这些受体的 IC_{50} 相当高，这提示了存在其他作用机制，如作用于谷氨酸载体[1]。茶氨酸在肠道被吸收，口服 0.5～2 小时达到峰值[5, 6]。最近的一项研究表明口服 L- 茶氨酸 2mg/kg 和 4mg/kg，可以减弱小鼠中 β 淀粉样蛋白诱发的记忆损伤，可能是通过抑制 ERK/P38 和 NF-κB，也可能是通过减少氧化损伤起作用的[7]。

儿茶素

儿茶素是绿茶的主要生物活性成分，是由八个多酚组成的黄酮类化合物；(+)-儿茶酸（C）(−)-表儿茶酸（EC）、(+)-没食子儿茶酸（GC）、(−)-表焙儿茶素（EGC）、(+)-没食子儿茶酸（GC）、(−)-表焙儿茶素（ECG）、(+)-没食子儿茶素没食子酸酯（GCG）、和(−)-表没食子儿茶素没食子酸酯（EGCG）[8]。表没食子儿茶素没食子酸酯（EGCG）是儿茶素中含量最丰富的一种成分，也是被认为在绿茶中起最主要作用的活性成分[9]。根据 Kuroda 和 Hara 分析，绿茶中含有 C，EC，ECG，EGC 和 EGCG 的浓度分别是 21、98、90、411 和 444mg/L[10]。

流行病学研究发现饮用绿茶与许多类型的肿瘤有潜在的联系[11~14]。更进一步的研究发现饮用绿茶与冠状动脉粥样硬化和脑血管病逆转有一定联系[16]。不过，必须注意的是对于儿茶素的有效物质来源到底是茶还是水果，存在着互相矛盾的报道[17,18]。

儿茶素的作用机制包括自由基清除/抗氧化作用（见参考文献 2）。在儿茶素中，ECG 和 EGCG 被认为是最强力自由基清除剂[19~23]。除了直接的抗氧化作用，儿茶素也可以间接地通过升高酶的水平，如超氧化物歧化酶、过氧化氢酶、谷胱甘肽过氧化物酶和氧化还原酶[24]，或防止内源性抗氧化剂被脂质过氧化作用清除[22]，或抑制黄嘌呤氧化酶，从而增加内源性的抗氧化容积。[25] 据报道 EGCG 可以抑制凋亡序列的许多个位点，包括半胱天冬酶 3[26,27]，并且可以调节促凋亡基因的表达如 Bax，以及抗凋亡基因如 BCL-2[28]。

由于在具在有上述自由基清除、抗氧化、基因调节活性的同时还具有穿透血脑屏障的能力，所以儿茶素在体内可能作为神经保护剂。事实上，流行病学研究提示绿茶中的儿茶素可能降低罹患帕金森病的风险[30,31]。还有报道发现儿茶素在动物模型中可以防止帕金森病激发 MPTP 引起的神经元死亡[32~34]。EGCG 还可以抑制儿茶酚-O-甲基转移酶，保存帕金森病突触内多巴胺[35]。儿茶素，尤其是 EGCG，在脑卒中动物模型中可以保护中枢神经系统[36,37]。在阿尔茨海默病动物模型中，部分儿茶素可以明确与 β 淀粉样蛋白结合并辅助对它的清除[34,38]。在培养大鼠脑海马细胞中，儿茶素，特别是 EGCG 在 5～10μM 浓度时可以抑制在阿尔茨海默病中标志神经元死亡的 β 淀粉样蛋白纤维的形成[34]。

儿茶素对眼睛的作用

通过测量 a 波和 b 波的波幅，以及参与凋亡过程的各种蛋白的表达，如半胱天冬酶-3、半胱天冬酶-3、Bcl-2 和 Bad，揭示口服 EGCG（0.4% 在饮水中）可以减弱白化病大鼠中光诱发的光感受器损伤[39]。口服 EGCG（0.5% 在饮水中）的有益作用也在大鼠的缺血再灌注模型中被证实，缺血再灌注损伤主要发生在神经节细胞层。RGCG 可以明显减弱活体 a 波和 b 波波幅的改变、半胱天冬酶的激活以及其他缺血再灌注诱发的改变。而且，10μM 浓度的 EGCG 可以完全抑制培养 RGC-5 细胞株光诱导下的凋亡，这种凋亡是非半胱天冬酶依赖性的[40]。

（袁援生 译）

参考文献

1. Kakuda T. Neuroprotective effects of the green tea components theanine and catechins. Biol Pharm Bull 2002; 25: 1513-1518.
2. Goto T, Yoshida Y, Amano I, Horie H. Chemical composition of commercially available Japanese green tea. Foods Food Ingredients J (Jpn) 1996; 170: 46-51.
3. Nozawa A, Umezawa K, Kobayashi K, et al. Theanine, a major flavorous amino acid in green tea leaves, inhibits glutamate-induced neurotoxicity on cultured rat cerebral cortical neurons (abstract). 1998.
4. Kakuda T, Nozawa A, Sugimoto A, Niino H. Inhibition by theanine of binding of AMPA, kainate, and MDL 105519 to glutamate receptors. Biosci Biotechnol Biochem 2002; 66: 2683-2686.
5. Yokogoshi H, Kabayashi M, Mochizuki M, Terashima T. Effect of theanine, r-glutamylethylamide, on brain monoamines and striatal dopamine release in conscious rats. Neurochem Res 1998; 23: 667-673.
6. Unno T, Suzuki Y, Kukuda T, Hayakawa T, Tsuge H. Metabolism of theanine gamma-glutamylethlamide in rats. J Agric Food Chem 1999; 47: 1593-1596.
7. Kim TI, Lee YK, Park SG, et al. L-Theanine, an amino acid in green tea, attenuates beta-amyloid-induced cognitive dysfunction and neurotoxicity: reduction in oxidative damage and inactivation of ERK/p38 kinase and NF-KappaB pathways. Free Radic Biol Med 2009; 47: 1601-1610.
8. Sutherland BA, Rahman RM, Appleton I. Mechanism of action of green tea catechins, with a focus on ischemia-induced neurodegeneration. J Nutr Biochem 2006; 17: 291-306.
9. Kimura M, Umegaki K, Kasuya Y, Sugisawa A, Higuchi M. The relation between single/double or repeated tea catechin ingestions and plasma antioxidant activity in humans. Eur J Clin Nutr 2002; 56: 1186-1193.
10. Kuroda Y, Hara Y. Antimutagenic and anticarcinogenic activity of tea polyphenols. Mutation Res 1999; 436: 69-97.
11. Kohlmeier L, Weterings KG, Steck S, Kok F. Tea and cancer prevention: an evaluation of the epidemiologic literature. Nutr Cancer 1997; 27: 1-13.
12. Chow WH, Blot WJ, McLaughlin J. Tea drinking and cancer risk: epidemiologic evidence. Proc Soc Exp Biol Med 1999; 220: 197.
13. Arab L, Il'yasova D.: The epidemiology of tea consumption and colorectal cancer incidence. J Nutr 2003; 133: 3310S-3318S.
14. Borrelli F, Capasso R, Russo A, Ernst E. Systematic review: green tea and gastrointestinal cancer risk. Aliment Pharmacol Ther 2004; 19: 497-510.
15. Sasazuki S, Kodama H, Yoshimasu K, et al. Relation between green tea consumption and the severity of coronary atherosclerosis among Japanese men and women. Ann Epidemiol 2000 ; 10: 401-408.
16. Sato Y, Nakatsuka H, Watanabe T, et al. Possible contribution of green tea drinking habits to the prevention of stroke. Tohoku J Exp Med 1989; 157: 337-343.

17. Arts IC, Jacobs DR Jr, Harnack LJ, Gross M, Folsom A. Dietary catechins in relation to coronary heart disease death among postmenopausal women. Epidemiology 2001; 12: 668-675.
18. Tabak C, Chronic obstructive pulmonary disease and intake of catechins, flavonols, and flavones: the MORGEN Study. Am J Respir Crit Care Med 2001; 164: 61-64.
19. Pannala AS, Rice-Evans CA, Halliwell B, Singh S. Inhibition of peroxynitrite-mediated tyrosine nitration by catechin polyphenols. Biochem Biophys Res Commun 1997; 232: 164-168.
20. Nanjo F, Mori M, Goto K, Hara Y. Radical scavenging activity of tea catechins and their related compounds. Biosci Biotechnol Biochem 1999; 63: 1621-1623.
21. Hashimoto R, Yaita M, Tanaka K, Hara Y, Kojo S. Inhibition of radical reaction of apolipoprotein B-100 and alpha-tocopherol in human plasma by green tea catechins. J Agric Food Chem 2000; 48: 6380-6383.
22. Lotito SB, Fraga C. Catechins delay lipid oxidation and alphatocopherol and beta-carotene depletion following ascorbate depletion in human plasma. Proc Soc Exp Biol Med 2000; 225: 32-38.
23. Zhao B, Guo Q, Xin W. Free radical scavenging by green tea polyphenols. Methods Enzymolol 2001; 335: 217-231.
24. Skrzydlewska E, Ostrowska J, Farbiszewski R, Michalak K. Protective effect of green tea against lipid peroxidation in the rat liver, blood serum and the brain. Phytomedicine 2002; 9: 232-238.
25. Aucamp J, Gaspar A, Hara Y, Apostolides Z. Inhibition of xanthine Oxidase by catechins from tea (Camellia sinensis). Anticancer Res 1997; 17: 4381-4385.
26. Koh SH, Kim SH, Kwon H, et al. Epigallocatechin gallate protects nerve growth factor differentiated PC12 cells from oxidative-radical-stress-induced apoptosis through its effect on phosphoinositide 3-kinase/Akt and glycogen synthase kinase-3. Brain Res Mol 2003; 118: 72-81.
27. Jeong JH, Kim HJ, Lee TJ, et al. Epigallocatechin 3-gallate attenuates neuronal damage induced by 3-hydroxykynurenine. Toxicology 2004; 195: 53-60.
28. Levites Y, Amit T, Youdim MB, Mandel S. Involvement of protein kinase C activation and cell survival/cell cycle genes in green tea polyphenol (-)-epigallocatechin 3-gallate neuroprotective action. J Biol Chem 2002; 277: 30574-30580.
29. Mandel S, Amit T, Reznichenko L, Weinreb O, Youdim MB. Green tea catechins as brain-permeable, natural iron chelators-antioxidants for the treatment of neurodegenerative disorders. Mol Nutr Food Res 2006; 50: 229-234.
30. Checkoway H, Powers K, Smith-Weller T, et al. Parkinson's disease risks associated with cigarette smoking, alcohol consumption, and caffeine intake. Am J Epidemiol 2002; 155: 732-738.
31. Tan EK, Tan C, Fook-Chong SM, et al. Dose dependent protective effect of coffee, tea, and smoking in Parkinson's disease: a study in ethnic Chinese. J Neurol Sci 2003; 216: 163-167.
32. Levites Y, Weinreb O, Maor G, et al. Green tea polyphenol(-)-epigallocatechin-3-gallate prevents N-methyl-4-phenyl-1,2,3,6-tetrahydropyridine-induced dopaminergic neurodegeneration. J Neurochem 2001 ; 78: 1073-1082.
33. Mandel SA, Avramovich-Tirosh Y, Reznichenko L, et al. Multifunctional activities of green tea catechins in neuroprotection .Modulation of cell survival genes, iron-dependent oxidative stress and PKC signaling pathway. Neurosignals 2005; 14: 46-60.
34. Bascianetto S, Yao ZX, Papadopoulos V, Quirion R. Neuroprotective effects of green and black teas and their catechin gallate esters against beta-amyloid-induced toxicity. Eur J Neurosci 2006; 23: 55-64.
35. Lu H, Meng X, Yang CS. Enzymology of methylation of tea catechins and inhibirion of catechin-O-methyltransferase by (-)-epigallocatechin gallate. Drug Metab Dispos 2003; 31: 572-579.

36. Lee H, Bae JH, Lee S. Protective effect of green tea polyphenol EGCG against neuronal damage and brain edema after unilateral cerebral ischemia in gerbils. J Neurosci Res 2004; 77: 892-900.
37. Sutherland BA, Shaw OM, Clarkson AN, et al. Neuroprotective effects of (-)-epigallocatechin gallate after hypoxia-ischemia-induced brain damage: novel mechanism of action. FASEB J 2005; 19: 258-260.
38. Choi YT, Jung CH, Lee SR, et al. The green tea polyphenol (-)-epigallocatechin gallate attenuates beta-amyloid-induced neurotoxicity in cultures hippocampal neurons. Life Sci 2001; 70: 603-614.
39. Costa BL, Fawcett R, Li GY, Safa R, Osborne NN. Orally administered epigallocatechin gallate attenuates light-induced photoreceptor damage. Brain Res Bull 2008; 76: 412-423.
40. Zhang B, Rusciano D, Osborne NN. Orally administered epigallocatechin gallate attenuates retinal neuronal death in vivo and light-induced apoptosis in vitro. Brain Res 2008; 1198: 141-152.

咖啡、巧克力和可可

Michael S. Kook

青光眼与胶质细胞激活和氧化应激的增加有关。例如，眼血流和 / 或灌注压不稳定引起反复的缺血和再灌注与诱导氧化应激反应呈现高度相关[1~12]。这可以依次导致各种大分子如蛋白质、脂质、糖残基或 DNA 的破坏，并由此引起细胞如神经节细胞的死亡。因此天然抗氧化剂可能是重要的治疗方式。

咖啡豆含有 8% 左右的苯酚类化合物，通过清除自由基和金属螯合作用而具有抗氧化作用[13~17]。化合物甲基环戊烯酮（MCP）是从咖啡提取物中分离得到的，是一种选择性过氧亚硝基清除剂[18]。MCP 通过其中的一个羰基团化学转化成羟基，从而向过氧亚硝基提供一个质子来使它变为中性。咖啡中的多酚类可以抑制脂质过氧化并预防诱突变[19]。尽管对咖啡治疗青光眼的作用存在许多争论，但它的抗氧化作用仍需要进一步探索。

巧克力来源于可可树上的种子可可豆[20, 21]。它含有一个门类的黄酮类物质，黄烷 -3- 醇和它们的低分子聚合物（原花青素）。黑巧克力通常含有至少两倍以上的可可，因此多酚类的含量也是牛奶巧克力的两倍。而且牛奶巧克力中的牛奶会减少可可的吸收。因为可可中多酚类植物素的含量更高，所以它的抗氧化能力也比葡萄酒或绿茶要高[22]。几项活体研究也提供了支持的证据，摄入富含可可的食物如黑巧克力与降低血管疾病的风险相关[23, 24]。它的作用机制主要是由于黄烷 -3- 醇增加了内皮细胞的一氧化氮合成酶（NOS），从而加强了内皮依赖性的血管舒张[25, 26]。摄入可可也可以降低收缩压和舒张压，改善胰岛敏感性，降低 LDL 的氧化易感性（从而增加血浆总抗氧化容积和 HDL- 胆固醇浓度）[27]，并降低血小板的粘附性和凝结[28, 29]。因为巧克力的多种有益作用，所以它也需要进一步的研究，并证明它对青光眼治疗的价值。

从可可树上收割可可豆荚，并分离出可可豆进行发酵。烘焙过的干燥可可豆含有大约 300 种化学物质，包括咖啡因、可可碱和苯乙胺。巧克力浆是由可可豆精心研磨制成，是所有巧克力制品的基础。

可可粉是可可浆脱去可可油后的部分加工制成。半甜巧克力或黑巧克力最少含有 15% 的巧克力浆，而其余 60% 以上的是可可油、糖和其他添加剂。牛奶巧克力是美国巧克力消费的主要形式，通常含有 10%～12% 的巧克力浆。因此，如黑巧克力这样的可可产品含有更多的，质量更高的酚类抗氧化剂[30]。在一项跨文化流行病学研究中提示通过食用可可来摄入多酚黄酮可以降低心脏病的风险[30]。它的抗氧化作用在青光眼非药物治疗方面可能发挥有益的作用，并证实它的重要价值[27, 31]。

（袁援生 译）

参考文献

1. Claridge KG, Smith SE. Diurnal variation in pulsatile ocular blood flow in normal and glaucomatous eyes. Surv Ophthalmol 1994; 38: S198-205.
2. Harris A, Spaeth G, Wilson R, et al. Nocturnal ophthalmic arterial hemodynamics in primary open-angle glaucoma. J Glaucoma 1997; 6: 170-174.
3. Evans DW, Harris A, Garrett M, Chung HS, Kagemann L. Glaucoma patients demonstrate faulty autoregulation of ocular blood flow during posture change. Br J Ophthalmol 1999; 83: 809-813.
4. Osusky R, Rohr P, Schotzau A, Flammer J. Nocturnal dip in the optic nerve head perfusion. Jpn J Ophthalmol 2000; 44: 128-131.
5. Gherghel D, Orgül S, Gugleta K, et al. Retrobulbar blood flow in glaucoma patients with nocturnal over-dipping in systemic blood pressure. Am J Ophthalmol 2001; 132: 641-647.
6. Harris A, Evans D, Martin B, et al. Nocturnal blood pressure reduction: effect on retrobulbar hemodynamics in glaucoma. Graefes Arch Clin Exp Ophthalmol 2002; 240: 372-378.
7. Polska E, Doelemeyer A, Luksch A, et al. Partial antagonism of endothelin 1-induced vasoconstriction in the human choroid by topical unoprostone isopropyl. Arch Ophthalmol 2002; 120: 348-352.
8. Sehi M, Flanagan JG, Zeng L, et al. Anterior optic nerve capillary blood flow response to diurnal variation of mean ocular perfusion pressure in early untreated primary open-angle glaucoma. Invest Ophthalmol Vis Sci 2005; 46: 4581-4587.
9. Choi J, Jeong J, Cho HS, et al. Effect of nocturnal blood pressure reduction on circadian fluctuation of mean ocular perfusion pressure: a risk factor fork normal tension glaucoma. Invest Ophthalmol Vis Sci 2006; 47: 831-836.
10. Clifford MN, Knight S, Surucu B, et al. Characterization by LC-MS (n) of four new classes of chlorogenic acids in green coffee beans: dimethoxycinnamoylquinic acids, diferuloyl-quinic acids, caffeoyl-dimethoxycinnamoylquinic acids, and feruloyl-dimethoxycinnamoylquinic acids. J Agric Food Chem 2006; 54: 1957-1969.
11. Galambos P, et al. Compromised autoregulatory control of ocular hemodynamics in glaucoma patients after postural change. Ophthalmology 2006; 113: 1832-1836.
12. Choi J, Kim KH, Jeong J, et al. Circadian fluctuation of mean ocular perfusion pressure is

a consistent risk factor for normal-tension glaucoma. Invest Ophthalmol Vis Sci 2007; 48: 104-111.
13. Kim AR, Zou Y, Kim HS et al. Selective peroxynitrite scavenging activity of 3-methyl-1, 2-cyclopentanedione from coffee extract. J Pharm Pharmacol 2002; 54: 1385-1392.
14. Daglia M, Racchi M, Papetty A, et al. In vitro and ex vivo antihydroxy radical activity of green and roasted coffee. J Agric Food Chem 2004; 52: 1700-1704.
15. Wen X, Takenaka M, Murata M et al. Antioxidative activity of a zinc-chelating substance in coffee. Biosci Biotechnol Biochem 2004; 68: 2313-2318.
16. Takenaka M, Sato N, Asakawa H et al. Characterization of a metal-chelating substance in coffee. Biosci Biotechnol Biochem 2005; 69: 26-30.
17. Mozaffarieh M, Grieshaber MC, Orgül S, Flammer J. The potential value of natural antioxidative treatment in glaucoma. Surv Ophthalmol 2008; 53: 479-505.
18. Nardini M, et al. Effect of caffeic acid dietary supplementation on the antioxidant defense system in rat: an in vivo study. Arch Biochem Biophys 1997; 342: 157-160.
19. Stadler RH, Turesky RJ, Müller O, et al. The inhibitory effects of coffee on radical-mediated oxidation and mutagenicity. Mutat Res 1994; 308: 177-190.
20. Heiss C, Dejam A, Kleinbongard P, et al. Vascular effects of cocoa rich in flavan-3-ols. JAMA 2003; 290: 1030-1031.
21. Miller KB, Stuart DA, Smith NL, et al. Antioxidant activity and polyphenol and procyanidin contents of selected commercially available cocoa-containing and chocolate products in the United States. J Agric Food Chem 2006; 54: 4062-4068.
22. Lee KW, Kim YJ, Lee HJ, et al. Cocoa has more phenolic phytochemicals and a higher antioxidant capacity than teas and red wine. J Agric Food Chem 2003; 51: 7292-7295.
23. Engler MB, Engler MM, Chen CY, et al. Flavonoid-rich Dark chocolate improves endothelial function and increases plasma epichtechin concentrations in healthy adults. J Am Coll Nutr 2004; 23: 197-204.
24. Heiss C, Schroeter H, Balzer J, et al. Endothelial function, nitric oxide, and cocoa flavonols. J Cardiovasc Pharmacol 2006; 47(Suppl 2): S128-135.
25. Karim M, McCormick K, Kappagoda CT. Effects of cocoa extracts on endothelium-dependent relaxation. J Nutr 2000; 130: 2105S-2108S.
26. Grassi D, Necozione S, Lippi C, et al. Cocoa reduces blood pressure and insulin resistance and improves endothelium dependent vasodilation in hypertensives. Hypertension 2005; 46: 398-405.
27. Taubert D, Berkels R, Roesen R, et al. Chocolate and blood pressure in elderly individuals with isolated systolic hypertension. JAMA 2003; 290: 1029-1030.
28. Innes AJ, Kennedy G, McLaren M, et al. Dark chocolate inhibits platelet aggregation in healthy volunteers. Platelets 2003; 14: 325-327.
29. Hermann F, Spieker LE, Ruschitzka F, et al. Dark chocolate improves endothelial and platelet function. Heart 2006; 92: 199-120.
30. Wan Y, Vinson JA, Etherton TD, et al. Effects of cocoa powder and dark chocolate on LDL oxidative susceptibility and prostaglandin concentrations in humans. Am J Clin Nutr 2001; 74: 596-602.
31. Grässel E. Effect of *Ginkgo biloba* extract on mental performance. Double-blind study using computerized measurement conditions in patients with cerebral insufficiency. Fortschr der Medizin 1992; 110: 73-76.

N-乙酰半胱氨酸

Robert Nussenblatt

N-乙酰半胱氨酸是L-半胱氨酸的乙酰化衍生物，具有多个药物适应证。它的作用是基于它对抗氧化和一氧化氮系统的影响的机制，当发生感染或应激时这两个系统会变得很活跃。谷胱甘肽是机体主要的抗氧化剂[1]，帮助机体解除在炎症和感染过程中产生的有害物质的毒性。谷胱甘肽是由谷氨化、甘氨酸和半胱氨酸共同构成。而存在于细胞内的半胱氨酸浓度是这三种氨基酸中最低的[2]。因为谷胱甘肽的产生依赖于这三种物质的存在，低浓度的半胱氨酸就可能在需要时抑制谷胱甘肽的快速产生。因此，补充外源性NAC能够帮助机体满足抗氧化的需要。它作用的第二个机制是通过影响一氧化氮而成为血管扩张药[3]。

也许人们最了解它的用途是作为对乙酰氨基酚过量时的解毒剂。苯醌亚胺（NAPQI）是对乙酰氨基酚的毒性代谢产物。NAC可以加速生成谷胱甘肽，而谷胱甘肽又与毒性代谢产生直接结合。它还可以加强肝脏细胞无毒的硫酸盐结合[4]。对NAC进行了其他的临床不良事件评估，相比之下会诱发肾病，它的发生率在血清肌酐正常的人群中约为2%。而且当患者血清肌酐水平大于2.0mg/dL或患者糖尿病时，发生这一并发症的风险更高[5]。最初使用NAC进行的预防性实验得到的是肯定的结果[6]。随后的大量对照研究得到了各种结论，大多数结果认为是有作用的，或者是结果不能确定[7]。NAC并不能作为标准的预防性药物使用。

几项研究对NAC治疗慢性阻塞性肺病（COPD）进行了评估。在一项差不多有1400名患者的研究中，NAC取得了明确的临床疗效[8]。可以降低痰液的黏稠度，减少咳嗽气短。另一项研究表明使用NAC治疗的老年患者可以降低FEV1的退化[9]。此外，还有几项随机对照实验也表明NAC治疗是有临床效果的[7]。

对于另一种呼吸系统疾病，肺纤维化，一项给予NAC（600mg TID）和安慰剂的随机对照实验中，这些患者的肺功能退化被减慢，表明NAC治疗取得了积极的疗效[10]。在一项随机对照实验中，NAC在预防和减弱易感人群的体征症状方面是有益的[11]。

剂量在1200mg/每天两次或以下时，可以使最常见的胃肠道反应及皮疹等副作用控制在最少的可能。使用较大剂量治疗对乙酰氨基酚中毒时，可能出现许多严重的不良反应包括耳鸣、头痛、皮疹、寒战、发热及过敏反应。

在几项研究中提示NAC在眼疾中，无论是视网膜还是小梁网，也有潜在的用处。一项研究强调了 NAC 在谷氨酸介导的细胞毒性中发挥神经保护的重要作用[12]。在这项研究中利用了 RGC-5 细胞株，用谷氨酸处理导致 RGC-5 细胞死亡。用 NAC 预处理这些细胞，导致细胞毒作用出现逆转。第二个模型评估与青光眼相关的介导 RGC 死亡的突变视神经蛋白基因。表达野生型或各种视神经蛋白突变型的质粒被插入到各种细胞株中。在视神经蛋白诱发 RGC 死亡的 E50K 突变体中，随着 E50K 的表达，产生出更多的活性氧簇。添加 NAC 可以抑制细胞死亡。最后，一项最近进行的研究评估了抗氧化剂不足在导致 POAG 发生的潜在因素中的可能作用。何等认为线粒体缺陷与小梁细胞变性相关[14]。培养的 POAG 患者小梁细胞中的活性氧簇比对照组明显要高许多。抗氧化剂，包括 NAC，通过抑制活性氧簇产生和细胞色素 -C 释放防止细胞死亡。

（袁援生 译）

参考文献

1. Dekhuijzen PN. Antioxidant properties of N-acetylcysteine: their relevance in relation to chronic obstructive pulmonary disease. Eur Respir J 2004; 23: 629-636.
2. Dickinson DA, Moellering DR, Iles KE, et al. Cytoprotection against oxidative stress and the regulation of glutathione synthesis. Biol Chem 2003; 384: 527-537.
3. Ardissino D, Merlini PA, Savonitto S, et al. Effect of transdermal nitroglycerin or N-acetylcysteine, or both, in the long-term treatment of unstable angina pectoris. J Am Coll Cardiol 1997; 29: 941-947.
4. Smilkstein MJ, Knapp GL, Kulig KW, Rumack BH. Efficacy of oral N-acetylcysteine in the treatment of acetaminophen overdose. Analysis of the national multicenter study (1976 to 1985). N Engl J Med 1988; 319: 1557-1562.
5. Rihal CS, Textor SC, Grill DE, Berger PB, et al. Incidence and prognostic importance of acute renal failure after percutaneous coronary intervention. Circulation 2002; 105: 2259-2264.
6. Tepel M, van der Giet M, Schwarzfeld C, et al. Prevention of radiographic-contrast-agent-induced reductions in renal function by acetylcysteine. N Engl J Med 2000; 343: 180-184.
7. Millea PJ. N-acetylcysteine: multiple clinical applications. Am Fam Physician 2009; 80: 265-269.
8. Tattersall AB, Bridgman KM, Huitson A. Acetylcysteine (Fabrol) in chronic bronchitis – a study in general practice. J Int Med Res 1983; 11: 279-284.
9. Lundback B, Lindstrom M, Andersson S, et al. Possible effect of acetylcysteine on lung function. Eur Respir J 1992; 5(Suppl 15): S289.
10. Demedts M, Behr J, Buhl R, et al. High-dose acetylcysteine in idiopathic pulmonary fibrosis. N Engl J Med 2005; 353: 2229-2242.
11. De Flora S, Grassi C, Carati L. Attenuation of influenza-like symptomatology and improvement of cell-mediated immunity with long-term N-acetylcysteine treatment. Eur Respir J 1997; 10: 1535-1541.
12. Aoun P, Simpkins JW, Agarwal N. Role of PPAR-gamma ligands in neuroprotection against glutamate-induced cytotoxicity in retinal ganglion cells. Invest Ophthalmol Vis Sci 2003; 44: 2999-3004.
13. Chalasani ML, Radha V, Gupta V, et al. A glaucoma-associated mutant of optineurin selectively

induces death of retinal ganglion cells which is inhibited by antioxidants. Invest Ophthalmol Vis Sci 2007; 48: 1607-1614.
14. He Y, Leung KW, Zhang YH, et al. Mitochondrial complex I defect induces ROS release and degeneration in trabecular meshwork cells of POAG patients: protection by antioxidants. Invest Ophthalmol Vis Sci 2008; 49: 1447-1458

牛磺酸

Robert Nussenblatt

牛磺酸（2- 氨基乙烷磺酸）是半胱氨酸的脱羧产物，主要从食物中获取。它是一种在动物组织中发现的游离含硫 β 氨基酸，是最丰富的低分子量化合物中的一种，在每克湿重中可以达到毫摩尔的范围。机体可以用含硫的前体物质制造牛磺酸，内源性牛磺酸是在肝脏中由蛋氨酸和半胱氨酸产生的。牛磺酸的产生需要酶的参与包括半胱亚磺酸脱羧酶，这是形成牛磺酸一系列级联过程中的限速步骤[1]。不过，人体产生的内源性牛磺酸是不足的，需要从食物中补充。牛磺酸中细胞质中，特别是在心脏、视网膜、大脑和血液中被大量发现。

牛磺酸与机体的许多不同生理活动有关，包括钙离子转运，抗氧化作用，神经传递和蛋白磷酸化的调节[2]。牛磺酸的主要作用仍需要更进一步的研究来确定。老化大鼠血浆和组织中牛磺酸水平有明显的改变[3]。这种下降在眼内也同样可以观察到[4]，这可能是由于肝脏中的生物合成酶减少导致的。有趣的是减少动物从食物摄取牛磺酸，并不能使这种下降被加剧，不过增加外源性牛磺酸可以帮助弥补这些不足。然而这些观察都是建立在大鼠模型之上的。对于人类，还缺乏有力的数据。研究显示在老化人类的脑脊液中牛磺酸的浓度升高[5]，而且是升高了 30% 以上。

至于其他组织，在吞噬细胞中发现高浓度的牛磺酸。它被认为提供了防止炎症毒性作用、抗氧化活性和膜稳定作用。牛磺酸通过高效清除有毒的次氯酸（HOCL）并生成无毒牛磺酸亚氯胺（TauCl）来调整这些作用。TauCl 可以抑制多种炎症因子的产生，包括 NO，TNF-α，IL-1，Il-2 和 IL-6。还可以抑制 IL-10 的产生，IL-10 是一种下调细胞因子[6, 7]。吞噬细胞内的牛磺酸可以预防慢性炎症过程。这种在吞噬细胞内作用的相关机制看上去好像是通过抑制几个因子的激活，包括 Ras，ERK1/2 和 NF-kB，而阻止了 NO 的产生。在中性粒细胞中，牛磺酸通过抑制 p47phox 并阻止 DADPH- 氧化酶复合体的装配而发挥抑制作用[7]。

牛磺酸在眼发育中有重要作用。它与神经递质 GABA 和甘氨酸有着相似的结构。牛磺酸在神经组织的形成和维持中发挥着作用。以缺乏牛磺酸的食物喂养小猫，会出现视网膜变性和中枢神经系统缺陷[8]。有趣的是，牛磺酸增加培养视网膜中的杆状光感受器数量[9]。它可以通过与甘氨酸受体 GlyRa2 亚基结合而作用于视网膜祖细胞[10]。如上面所提到的，动物体内牛磺酸水平随着老化而逐渐下降，并且在大鼠中出现与这种组织水平下降相关的特殊 ERG 改变，反映出视网膜处理氧化应激的能力在不断下降[1]。补充外源性牛磺酸可能对预防年龄相关性黄斑病变有帮助[1]。在患有青光眼的狗中，受损光感受器内的牛磺酸明显下降[11]。牛磺酸可能通过防止线粒体功能障碍，从而保护鼠视网膜节细胞，防止由于低氧诱发的凋亡[12]。有一例报道，在少量的兔子中，当将 0.5% 噻吗洛尔与几种氨基酸包括牛磺酸混合在一起滴眼时，对 IOP 的降压作用比单独使用噻吗洛尔要更强[13]。

（袁援生　译）

参考文献

1. Militante J, Lombardini JB. Age-related retinal degeneration in animal models of aging: possible involvement of taurine deficiency and oxidative stress. Neurochem Res 2004; 29: 151-160.
2. Huxtable RJ, Sebring LA. Towards a unifying theory for the actions of taurine. TIPS 1986; 7: 481-485.
3. Wallace DR, Dawson R Jr. Decreased plasma taurine in aged rats. Gerontology 1990; 36: 19-27.
4. Eppler B, Dawson R Jr. Dietary taurine manipulations in aged male Fischer 344 rat tissue: taurine concentration, taurine biosynthesis, and oxidative markers. Biochem Pharmacol 2001; 62: 29-39.
5. Tohgi H, Takahashi S, Abe T. The effect of age on concentrations of monoamines, amino acids, and their related substances in the cerebrospinal fluid. J Neural Transm Park Dis Dement Sect 1993; 5: 215-226.
6. Schuller-Levis GB, Park E. Taurine and its chloramine: modulators of immunity. Neurochem Res 2004; 29: 117-126.
7. Kim C, Cha YN. Production of reactive oxygen and nitrogen species in phagocytes is regulated by taurine chloramine. Adv Exp Med Biol 2009; 643: 463-472.
8. Sturman JA. Nutritional taurine and central nervous system development. Ann N Y Acad Sci 1986; 477: 196-213.
9. Altshuler D, Lo Turco JJ, Rush J, Cepko C. Taurine promotes the differentiation of a vertebrate retinal cell type in vitro. Development 1993; 119: 1317-1328.
10. Young TL, Cepko CL. A role for ligand-gated ion channels in rod photoreceptor development. Neuron 2004; 41: 867-879.
11. Madl JE, McIlnay TR, Powell CC, Gionfriddo JR. Depletion of taurine and glutamate from damaged photoreceptors in the retinas of dogs with primary glaucoma. Am J Vet Res 2005; 66: 791-799.
12. Chen K, Zhang Q, Wang J, et al. Taurine protects transformed rat retinal ganglion cells from hypoxia-induced apoptosis by preventing mitochondrial dysfunction. Brain Res 2009; 1279: 131-138.
13. Olah Z, Veselovsky J. Rabbit's intraocular pressure after instillation of timolol and aminoacid lysine, arginine, glycine or taurine mixture. Bratisl Lek Listy 2007; 108: 283-286.

胞磷胆碱

Vincenzo Parisi

在青光眼的自然病程中，包括视网膜最内层的早期损伤，它可能早于视野损害出现[1]，随后而来的是发生在后视路，尤其是发生在外侧膝状体核水平的损害[2]。一定不能认为青光眼仅仅是一种只牵涉眼睛结构的疾病，而是一种累及与视觉相关脑域的病理改变。

1989年提出，使用药理学物质胞苷-5′-二磷酸胆碱钠盐（胞磷胆碱）促进改善青光眼视功能的可能性[3]。类似的物质被用于治疗由于各种原因如血管、外伤、退行性变引起的脑功能障碍[4,5]。

胞磷胆碱（外源性CDP-胆碱）无毒，可接受性好，可以作为中间物通过激活结构性膜磷脂的生物合成，合成为神经元细胞膜的主要磷脂成分卵磷脂。它可以促进大脑结构的新陈代谢并抑制磷脂的降解。加强卵磷脂的生物合成可以阻止神经元凋亡，保护神经元[6]。据报道，胞磷胆碱在海人酸诱发的视网膜神经毒性作用中具有神经保护作用[7]。

因此正如已经表明的那样，在大脑缺血缺氧的条件下，胞磷胆碱可能具有神经保护和神经调节作用[8,9]。此外，在中枢神经系统中，它还可以诱导各种神经递质和神经调节因子水平升高，包括去甲肾上腺素。在几项研究中显示，胞磷胆碱成功提高因各种原因如血管意外、外伤或变性引起的大脑功能障碍患者的知觉水平[4,5]。当给予胞磷胆碱时，它被迅速转化为胞苷和胆碱，这些物质被认为可以通过加强卵磷脂合成而提供神经保护作用；在青光眼视网膜神经节细胞中，也可以产生相似的作用[6]。

在首次报道使用胞磷胆碱治疗可以引起青光眼视野损害的改善后[3]。随后进行的研究对这种改善提出质疑，这种改善与神经节细胞功能及视路神经传导加强是否相关，还是与胞磷胆碱提高知觉和注意力水平相关[5]。

为了进一步探索这些假设，进行更深层次的研究来评估口服（1600mg/天）或肌注（1000mg/天）胞磷胆碱，持续60天，对有中度视野缺损的青光眼患者视网膜和视路神经传导功能的治疗作用；这些研究使用了电生理学的方法，用图形视网膜电图评估神经节细胞功能，用视觉诱发电位来评估视路神经元传导[10,11]。口服或肌注胞磷胆碱可以改善PERG和VEP反应，增加波幅并缩短达峰时间。

然而，胞磷胆碱的这种有益作用是药物依赖性的。尤其是在经过300天治疗并终止给药后，并没有发现与治疗前的情况有什么不同。当给予第二疗程的胞磷胆碱时，在经过一个相当长时间（120天）的洗脱期后，可以再次观察到对视功能的改善，这表明反复治疗可能阻止视力损害的发展[10, 11]。

胞磷胆碱改善弱视患者的视力[12]、VEP 反应和对比敏感度表明它对视觉神经系统的作用。因为用左旋多巴治疗弱视患者可以获得相似的结果，所以在帕金森病的研究中，胞磷胆碱补推荐作为左旋多巴的补充治疗药物[14]。增加 CDP- 胆碱进行修复治疗并不比单用多巴胺有更强的作用，但增加 CDP- 胆碱可以巩固弱视的治疗效果[15]。胞磷胆碱的拟多巴胺活性解释了在使用胞磷胆碱治疗后 PERG 和 VEP 的结果。

这些结果引出一个有趣的问题：口服或肌注胞磷胆碱的作用被认为是神经保护剂，那么它到底能不能防止青光眼的发展呢？考虑到在经过第一个疗程的洗出后，与治疗前的情况没有什么不同，反复使用胞磷胆碱治疗并不足以改变青光眼的自然病程。另一方面，我们要在持续 120 天的洗出后，才能观察到口服胞磷胆碱第二疗程的作用。

首先报道这一结论的学者[16]随后进行了更进一步的探索，在一个严格限定所选患者的群体中（只有 12 例 OAG 患者）进行了一系列的治疗，每次在经过 120 天洗出后再给予 60 天一个疗程的治疗，这样持续反复进行了一个八年的总疗程[17]。这项研究表明在八年后，给予胞磷胆碱治疗的青光眼患者与治疗前（八年前）相比，显示出电生理和视野情况是稳定的或是被改善的，而与之相似却没有给予胞磷胆碱治疗的青光眼患者，电生理和视野损害较治疗前（八年前）恶化了。

确实，在观察 β 受体阻滞剂附加几个疗程胞磷胆碱肌注治疗的青光眼患者与只用 β 受体阻滞剂治疗的青光眼患者的数据中，揭示出胞磷胆碱在稳定或改善视功能方面的潜在用途。在所有相似观点的研究中[8, 9, 10, 12, 17]，一个重要的方面是在所有参与研究的患者中都没有药物不良反应的描述，即使是在长期用药后。这表明在药物治疗青光眼方面，胞磷胆碱可能有直接的神经保护作用，作为降眼压药物的补充治疗具有潜在的用处。

（袁援生　译）

参考文献

1. Parisi V, Miglior S, Manni G, Centofanti M, Bucci M. Clinical ability of pattern electroretinograms and visual evoked potentials in detecting visual dysfunction in ocular hypertension and glaucoma. Ophthalmology 2006; 113: 216-228.
2. Yücel YH, Zhang Q, Weinreb RN, et al. Effects of retinal ganglion cell loss on magno-, parvo-, koniocellular pathways in the lateral geniculate nucleus and visual cortex in glaucoma. Prog Retin Eye Res 2003; 22: 465-481.
3. Pecori Giraldi J, Virno M, Covelli G, Grechi G, De Gregorio F. Therapeutic value of citicoline in the treatment of glaucoma (computerized and automated perimetric investigation).

Int J Ophthalmol 1989; 13: 109-112.
4. Zappia V, Kennedy P, Nilsson BI, Galletti P. Novel biochemical, pharmacological and clinical aspects of cytidine-diphosphocholine. Elsevier 1985.
5. Cacabelos R, Caamano J, Gomez MJ, et al. Therapeutic effects of CDP-choline in Alzheimer's disease. Cognition, brain mapping, cerebrovascular hemodynamics, and immune factors. Ann NY Acad Sci 1996; 777: 399-403.
6. Grieb P, Rejdak R. Pharmacodynamics of citicoline relevant to the treatment of glaucoma. J Neurosci Res 2002; 67: 143-148.
7. Han YS, Chung IY, Park JM, Yu JM. Neuroprotective effect of citicoline on retinal cell damage induced by kainic acid in rats. Korean J Ophthalmol 2005; 19: 219-226.
8. Secades JJ, Frontera G. CDP-choline: pharmacological and clinical review. Methods Find Exp Clin Pharmacol 1995; 17. Suppl B: 1-54.
9. Weiss GB. Metabolism and actions of CDP-choline as an endogenous compound and administered exogenously as citicoline. Life Sci 1995; 56: 637-660.
10. Parisi V, Manni G, Colacino G, Bucci MG. Cytidine-5'-diphosphocholine (citicoline) improves retinal and cortical responses in patients with glaucoma. Ophthalmology 1999; 106: 1126-1134.
11. Parisi V, Coppola G, Centofanti M, et al. Evidence of the neuroprotective role of citicoline in glaucoma patients. Prog Brain Res 2008; 173: 541-554.
12. Porciatti V, Schiavi C, Benedetti P, Baldi A, Campos EC. Cytidine-5'-diphosphocholine improves visual acuity, contrast sensitivity and visually-evoked potentials of amblyopic subjects. Curr Eye Res 1998; 17: 141-148.
13. Leguire LE, Rogers GL, Bremer DL, Walson PD, McGregor ML. Levodopa/carbidopa for childhood amblyopia. Invest Ophthalmol Vis Sci 1993; 34: 3090-3095.
14. Birbamer G, Gesterbrand E, Rainer J, Eberhardt R. CDP-choline in the treatment of Parkinson's disease. New Trends Clin Pharmacol 1990; 4: 1-6.
15. Fresina M, Dickmann A, Salerni A, De Gregorio F, Campos EC. Effect of oral CDP-choline on visual function in young amblyopic patients. Graefes Arch Clin Exp Ophthalmol 2008; 246: 143-150.
16. D'Andrea D, Cichetti MP, Di Staso S. Unusual retinal involvement in a case of unilateral pseudoexfoliation glaucoma. Clin Ocul Patol Ocul 1989; 10: 460-464.
17. Parisi V. Electrophysiological assessment of glaucomatous visual dysfunction during treatment with cytidine-5'-diphosphocholine (citicoline): a study of 8 years of follow-up. Doc Ophthalmol 2005; 110: 91-102.

肌肽

Vincenzo Parisi and Robert Ritch

肌肽（β- 丙氨酰 -L- 组氨酸）被建议在多种眼病中作为辅助治疗药物。尤其是在白内障患者中，使用肌肽治疗可以改善视功能[1,2]。值得一提的是视觉产品革新公司（IVP）的执行总裁 Babizhayev 博士，他是肌肽应用的专利持有人。

肌肽对青光眼患者潜在用处的基本原理是再次基于青光眼和阿尔茨海默病之间的类推。事实上，晚期糖基化终末产物（AGEs）引起阿尔茨海默病的病理改变，而肌肽作为一种天然的抗氧化剂和过渡金属离子掩蔽剂，可以抑制 AGEs 的形成[3]。此外，肌肽在动物脑缺血模型中似乎具有神经保护作用[4]。

在缺血性急性肾衰竭的大鼠中，提前两周用含有 L- 肌肽的食物喂养，可以削弱缺血 / 再灌注引起的肾功能障碍，而且发生在肾脏的组织损伤如肾小管坏死被明显减弱[5]。据报道可以延缓大鼠白内障的形成[6]。

长期以来，我们还缺少在青光眼患者中使用肌肽，在青光眼动物模型中使用肌肽的实验研究及随后在青光眼患者中进行的对照实验，缺少能够为肌肽可能的治疗学作用提供线索的相关文献信息。

（袁援生 译）

参考文献

1. Babizhayev MA. Current ocular drug delivery challenges for N-acetylcarnosine: novel patented routes and modes of delivery, design for enhancement of therapeutic activity and drug delivery relationships. Recent Pat Drug Deliv Formul 2009; 3: 229-265.
2. Babizhayev MA, Burke L, Micans P, Richer SP. N-Acetylcarnosine sustained drug delivery eye drops to control the signs of ageless vision: glare sensitivity, cataract amelioration and quality of vision currently available treatment for the challenging 50,000-patient population. Clin Interv Aging 2009; 4: 31-50.
3. Reddy VP, Garrett MR, Perry G, Smith MA. Carnosine: a versatile antioxidant and antiglycating agent. Sci Aging Knowledge Environ 2005; pe12.
4. Rajanikant GK, Zemke D, Senut MC, et al. Carnosine is neuroprotective against permanent focal cerebral ischemia in mice. Stroke 2007; 38: 3023-3031.
5. Fujii T, Takaoka M, Tsuruoka N, et al. Dietary supplementation of L-carnosine prevents ischemia/reperfusion-induced renal injury in rats. Biol Pharm Bull 2005; 28: 361-363.
6. Liu YF, Liu HW, Peng SL. [Effects of L-canosine in preventing and treating rat cataract induced by sodium selenite]. Zhonghua Yan Ke Za Zhi 2009; 45: 533-536.

维生素 BT

Vincenzo Parisi and Robert Ritch

维生素 BT，一种在机体高能量需求组织（骨骼肌、心肌、肝脏）中发现的氨基酸，是脂肪代谢必需的媒介物。它在眼组织，如睫状体（有肌细胞存在）中发挥重要作用，并可能是重要的能量储备[1]。在使用维生素 BT 治疗后，阿尔茨海默病患者的心理测验得到了改善[2~4]，而且对化疗引起外周神经病变的患者，维生素 BT 可以改善知觉幅度及传导速度[5]。

在动物模型中，维生素 BT 可以防止亚硒酸盐引起的白内障[6]及视网膜缺血再灌注损伤[7]。它可以保护 RPE 细胞防止过氧化氢引起的氧化损伤[8]。患者早期年龄相关性黄斑病变（AMD）的患者在使用维生素 BT 治疗后，视功能和眼底改变得到了改善[9]。

维生素 BT 在初代培养的小脑神经元中可以预防谷氨酸引起的神经毒性作

用[10]。而且通过提高 ATP 水平，可能改善线粒体功能[11,12]。大量证据表明在帕金森病的发病机制中线粒体功能障碍和氧化损伤起了重要作用，而在帕金森病的动物模型中，乙酰化 -L- 维生素 BT 可以产生有益的作用[13]。在青光眼患者中同样观察到了线粒体功能障碍[14]。因此，我们能够做出这样一个假设，在维生素 BT 治疗的青光眼患者中，同样可以改善神经节细胞功能，提高视神经的神经元传导。

目前还缺少有关使用维生素 BT 治疗青光眼的临床对照实验信息。

（袁援生 译）

参考文献

1. Pessotto P, Valeri P, Arrigoni-Martelli E. The presence of L-carnitine in ocular tissues of the rabbit. J Ocul Pharmacol 1994; 10: 643-651.
2. Thal LJ, Calvani M, Amato A, et al. A 1-year controlled trial of acetyl-l-carnitine in early-onset al.zheimer disease. Neurology 2000; 55: 805-810.
3. Hudson S, Tabet N. Acetyl-L-carnitine for dementia. Cochrane Database Syst Rev 2003; CD003158.
4. Montgomery SA, Thal LJ, Amrein R. Meta-analysis of double blind randomized controlled clinical trials of acetyl-L-carnitine versus placebo in the treatment of mild cognitive impairment and mild Alzheimer's disease. Int Clin Psychopharmacol 2003; 18: 61-71.
5. De Grandis D. Acetyl-L-carnitine for the treatment of chemotherapy-induced peripheral neuropathy: a short review. CNS Drugs 2007; 21 Suppl 1: 39-43.
6. Geraldine P, Sneha B, Elanchezhian R, et al. Prevention of selenite-induced cataracttogenesis by acetyl-L-carnitine: an experimental study. Exp Eye Res 2006; 83: 1340-1349.
7. Kocer I, Kulacoglu D, Altuntas I, et al. Protection of the retina from ischemia-reperfusion injury by L-carnitine in guinea pigs. Eur J Ophthalmol 2003; 13: 80-85.
8. Shamsi FA, Chaudhry IA, Bouton ME, Al-Rajhi AA. L-carnitine protects human retinal pigment epithelial cells from oxidative damage. Curr Eye Res 2007 ; 32: 575-584.
9. Feher J, Kovacs B, Kovacs I, et al. Improvement of Visual Functions and Fundus Alterations in Early Age-Related Macular Degeneration Treated with a Combination of Acetyl-L-Carnitine, n-3 Fatty Acids, and Coenzyme Q10. Ophthalmologica 2005; 219: 154-166.
10. Llansola M, Erceg S, Hernandez-Viadel M, Felipo V. Prevention of ammonia and glutamate neurotoxicity by carnitine: molecular mechanisms. Metab Brain Dis 2002; 17: 389-397.
11. Evangeliou A, Vlassopoulos D. Carnitine Metabolism and Deficit - When Supplementation is Necessary? Curr Pharm Biotechnol 2003; 4: 211-219.
12. Kumaran S, Panneerselvam KS, Shila S, Sivarajan K, Panneerselvam C. Age-associated deficit of mitochondrial oxidative phosphorylation in skeletal muscle: Role of carnitine and lipoic acid. Vasc Med 2005; 280: 83-89.
13. Beal MF. Bioenergetic approaches for neuroprotection in Parkinson's disease. Ann Neurol 2003; 53 Suppl 3: S39-47.
14. Kong GY, Van Bergen NJ, Trounce IA, Crowston JG. Mitochondrial dysfunction and glaucoma. J Glaucoma 2009; 18: 93-100.

辅酶 Q10

Nathan Radcliffe

辅酶 Q10（CoQ10），也被称为泛醌，是一种参与电子传递链的膜结合线粒体抗氧化辅助因子。辅酶 Q10 显示可以促进线粒体功能，目前正在进行有关阿尔茨海默病、帕金森病和亨廷顿病的临床临床实验[1，2]。对患有帕金森病人类，有证据表明，辅酶 Q10 组与安慰剂组相比可以明显延缓功能衰退的速度[3]。

辅酶 Q10 引起了青光眼医生的兴趣，因为它是种自由基清除剂，并能通过阻断 Bax 而抑制凋亡[1，4]。青光眼视神经病变的发展与线粒体功能障碍及氧化应激有关[5]。在大鼠压力诱导视网膜缺血 / 再灌注损伤模型中，给予辅酶 Q10 可以抑制谷氨酸升高并防止视网膜神经节细胞（RGC）凋亡[6]。郭和 Cordeiro 用视网膜凋亡细胞检测技术直观的展示了辅酶 Q10 抑制十字孢碱诱发 RGC 凋亡的作用[7]。随着这些和其他一些研究所得到的结果，辅酶 Q10 作为一种对青光眼有着潜在神经保护的物质，近来引起了重视[8]。不过，还没有临床随机实验表明辅酶 Q10 对人类青光眼神经保护有效，也没有任何高眼压 / 青光眼动物模型研究证明辅酶 Q10 的神经保护作用。

（袁援生 译）

参考文献

1. Littarru GP, Tiano L. Bioenergetic and antioxidant properties of coenzyme Q10: recent developments. Mol. Biotechnol 2007; 37: 31-37.
2. Chaturvedi RK, Beal M. Mitochondrial approaches for neuroprotection. Ann N Y Acad Sci 2008; 1147: 395-412.
3. Shults CW, Oakes D, Kieburtz K, et al. Effects of coenzyme Q(10) in early Parkinson disease- Evidence of slowing of the functional decline. Arch Neurol 2002; 59: 1541-1552.
4. Papucci L, Schiavone N, Witort E, et al. Coenzyme Q10 prevents apoptosis by inhibiting mitochondrial depolarization independently of its free radical-scavenging property. J Biol Chem 2003; 278: 28220-28228.
5. Tezel G. Oxidative stress in glaucomatous neurodegeneration: mechanisms and consequences. Prog Brain Res 2006; 25: 490-513.
6. Nucci C, Tartaglione R, Cerulli A, et al. Retinal damage caused by high intraocular pressure-induced transient ischemia is prevented by coenzyme Q10 in rat. Int Rev Neurobiol 2007; 82: 397-406.
7. Guo L, Cordeiro MF. Assessment of neuroprotection in the retina with DARC. Prog Brain Res 2008; 173: 437-450.
8. Russo R, Cavaliere F, Rombolà L, et al. Rational basis for the development of coenzyme Q10 as a neurotherapeutic agent for retinal protection. Prog Brain Res 2008; 173: 575-582.

叶酸

Nathan Radcliffe

叶酸是参与（以它的活性形式四氢叶酸）核苷酸生物合成及同型半胱氨酸（HCY）甲基化必需的一种维生素。叶酸是在绿色多叶蔬菜中被发现的，许多面包和谷物用叶酸进行了强化。叶酸缺乏（与某些药物和酶缺乏一样）会导致 HCY 水平升高。高同型半胱氨酸血症（HHCY）是动脉粥样硬化和血栓疾病的强风险因子。HCY 水平升高与几种神经退行性疾病有关，包括阿尔茨海默病[1,2]。联合补充叶酸及其他 B 族维生素（B-6 和 B-12）最少能够降低 HCY 水平 30%[3]。一些大样本随机实验调查了使用叶酸和 B 族维生素降低 HCY 水平对心血管和脑血管的影响，但没有任何有力的证据表明降低 HCY 水平对机体有益[4]。此外，最近的一项大样本随机实验显示补充大剂量 B 族维生素不能延缓轻到中度 AD 个体的认知衰退[5]。

同型半胱氨酸通过刺激 N- 甲基 -D- 天冬氨酸（NMDA）受体而对视网膜神经节细胞产生毒性作用，这种兴奋毒性损伤在同时有 HCY 和谷氨酸升高时可能会被加强[6]。一项 HCY 毒性浓度对大鼠视网膜组织影响的体外研究发现 HCY 不仅损害 RGCs，还损害内、外核层[7]。这些发现提出了一个问题，HHCY 是否参与了青光眼视神经病变的病理生理学过程。

然而这些关于 POAG 患者中 HCY 水平的发现稍微有点矛盾，它们并没有如一贯认为的那样比对照组高[8~11]。在剥脱性青光眼同时叶酸、维生素 B12 和 B6 减少的情况下，HCY 水平才会升高[8,10~13]。总之，虽然在青光眼与叶酸缺乏 /HCY 升高之间存在有趣的关系，但在目前还没有从动物实验研究或人类临床实验中获得给予青光眼患者补充叶酸的有利证据，我们主张使用叶酸治疗那些患有剥脱综合征或 HCY 水平升高的患者。此外，在大样本心血管试验中，使用叶酸和 B 族维生素降低 HCY 后为什么没有产生明显的益处，这可能与 HCY 只是这些病理过程的一个标记物，而不是原因有关。

（袁援生 译）

参考文献

1. Seshadri S, Beiser A, Selhub J, et al. Plasma homocysteine as a risk factor for dementia and Alzheimer's disease. N Engl J Med 2002; 346: 476-483.
2. Ravaglia G, Forti P, Maioli F, et al. Homocysteine and folate as risk factors for dementia and Alzheimer disease. Am J Clin Nutr 2005; 82: 636-643.
3. Lobo A, Naso A, Arheart K, et al. Reduction of homocysteine levels in coronary artery

disease by low-dose folic acid combined with vitamins B6 and B12. Am J Cardiol 1999; 83: 821-825.
4. Herrmann W, Herrmann M, Obeid R. Hyperhomocysteinaemia: a critical review of old and new aspects. Curr Drug Metab 2007; 8: 17-31.
5. Aisen PS, Schneider LS, Sano M, et al. Alzheimer Disease Cooperative Study. High-dose B vitamin supplementation and cognitive decline in Alzheimer disease: a randomized controlled trial. JAMA 2008; 300: 1774-1783.
6. Moore P, El-sherbeny A, Roon P, et al. Apoptotic cell death in the mouse retinal ganglion cell layer is induced in vivo by the excitatory amino acid homocysteine. Exp Eye Res 2001; 73: 45-57.
7. Viktorov IV, Aleksandrova OP, Alekseeva NY. Homocysteine toxicity in organotypic cultures of rat retina. Bull Exp Biol Med 2006; 141: 471-474.
8. Vessani RM, Liebmann JM, Jofe M, Ritch R. Plasma homocysteine is elevated in patients with exfoliation syndrome. Am J Ophthalmol 2003; 136: 41-46.
9. Wang G, Medeiros FA, Barshop BA, Weinreb RN. Total plasma homocysteine and primary open-angle glaucoma. Am J Ophthalmol 2004; 137: 401-406.
10. Roedl JB, Bleich S, Reulbach U, et al. Homocysteine in tear fluid of patients with pseudo-exfoliation glaucoma. J Glaucoma 2007; 16: 234-239.
11. Roedl JB, Bleich S, Reulbach U, et al. Vitamin deficiency and hyperhomocysteinemia in pseudoexfoliation glaucoma. . J Neural Transm 2007; 114: 571-575.
12. Cumurcu T, Sahin S, Aydin E. Serum homocysteine, vitamin B 12 and folic acid levels in different types of glaucoma. BMC Ophthalmol 2006; 6: 6.
13. Saricaoglu MS, Karakurt A, Sengun A, Hasiripi H. Plasma homocysteine levels and vitamin B status in patients with pseudoexfoliation syndrome. Saudi Med J 2006; 27: 833-837.

谷胱甘肽

Nathan Radcliffe

谷胱甘肽是一个抗氧化谷氨酸三元肽，是细胞内清除自由基和活性氧簇的主要抗氧化剂。最初人们认为谷胱甘肽的消耗是凋亡过程中氧化应激的副产品，目前的证据揭示谷胱甘肽可能参与了凋亡的调节[1]。在实验性青光眼的猴子中，可能由于谷氨酸的转运和代谢增加，Müller 细胞外基质中的谷氨酸出现升高。在发生青光眼的 DBA/2J 小鼠中，出现谷胱甘肽损耗，但这种损耗可以通过给予抗氧化剂 α- 鲁米诺阻断，这表明在青光眼神经损害中，氧化应激包括谷胱甘肽损耗可能起了作用[1]。在缺少谷氨酸转动蛋白 GLAST 或 EAAC1 的小鼠中，即使 IOP 没有升高，视网膜神经纤维和视神经也自发地出现变性，给予谷氨酸受体阻滞剂可以防止 RGC 丢失[3]。可是，在缺少谷氨酸受体的青光眼小鼠模型中，与之前在实验性青光眼中观察到的一样，在 Müller 细胞内没有谷胱甘肽的堆积。这位研究者提出这些小鼠代表了第一个正常眼压青光眼动物模型的建立。

有学者假设谷胱甘肽不足和氧化应激在青光眼前节的病理生理（小梁网功能）过程及视神经凋亡过程中都起了重要作用[4, 5]。特别是小梁网对氧化损伤比角膜或虹膜要更加敏感[6]。研究表明，患有POAG的患者循环系统中的血清谷胱甘肽水平较低[7]。此外，患有POAG的土耳其患者的谷胱甘肽S-转移酶M1基因可能多数呈现为空白基因，不过这一发现在随后的研究中并没有被重复[8,9]。在患有青光眼的阿拉伯人中，几个附加的谷胱甘肽S-转移酶缺乏更为普遍，提示谷胱甘肽转移酶的作用需要更进一步的关注[10]。总之，动物模型证明了谷胱甘肽在青光眼中的作用。这条途径是否能够用于探索人类青光眼的治疗方法，还需要更进一步的研究。

（袁援生 译）

参考文献

1. Gionfriddo JR, Freeman KS, Groth A, et al. alpha-Luminol prevents decreases in glutamate, glutathione, and glutamine synthetase in the retinas of glaucomatous DBA/2J mice. Vet Ophthalmol 2009; 12: 325-332.
2. Carter-Dawson L, Shen FF, Harwerth RS, et al. Glutathione content is altered in Müller cells of monkey eyes with experimental glaucoma. Neurosci Lett 2004 ; 24; 364: 7-10.
3. Harada T, Harada C, Nakamura K, et al. The potential role of glutamate transporters in the pathogenesis of normal tension glaucoma. J Clin Invest 2007; 117: 1763-1770.
4. Saccà SC, Izzotti A, Rossi P, Traverso C. Glaucomatous outflow pathway and oxidative stress. Exp Eye Res 2007; 84: 389-399.
5. Ferreira SM, Lerner SF, Brunzini R, et al. Antioxidant status in the aqueous humour of patients with glaucoma associated with exfoliation syndrome. Eye 2009; 23: 1691-1697.
6. Izzotti A, Sacca SC, Longobardi M, Cartiglia C. Sensitivity of ocular anterior-chamber tissues to oxidative damage and its relevance to glaucoma pathogenesis. Invest Ophthalmol Vis Sci 2009; Epub June 10.
7. Gherghel D, Griffiths HR, Hilton EJ, Cunliffe IA, Hosking SL. Systemic reduction in glutathione levels occurs in patients with primary open-angle glaucoma. Invest Ophthalmol Vis Sci 2005; 46: 877-883.
8. Yildirim O, Ateş NA, Tamer L, et al. May glutathione S-transferase M1 positive genotype afford protection against primary open-angle glaucoma? Graefes Arch Clin Exp Ophthalmol 2005; 243: 327-333.
9. Unal M, Guven M, Devranoglu K, et al. Glutathione S transferase M1 and T1 genetic polymorphisms are related to the risk of primary open-angle glaucoma: a study in a Turkish population. Br J Ophthalmol 2007; 91: 527-530.
10. Abu-Amero KK, Morales J, Mohamed GH, Osman MN, Bosley TM. Glutathione S-transferase M1 and T1 polymorphisms in Arab glaucoma patients. Mol Vis 2008; 14: 425-430.

褪黑素

Nathan Radcliffe

褪黑素是一个由松果体及视网膜产生的抗氧化调节复合物，它可以作为自由基清除剂并作为杆细胞外节盘脱落调节因子[1,2]。褪黑素也是一种可以与细胞膜受体（MT1/MT2）结合的神经激素，在美国，它是作为膳食补充的非处方药。褪黑素在中风、阿尔茨海默病、帕金森病、亨廷顿病和肌萎缩侧索硬化症的治疗中受到关注，通过它对仓鼠视网膜氮化合物（nitridergic）通路的抑制作用[3~5]，表明它可能具有神经保护作用。此外，褪黑素抑制一氧化氮介导的视网膜损伤，包括大鼠视网膜的凋亡[6]。褪黑素也可能通过抑制磷脂酶 C 减少星形细胞瘤细胞的凋亡[5]。褪黑素防止天竺鼠视网膜发生缺血再灌注损伤，尤其是对大鼠 RGCs 具有保护作用[7, 8]。在人类或动物模型中，没有实验证明褪黑素对青光眼具有保护作用。需要更进一步的研究来确定这种抗氧化复合物在青光眼治疗中可能存在的价值。

（袁援生 译）

参考文献

1. White MP, Fisher LJ. Effects of exogenous melatonin on circadian disc shedding in the albino rat retina. Vision Res 1989; 29.
2. Bandyopadhyay D, Biswas K, Bandyopadhyay U, Reiter RJ, Banerjee R. Melatonin protects against stress-induced gastric lesions by scavenging the hydroxyl radical. J Pineal Res 2000; 29: 143-151.
3. Sáenz DA, Turjanski AG, Sacca GB, et al. Physiological concentrations of melatonin inhibit the nitridergic pathway in the Syrian hamster retina. J Pineal Res 2002; 33: 31-36.
4. Mozaffarieh M, Grieshaber MC, Orgül S, Flammer J. The potential value of natural antioxidative treatment in glaucoma. Surv Ophthalmol 2008; 53: 479-505.
5. Radogna F, Nuccitelli S, Mengoni F, Ghibelli L. Neuroprotection by melatonin on astrocytoma cell death. Ann N Y Acad Sci 2009; 1171: 509-513.
6. Siu AW, Ortiz GG, Benitez-King G, To CH, Reiter RJ. Effects of melatonin on the nitric oxide treated retina. Br J Ophthalmol 2004; 88: 1078-1081.
7. Celebi S, Dilsiz N, Yilmaz T, Kükner AS. Effects of melatonin, vitamin E and octreotide on lipid peroxidation during ischemia-reperfusion in the guinea pig retina. Eur J Ophthalmol 2002; 12: 77-83.
8. Tang Q, Hu Y, Cao Y. Neuroprotective effect of melatonin on retinal ganglion cells in rats. J Huazhong Univ Sci Technolog Med Sci 2006; 26: 235-237.

丹参

Douglas Rhee

前言

Salvia miltiorrhiza（赤参，石见穿，丹参）是一种多年生草本开花植物，全株高近 30～60 厘米，原产地中国和日本。在中国传统中医中，丹参被认为可以改善循环，被用于治疗高血压和心血管疾病，尤其是急性心肌梗死和中风。

对于患有青光眼的患者，一项研究报道声称可以稳定中到晚期青光眼患者的视野[1]。它的作用机制据推测认为是非眼内压（IOP）依赖性的。

可能存在的有益的作用机制

直接对丹参与青光眼进行的研究还很少。在一个实验性兔 IOP 升高的模型中，与对照组相比，静脉给予丹参组的 RGC 几乎得到完全的保存[2]。在给予丹参（静脉注射）兔模型中，在同样的群组中还发现轴浆流的减少要更微弱一些。这种有益作用在同时局部使用噻吗洛尔滴眼后会被加强[3]。

尽管对青光眼的直接研究很少，但对丹参在其他领域的研究却很多，2010 年 3 月在线检索（www.ncbi.nlm.nih.gov；检索词 'salvia miltiorrhiza'）时有超过 1000 项的研究被列出。许多研究关注的是丹参的抗氧化和抗炎特性，或丹参酮 IIA（丹参 IIA），它的主要活性成分在心血管、肿瘤、急性肝损伤方面的研究。在这些研究中，尽管是在不同的细胞类型中，但与青光眼相关的几个蛋白和通路都受到了影响。以上是一个简要回顾。

抗氧化剂和氧化还原清除剂

丹参的主要活性被认为是作为一个抗氧化剂。在动脉粥样硬化病灶，平滑肌细胞增生是对氧化应激做出的反应，就像在高半胱氨酸血症时做出的反应一样。在动脉粥样硬化模型中，丹参提取物可以抑制血管平滑肌的增生并降低细胞内活性氧簇浓度[4]。通过观测几条不同的信号通路，研究者认为丹参是通过蛋白激酶 C/ 有丝分裂原激活蛋白激酶（PKC/MAPK）起作用的。尽管没有确定受体，他们还是用二维免疫印迹和质谱法比较了用同型半胱氨酸处理和用同型半胱氨酸加丹参处理过的细胞内的提取蛋白，二者在骨架蛋白和分子伴侣蛋白上表现出了明显的改变。丹参通过清除活性氧簇而发挥保护作用，并通过调节蛋白羰基化反应来抑制细胞增殖[4]。在另外的研究中，丹参通过增加巯基转移酶活性，加强同型半胱氨酸代谢直接降低血浆同型半胱氨酸浓度[5]。

丹参酮 IIA 可以削弱人神经母细胞瘤 SH-SY5Y 细胞株在谷胱甘肽过度刺激 NMDA 受体（如兴奋毒性）时诱发的氧化损伤[6]。有一些证据表明丹参酮 IIA 可以直接减轻 NMDA 受体兴奋毒性[7]。

据报道，丹参对肝损伤有一定的防护作用，似乎是通过抗氧化机制产生的[8]。丹参可以通过抑制氧化和对抗 TNF-α 而防止肝脏的再灌注损伤[9]。

抗炎作用

在心肌梗死的实验模型中，丹参酮 IIA 阻断大鼠心肌细胞内核转录因子（NF-κB2）和转化生长因子 β-1（TGFb-1）的分泌[10]。在肝损伤模型中，丹参酮 IIA 降低白介素 -2，-4，肿瘤坏死因子（TNF-α）和 γ- 干扰素水平[11]。在一项对含有丹参、三七、冰片提取物的前瞻性随机对照实验中，共 106 位接受常规治疗的患有缺血性梗死或TIA的患者使用了或未使用提取物治疗，实验组中风或TIA复发率更低[12]。

影响血液黏度

要米格鲁犬中，静脉注射丹酚酸B（在丹参中发现的另一种活性成分），可以降低血液黏度，而口服却没有效果[13]。对于人类，丹参可以加强华法令的作用导致出血性并发症[14]。

血管舒张作用

丹参可以直接增加内皮细胞产生或局部细胞色素P450代谢产生的一氧化氮，通过钙离子激活钾通道舒张大鼠心脏小动脉[15]。

静脉注射全丹参提取物可以降低大鼠的血压[16]。对丹参酮IIA的进一步研究表明它可以降低通过ATP敏感钾通道降低细胞内钙离子浓度引起的自发性血压升高大鼠的系统血压[17]。

对细胞外基质的调节作用

在体外实验中，丹参酮ⅡA抑制乳腺肿瘤细胞和结肠癌细胞的增殖并诱导凋亡[18, 19]。虽然与青光眼的发病机制似乎没有联系，丹参酮ⅡA可以抑制NF-κB的信号传递，减少尿激酶纤维蛋白溶酶原激活剂和基质金属蛋白酶（MMPs）-2，-9，并增加组织中金属蛋白酶抑制剂（TIMPs）-1和-2（Hung，YC 2010）。在急性心梗的实验模型中，丹酚酸可以调节心肌细胞内MMP-9酶的水平[20]。在对分离提纯的MMPs的体外实验中，丹参可以阻断大鼠MMPs-1，-2，和-9的活性[21]。

在肝癌HepG2细胞株，丹参提取物通过调制TGFb1的smad2/3信号传递而抑制细胞的侵袭[10]。在大鼠糖尿病肾病模型中，丹参酮ⅡA减少TGFb1和胶原蛋白Ⅳ沉积[22]。在大鼠肾小球系膜细胞中，丹参通过对抗血管紧张素Ⅱ减少纤溶酶原激活物抑制剂-1的产生[23]。

丹参与眼睛

在仅有的一项报道中，丹参通过非IOP依赖机制从而对保存视野产生有益的作用。朱和蔡用兔的高眼压模型揭示了丹参的抗炎作用和血管舒张作用。在非眼组织和动物模型中应用现代分子技术，发现丹参对可能参与了青光眼发病机制的几条通路有影响。

尽管美金刚未能表现出明显的治疗优势，仍有明显的实验证据提示NMDA受体介导的兴奋性毒性是RGC死亡的继发因素[24]。氧化应激与开角性青光眼有关，尤其是剥脱性青光眼[25, 26]。此外，剥脱性青光眼患者房水中TGFß1水平升高，剥脱物沉积[27, 28]。TGFß1和剥脱综合征之间的关系是比一个简单的突变更复杂[29]。我们认为TGFß1可能导致小梁网中沉积物形成。研究表明丹参可以对抗 TGFß1。已经证实下调 RGC 中的 NF-κB 可以防止凋亡[30, 31]。舒张小血管并降低血液黏度可以增加视神经的血流量。不过，需要警惕的是在接受抗凝治疗的患者中，使用丹参可能会引起出血性并发症。

MMP 和 TIMP 的平衡与 IOP 高低相关，对 MMP 和 TIMP 平衡的影响，如这个平衡向着 MMP 活性增加的方向移动，就有可能产生对 IOP 有害的作用。丹参具有转变 MMP 和 TIMP 平衡，降低 MMP 活性的趋势。

（袁援生 译）

参考文献

1. Wu ZZ, Jiang YQ, Yi SM, et al. Radix Salviae Miltiorrhizae in middle and late stage glaucoma. Chin Med J 1983; 96: 445-447.
2. Zhu MD, Cai FY. Evidence of compromised circulation in the pathogenesis of optic nerve damage in chronic glaucomatous rabbit. Chin Med J (Engl) 1991; 106: 922-927.
3. Zhu MD, Cai FY. [The effect of inj. Salviae Miltiorrhizae Co. on the retrograde axoplasmic transport in the optic nerve of rabbits with chronic IOP elevation] Zhonghua Yan Ke Za Zhi 1991; 27: 174-178.
4. Hung YC, Wang PW, Pan TL. Functional proteomics reveal the effect of Salvia miltiorrhiza aqueous extract against vascular atherosclerotic lesions. Biochim Biophys Acta 2010; Feb 17 [Epub ahead of print]
5. Cao Y, Chai JG, Chen YC, et al. Beneficial effects of danshensu, an active component of Salvia miltiorrhiza, on homocysteine metabolism via the trans-sulphuration pathway in rats. Br J Pharmacol 2009; 157: 482-490. Epub 2009 Apr 30.
6. Sun ZW, Zhang L, Zhu SJ, et al. Excitotoxicity effects of glutamate on human neuroblastoma SH-SY5Y cells via oxidative damage. Neurosci Bull 2010; 26 :8-16.
7. Sun X, Chan LN, Gong X, et al. N-methyl-D-aspartate receptor antagonist activity in traditional Chinese stroke medicines. Neurosignals 2003; 12: 31-38.
8. Park EJ, Zhao YZ, Kim YC, et al. Preventive effects of a purified extract isolated from Salvia miltiorrhiza enriched with tanshinone I, tanshinone IIA and cryptotanshinone on hepatocyte injury in vitro and in vivo. Food Chem Toxicol 2009; 47: 2742-2748.
9. Liang R, Bruns H, Kincius M, et al. Danshen protects liver grafts from ischemia/reperfusion injury in experimental liver transplantation in rats. Transpl Int 2009; 22: 1100-1109.
10. Ren ZH, Tong YH, Xu W, et al. Tanshionen IIA attenuates inflammatory responses of rats with myocardial infarction by reducing MCP-1 expression. Phytomedicine 2010; 17: 212-218.
11. Liu X, Yang Y, Zhang X, et al. Compound Astragalus and Salvia miltiorrhiza extract inhibits cell invasion by modulating transforming growth factor-beta/Smad in HepG2 cell. J Gastroenterol Hepatol 2010; 25: 420-406.
12. Xu G, Zhao W, Zhou Z, et al. Danshen extracts decrease blood C reactive protein and prevent ischemic stroke recurrence: a controlled pilot study. Phytother Res 2009; 23: 1721-1725.
13. Gao DY, Han LM, Zhang LH, et al. Bioavailability of salvianolic acid B and effect on blood vsicosities after oral administration of salvianolic acids in beagle dogs. Arch Pharm Res 2009; 32: 773-779.
14. Chan, TY. Interaction between warfarin and danshen (Salvia miltiorrhiza). The Annals of Pharmacotherapy 2001; 35: 501-504.
15. Wu GB, Zhou EX, Qing DX. Tanshinone II(A) elicited vasodilation in rat coronary arteriole: roles of nitric oxide and potassium channels. Eur J Pharmacol 2009; 617: 102-107.

16. Leung SW, Zhu DY, Man RY. Effects of the aqueous extract of Salvia Miltiorrhiza (danshen) and its magnesium tanshinoate B-enriched form on blood pressure. Phytother Res 2009; Nov 26. [Epub ahead of print]
17. Xiping Z, Jun F, Chengjun W, et al. Effect of salvia miltiorrhizae on pulmonary apoptosis of rats with severe acute pancreatitis or obstructive jaundice. Inflammation 2009; 32: 287-295.
18. Lu Q, Zhang P, Zhang X, et al. Experimental study of the anti-cancer mechanism of tanshionone IIA against human breast cancer. Int J Mol Med 2009; 24: 773-780.
19. Shan YF, Shen X, Xie YK, et al. Inhibitory effects of tanshionene II-A on invasion and metastasis of human colon carcinoma cells. Acta Pharmacol Sin 2009; 30: 1537-1542.
20. Jiang B, Wu W, Li M, et al. Cardioprotection and matrix metalloproteinase-9 regulation of salvianolic acids on myocardial infarction in rats. Planta Med 2009; 75: 1286-1292.
21. Liang YH, Li P, Huang QF, et al. Salvianolic acid B in vitro inhibited matrix metalloproteinases-1, -2, and -9 activities. Zhong Xi Yi Jie He Xue Bao 2009; 7: 145-150.
22. Kim SK, Jung KH, Lee BC. Protective effect of Tanshinone IIA on the early stage of experimental diabetic nephropathy. Biol Pharm Bull 2009; 32: 220-224.
23. Yuan J, Wang X, Chen T, et al. Salvia miltiorrhiza depresses plasminogen activator inhibitor-1 production through inhibition of angiotensin II. Am J Chin Med 2008; 36: 1005-1015.
24. Seki M, Lipton SA. Targeting excitotoxic/free radical signaling pathways for therapeutic intervention in glaucoma. Prog Brain Res 2008; 173: 495-510.
25. Schlötzer-Scherhardt U. [Oxidative stress and pseudoexfoliation glaucoma] Klin Monbl Augenheilkd 2010; 227: 108-113.
26. Zhou L, Lik Y, Yue BY. Oxidative stress affects cytoskeletal structure and cell-matrix interactions in cells from an ocular tissue: the trabecular meshwork. J Cell Physiol 2009; 180: 182-189.
27. Koliakos GG, Scholotzer-Schrehardt U, Konstas AG, et al. Transforming and insulin-like growth factors in the aqueous humor of patients with exfoliation syndrome. Graefes Arch Clin Exp Ophthalmol 2001; 239: 482-487.
28. Schlötzer-Schrehardt U, Zenkel M, Kuchle M, et al. Role of transforming growth factor-beta1 and its latent form binding protein in pseudoexfoliation syndrome. Exp Eye Res 2001; 73: 765-780.
29. Krumbiegel M, Pasutto F, Mardin CY, et al. Exploring functional candidate genes for genetic association in german atients with pseudoexfoliation syndrome and pseudoexfoliation glaucoma. Invest Ophthalmol Vis Sci 2009; 50: 2796-2801.
30. Sappington RM, Calkins DJ. Contribution of TRPV1 to microglia-derived IL-6 and NFkappaB translocation with elevated hydrostatic pressure. Invest Ophthalmol Vis Sci 2008; 49: 3004-3017.
31. Ando A, Yamazaki Y, Kaneko S, et al. Cytoprotection by nipradilol, an anti-glaucomatous agent, via down-regulation of apoptosis regulated gene expression and activation of NF-kappaB. Exp Eye Res 2005; 80: 501-507.
32. Ooi YH, Oh DJ, Rhee DJ. Effect of bimatoprost, latanoprost, and unoprostone on matrix metalloproteinases and their inhibitors in human ciliary body smooth muscle cells. Invest Ophthalmol Vis Sci 2009; 50: 5259-5265. Epub May 14 .

红车轴草(红花苜蓿)

Douglas Rhee

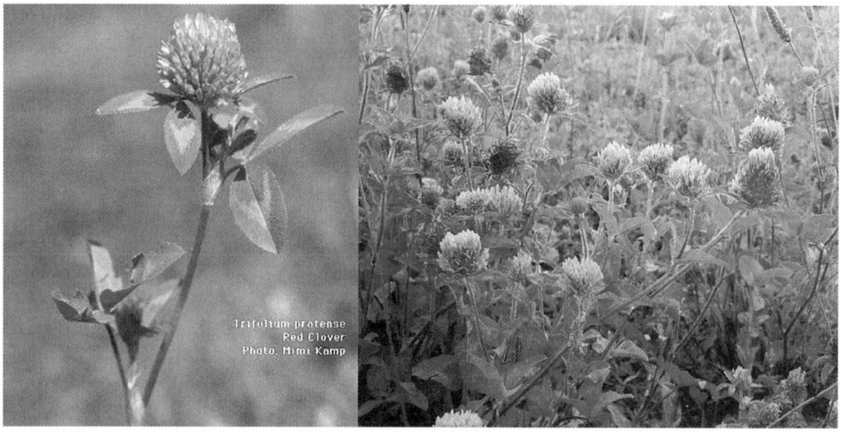

前言

红车轴草是苜蓿的一种，原产欧洲、西亚和非洲，不过目前许多地区都有种植。它是多年生草本，全株生长大约 20～80cm。红车轴草有 7 个品种，是佛蒙特州的州花和丹麦的国花。

在传统中，红车轴常被用于月经不调、闭经、促生育。对眼睛的应用，民间传说和添加广告称颂它用于“眼痛”和结膜炎。红车轴中的化学活性成分主要是异黄酮，还有微量的香豆素苷和生氰糖苷。有明确的证据表明这些异黄酮可以产生“植物雌激素”作用，因此它对更年期症状等有效 [1, 2]。红车轴中的一个成分，葛根素据报道具有降低眼内压的作用。

潜在的有益作用机制

红车轴中有许多被认为是异黄酮类的独特化合物。特别是葛根素，它具有 β 受体阻断作用，据报道局部应用 1% 葛根素可以降低 IOP[3]。因为它可能对 IOP 产生作用，所以按给药方式，全身给药，接触镜给药，局部渗透给药分成几组进行观察 [4~7]。

葛根素也有血管作用。它通过影响内皮细胞一氧化氮的产生而对大鼠大动脉产生抗血管收缩作用 [8]。葛根素类似物增加脉络膜的血流量 [9]。葛根素在大鼠实验性糖尿病视网膜病变模型中，还可以抑制血管内皮生长因子和缺氧诱导因子 -1α[10]。在糖尿病视网膜病变的患者中，葛根素可以降低血液黏度，改善几个象限的视网膜循环[11]。

总之，红车轴含有几种不同的具有生物活性的异黄酮。葛根素具有与眼部疾病相关的生物活性。它降低眼压的主要作用机制，可能是通过 β- 受体阻滞剂的效应。也有证据表明葛根素能够改善眼部血流。

（袁援生 译）

参考文献

1. Adaikan PG, Srilatha B, Wheat AJ. Efficacy of red clover isoflavones in the menopausal rabbit model. Fertil Steril 2009; 92: 2008-2013.
2. Chedraui P, San Miguel G, Hidalgo L, et al. Effect of Trifolium pretense-derived isoflavones on the lipid profile of postmenopausal women with increased body mass index. Gynocol Endocrinol 2008; 24: 620-624.
3. Kang RX. [The intraocular pressure depressive effect of puerarin] Zhonghua Yan Ke Za Zhi 1993; 29: 336-339.
4. Deng X, Zhang Q, Hu S, et al. [Pharmacokinetics of puerarin in the aqueous humor and vitrious of rabbit eye following systemic administration] Yan Ke Xue Bao 2006; 22: 275-279.
5. Qi H, Chen W, Huang C, et al. Development of the poloxamer analogs/carbopol-based in situ gelling and mucoadhesive ophthalmic delivery system for puerarin. J Pharm 2007; 337: 178-187.
6. Yan LP, Zhuang YL, Chan SW, et al. Analysis of the mechanisms underlying the endothelium-dependent antivascoconstriction of puerarin in rat aorta. Naunyn Schmiedebergs Arch Pharmacol 2009; 379: 587-597.
7. Xu J, Li X, Sun F. Preparation and evaluation of a contact lens vehicle for puerarin delivery. J Biomater Sci Polym Ed 2010; 21: 271-288.
8. Wu CJ, Huang QW, Qi HY, et al. Promoting effect of bornol on the permeability of puerarin eye drops and timolol maleate eye drops through the cornea in vitro. Pharmazie 2006; 61: 783-788.
9. Ren P, Hu H, Zhang R. [Observation on efficacy of peurarin in treating diabetic retinopathy] Zhongguo Zhong Xi Yi Jie He Za Zhi 2000; 20: 574-576.
10. Teng Y, Cui H, Yang M, et al. Protecitive effect of puerarin on diabetic retinopathy in rats. Mol Biol Rep 2009; 36: 1129-1133.
11. Xuan B, Zhou YH, Yang RL, et al. Improvement of ocular blood flow and retinal functions with puerarin analogs. J Ocul Pharmacol Ther 1999; 15: 207-216.

熊胆汁

Douglas Rhee

前言

熊胆汁是由肝脏中产生并储存在胆囊中，从亚洲黑熊胆囊中提取，此外，亚洲黑熊还被称为“月熊”，因为在它们的胸前有一块特征性的白色新月形软毛。

熊胆汁的获取是极有争议的。熊胆汁的活性成分是熊去氧胆酸（UDCA）和牛磺酸熊去氧胆酸（TUDCA），可以从屠宰场收集并提纯。

为了提高视觉和其他所谓的效果，熊胆汁已被中医处方应用了上千年[1, 2]。在2010年3月，在Pubmed中没有相关的参考文献（www.ncbi.nlm.nih.gov; 检索词"glaucoma"，"tauroursodeoxycholic acid"，"ursodeoxycholic acid"）。以"Bearbile"检索显示大约100篇。一项研究调查了TUDCA在视网膜变性小鼠模型中潜在的治疗效果。

可能的有益作用机制

抗凋亡

在最近Boatright等人进行的一项研究中，TUDCA被皮下注射（每次注射间隔16小时）到两种视网膜变性模型，Pde6brd10（rd10）小鼠模型和光诱导视网膜变性小鼠模型（LIRD）中。两个突变株都是在视杆光感受器cGMP磷酸二酯酶β亚基发生突变，通过凋亡而使光感受器丢失。在使用TUDCA治疗的rd10和LIRD小鼠中，采用TUNEL和抗蛋白酶-3免疫染色法标记的凋亡标记明显减少。光感受器细胞的保留也使视网膜电图的功能被保留。值得注意的是，rd10和LIRD小鼠的RGC并没有受到影响，因此药物治疗也没有影响RGC[3]。因此，如果没有进一步的研究，就这些有关青光眼的发现总结一起是不可靠的。在非眼组织中，在急性心肌梗死的大鼠实验模型中证明TU DCA能降低大鼠心肌细胞凋亡的发生率[4]。

总结

TUDCA已经有一些抗凋亡的证据。目前还不清楚，是否TUDCA作用只能通过细胞凋亡蛋白酶依赖的途径产生作用，以及在哪一步级联反应可以被阻断。由于青光眼的发病机制可能涉及RGC凋亡性死亡近程，TUDCA的优势还需要在青光眼相关模型和细胞类型中进一步研究。

（袁援生 译）

参考文献

1. Cidian ZYD. Dictionary of Traditional Chinese Medicine. Shanghai. Shanghai Science and Technology Press 2004.
2. Ventura L. Introduction: complimentary medicine in ophthalmology. J Ocul biol Dis Infor 2009; 2: 95-97.
3. Boatright JH, Moring AG, McElroy C, et al. Tool from ancient pharmacopoeia prevents vision loss. Mol Vis 2006; 12: 1706-1714.
4. Rivard AL, Steer CJ, Kren BT, et al. Administration of tauroursodeoxycholic acid (TUDCA) reduces apoptosis following myocardial infarction in rat. Am J Chin Med 2007; 35: 279-295.

人参

Kwok-Fai So 和 Raymond Chuen-Chung Chang

本文探讨的内容集中在人参系列，包括亚洲参和西洋参。人参皂苷被认为是人参的活性成分。主要食用美国人参（西洋参）和亚洲人参的根部。按照中医文献，人参极大地增强人体精气，强健脾肺，平静心情和提高精神功能。与“气”相关的医学概念认为它是基本物质，是它构成了人体。

北美人参的根对中枢神经系统有免疫刺激功能[1]。人参皂苷组分，人参皂苷化合物可以保护缺血海马神经元[2]和皮质神经元[3,4]，避免谷氨酸诱导的神经毒性作用。另外，L- 西洋参皂苷延迟缺血[5,6]及谷氨酸诱发兴奋毒性作用[3]的神经元的死亡时间。

用西洋参提取物，银杏叶提取物和 St John’s Wort（贯叶连翘）提取物组成的混合剂，单独或联合应用，我们研究了在成年仓鼠视神经损伤模型中 RGC 轴突损伤后的生存和再生情况[7]。通过施加一个周围神经移植术到损伤眼神经的断端处诱导再生，研究中草药提取物对轴突再生的影响。在生存和再生实验中，手术后的动物每日给予口服赋形剂、单独或联合的草药提取物，分别为 7 天和 21 天。生存和再生的 RGC 会被荧光金标记。眼球被取下来，视网膜平铺记数被标记的 RGCs 数量。单用人参、银杏和 St. John’s Wort 进行治疗组未能对 RGC 提供神经保护作用。然而，使用三种提取物混合剂治疗组显著增强 RGC 轴突损伤后七天的存活情况。使用同样的混合物治疗组，也可以明显（87%）增加 RGC 视神经切断术后 21 天再生的数量。这也揭示了中草药的治疗价值，可以利用适当的草药混合物使这种价值最大化。在氩激光诱发青光眼大鼠模型中，在激光损伤 IOP 升高 8～14 天后，实验眼 RGC16% 丢失。使用三种提取物混合物治疗组中，我们已经证明几乎所有损伤的 RGC 仍然存活（未发表的观察）。

中草药提取物的作用机制尚不清楚。不过可能与它增强免疫系统有关。由外伤引起的免疫反应在中枢神经系统神经元变性中起着至关重要的作用。在视神经和脊髓挤压模型中，自身免疫性 T 细胞对中枢神经系统脑脊液髓鞘碱性蛋白的抵抗可以明显性促进受损区域的恢复，减轻损伤扩散[9,10]。自身免疫性 T 细胞的神经保护作用可能与在健康个体中发现的天然自身免疫 T 细胞有关[11]。通过加强 T 细胞反应性或调整 T 细胞对某一个特定损害恰当的表型来强化神经保护作用，这可以为神经退行性疾病提供一种新的治疗方法[12]。人参具有促 T 淋巴细胞有丝分裂活性[13]。在体外实验中，人参多糖诱导的 γ- 干扰素和 TNF-α 的产生[14]。实验已经证明人类使用人参治疗后，可以增强细胞免疫功能，包括趋化，吞噬作用，淋巴细胞和自然杀伤细胞活性[15]。我们推测，中草药提取物通过增强实验性青光眼和视神经损伤后的免疫反应，发挥其对 RGC 的神经保护作用。

（袁援生　译）

参考文献

1. Kim HS, Hong YT, Oh KW, et al. Inhibition by ginsenosides Rb1 and Rg1 of methamphetamine-induced hyperactivity, conditioned place preference and postsynaptic dopamine receptor supersensitivity in mice. Gen Pharmacol 1998; 30: 783-789.
2. Lim JH, Wen TC, et al. Protection of ischemic hippocampal neurons by ginsenoside Rb1, a main ingredient of ginseng root. Neurosci Res 1997; 191-200.
3. Kim YC, Kim SR, Markelonis GJ, Oh TH. Ginsenosides Rb1 and Rg3 protect cultured rat cortical cells from glutamate-induced neurodegeneration. J Neurosci Res 1998; 53: 426-432.
4. Kim SR, Sung SH, Kwon SW, et al. Dammarane derivatives protect cultured rat cortical cells from glutamate-induced neurotoxicity. J Pharm Pharmacol 2000; 52: 1505-1511.
5. Wen TC, Yoshimura H, Matsuda S, et al. Ginseng root prevents learning disability and neuronal loss in gerbils with 5-minute forebrain ischemia. Acta Neuropathol (Berl) 1996; 91: 15-22.
6. Attele AS, Wu JA,Yuan CS. Ginseng pharmacology: multiple constituents and multiple actions. Biochem Pharmacol 1999; 58: 1685-1693.
7. Cheung ZH, So K-F, Lu Q, et al. Enhanced survival and regeneration of axotomized retinal ganglion cells by a mixture of herbal extracts. J Neurotrauma 2002; 19: 369-378.
8. Chan HC, Chang RCC, Ip AKC, et al. Neuroprotective effects of Lycium barbarum Lynn, a traditional Chinese herbal medicine in protecting retinal ganglion cells in an ocular hypertension model of glaucoma. Exp Neurol 2007; 203: 269-273.
9. Moalem G, Leibowitz-Amit R, Yoles E, et al. Autoimmune T cells protect neurons from secondary degeneration after central nervous system axotomy. Nat Med 1999; 5: 49-55.
10. Hauben E, Nevo U, Yoles E, et al. Autoimmune T cells as potential neuroprotective therapy for spinal cord injury. Lancet 2000; 355: 286-287.
11. Eitan S, Zisling R, Cohen A, et al. Identification of an interleukin 2-like substance as a factor cytotoxic to oligodendrocytes and associated with central nervous system regeneration. Proc Natl Acad Sci USA 1992; 89: 5442-5446.
12. Schwartz M, Cohen I, Lazarov-Spiegler O, et al. The remedy may lie in ourselves: prospects for immune cell therapy in central nervous system protection and repair. J Mol Med 1999; 77: 713-717.
13. Mizuno M, Yamada J, Terai H, et al. Differences in immunomodulating effects between wild and cultured Panax ginseng. Biochem Biophys Res Commun 1994; 200: 1627-1678.
14. Gao H, Wang F, Lien EJ, Trousdale MD. Immunostimulating polysaccharides from Panax notoginseng. Pharm Res 1996 ; 13: 1196-1200.
15. Scaglione F, Ferrara F, Dugnani S, et al. Immunomodulatory effects of two extracts of Panax ginseng C.A. Meyer. Drugs Exp Clin Res 1990; 16: 537-542.

枸杞

Kwok-Fai So 和 Raymond Chuen-Chung Chang

前言

青光眼 RGC 死亡是视力丧失的基础。虽然眼压升高是青光眼损害最重要的已知风险因素，但青光眼的病理生理机制，可能是由多种机制如眼压依赖筛状板对 RGC 轴突的压缩效应，压力引起的组织缺血，局部神经免疫反应等共同介导的。在保护 RGC 的过程中，非药品药物可以通过直接作用，或通过调节胶质细胞反应而发挥重要的作用。例如，据报道在人类和动物模型中，小胶质细胞参与了青光眼的发病。在人类青光眼中，视乳头及周围区域的小胶质细胞被激活并重新布 [1]。在动物模型中，视网膜小胶质细胞在慢性高眼压三天后出现，并在眼压降低后持续存在约两个月 [2, 3]。激活的小胶质细胞可以提供神经保护因子。不过，过度激活这些中枢神经系统的巨噬细胞可能是有害的，因为它们可以产生自由基和促炎性细胞因子。枸杞对 RGC 和邻近的神经胶质细胞具有多种作用，在治疗和预防方面是一个理想的候选者。

枸杞（宁夏枸杞，属于茄科，也被称为枸杞子）被作为名贵中药材，其果实被作为中国菜和中成药的配料。按照传统认识，枸杞可以滋养肝肾，帮助机体重建阴阳平衡。枸杞的生物学效应受到越来越多的关注。只要我们能用现代技术提供科学的证据，它在中草药治疗中的价值就会越来越高，越来越显著。

枸杞诱人的红色，使我们相信它必须在加强视力和保护我们的眼睛方面发挥出作用。根据中医理论，滋补肝脏然后才能滋养眼睛。枸杞的化学分析表明，它含有高浓度的 β- 胡萝卜素和玉米黄素，能为眼睛直接提供养分和抗氧化剂 [4~7]。然而，我们的日常饮食并不靠枸杞来提供胡萝卜素。因此，枸杞对眼睛的保护作用不仅仅局限于高胡萝卜素和玉米黄素含量。还有其他直接或间接保护机制。

事实上，越来越多的实验研究表明，枸杞是由于其多糖含量较高，而不是玉米黄质和胡萝卜素，才具有广泛的功能。枸杞多糖具有抗肿瘤，抗衰老，细胞保护，神经调节和免疫调节作用。为产生抗衰老的作用，枸杞多糖参与调节其他器官或系统。我们称这种类型的调制“间接作用”。另外，多糖可直接参与细胞的抗毒反应。

枸杞的神经保护作用的证据

本实验室早期的报告显示枸杞在激光光凝诱发高眼压模型中的神经保护作

用[8]。RGC存活接近100%并恢复正常。事实上，众所周知，枸杞可以改善视力[9~13]。最近，它还被证明可以恢复实验性光损伤引起的光毒性和黄斑变性模型的视功能[11~13]。枸杞还可以保护神经节细胞，避免谷氨酸和一氧化氮（NO）诱发的视网膜神经元细胞凋亡[11, 12]。实际上，通过利用神经元原代细胞培养作为实验模型，我们最近的研究表明枸杞能拮抗谷氨酸兴奋毒性作用[14]。

虽然天然草药使谷氨酸和NO神经毒性减弱并不是多么令人惊奇的事情，但这种天然草药使老化机体的免疫力得到重新调整就很新奇了。从天然药中分离的多糖作为生物反应调节剂可有效调节免疫。例如，在实验性大鼠，甚至在老年患者中，枸杞多糖提取物能增强巨噬细胞的吞噬活性，刺激脾细胞和淋巴细胞的增殖，激活B淋巴细胞内的核转录因子（NF-κB），上调白介素-2（IL-2）和人外周血单核细胞中TNF-α mRNA的表达，刺激细胞毒T淋巴细胞（CTL）的毒性反应，增加抗体的产生[15~18]。枸杞温和而不剧烈地刺激的机体免疫力，以上所有发现的免疫刺激促使我们提出假设，多糖提取物可以通过调节免疫细胞如小胶质细胞/巨噬细胞和淋巴细胞，而表现出明确的神经保护作用。事实上，我们的研究结果表明，枸杞调节视网膜小胶质细胞的激活过程[19]。需要进一步的研究来观察枸杞调控小胶质细胞和星形胶质细胞神经免疫反应，保护RGC，对抗青光眼的作用。

枸杞还可以刺激神经保护和神经营养蛋白的表达。我们最近的研究表明，枸杞能诱导βB2晶体蛋白的表达[20]。因为βB2晶体蛋白是一种稳定错误折叠蛋白的分子伴侣，可以促进神经再生轴突的延长，这种分子伴侣的表达将有助于RGC在压力下存活[21]。除治疗外，枸杞还可减少导致神经退行性疾病的危险因素。例如，它可以减弱高同型半胱氨酸血症的神经毒性[22]，后者是一个导致血管病变和可能青光眼的危险因素[23]。

总之，我们和其他学者研究的结果表明，枸杞能预防青光眼，作为治疗青光眼的中草药可以减弱病理因子，对RGC发挥直接的神经保护作用，并调节胶质细胞反应。枸杞有很好的发展潜力，可以开发成一种用于治疗青光眼的疾病调养药物。

（袁援生 译）

参考文献

1. Neufeld AH. Microglia in the ONH and the region of parapapillary chorioretinal atrophy in glaucoma. Arch Ophthalmol 1999; 117: 1050-1056.
2. Wang X, Tay SSW, Ng YK. An immunohistochemical study of neuronal and glial cell reactions in retinae of rats with experimental glaucoma. Experimental Brain Research 2000; 132: 476-484.

3. Naskar R, Wissing M, Thanos S. Detection of early neuron degeneration and accompanying microglial responses in the retina of a rat model of glaucoma. Invest Ophthalmol Vis Sci 2002 ; 43: 2962-2968.
4. Xie C, Xu LZ, Li XM, et al. Studies on chemical constitutents in fruit of Lycium barbarum L. China Journal of Chinese Materia Medica 2001; 26: 323-324.
5. Carpentier S, Knaus M, Suh M. Associations between lutein, zeaxanthin, and age-related macular degeneration: an overview. Crit Rev Food Sci Nutr 2009; 49: 313-326.
6. Li SY, Fu ZJ, Ma H, et al. Effect of lutein on retinal neurons and oxidative stress in a model of acute retinal ischemia/reperfusion. Invest Ophthalmol Vis Sci 2009; 50: 836-843.
7. Nakajima Y, Shimazawa M, Otsubo K, et al. Zeaxanthin, a retinal carotenoid, protects retinal cells against oxidative stress. Current Eye Research 2009; 34: 311-318.
8. Chan HC, Chang RCC, Ip AKC, et al. Neuroprotective effects of Lycium barbarum Lynn, a traditional Chinese herbal medicine in protecting retinal ganglion cells in an ocular hypertension model of glaucoma. Exp Neurol 2007; 203: 269-273.
9. Li SZ. Ben cao gang mu. Zhang shi wei gu zhai ke ben 1985; 11.
10. Sing SS. Gou Qi Zi in Ning Xia Chinese pharmacology. 1991.
11. Lam KW, But P. The content of zeaxanthin in Gou Qi Zi, a potential health benefit to improve visual acuity. Food Chemistry 1999; 67: 173-176.
12. Sommerburg OG, Siems WG, Hurst JS, et al. Lutein and zeaxanthin are associated with photoreceptors in the human retina. Current Eye Research 1999; 19: 491-495.
13. Leung I, Tso M, Lam T. Absorption and tissue distribution of zeaxanthin and lutein in rhesus monkeys after taking Fructus lycii (Gou Qi Zi) extract. Invest Ophthalmol Vis Sci 2001 ; 42: 466-471.
14. Ho YS, Yik SY, Yu MS, et al. Anti-aging Lycium barbarum antagonizes glutamate excitotoxicity in rat cortical neurons. Cell Mol Neurobiol 2009; 29: 1233-1244.
15. Du SY, Qian YK. Effect of the extraction of Lycium barbarum on the IL-R expression of human lymphocytes. China J Microbiol Immunol 1995; 15: 176-178.
16. Peng XM, Huang LJ, Qi CH, et al. Studies on chemistry and immuno-modulating mechanism of a glycoconjugate from Lycium barbarum L. Chin J Chem 2001; 19: 1190-1197.
17. Gan L, Zhang SH, Liu Q, Xu HB. A polysaccharide-protein complex from Lycium barbarum upregulates cytokine expression in human peripheral blood mononuclear cells. Eur J Pharmacol 2003; 471: 217-222.
18. Gan L, Zhang SH, Yang XL, Xu HB. Immunomodulation and antitiumor activity by a polysaccharide-protein complex from Lycium barbarum. Int Immunopharmacol 2004; 4: 563-569.
19. Chiu K, Chan HC, Yeung SC, et al. Modulation of microglia by Wolfberry on the survival of retinal ganglion cells in a rat ocular hypertension model. J Ocular Biol, Dis Informatics 2009; 2: 127-136.
20. Chiu K, Zhou Y, Yeung SC, et al. Up-regulation of crystallins is involved in neuroprotective effects of Wolfberry on survival of retinal ganglion cells in rat ocular hypertension model. J Cell Biochem 2010; In press.
21. Liedtke T, Schwamborn JC, Schröer U, Thanos S. Elongation of axons during regeneration involves retinal crystallin beta b2 (crybb2). Molecular and Cellular Proteomics 2007; 6: 895-907.
22. Ho YS, Yu MS, Yang X, et al. Neuroprotective effects of polysaccharides from Wolfberry antagonize homocysteine-induced toxicity in rat cortical neurons. J Alzheimer Dis 2010; 19: 813-827.
23. Clement CI, Goldberg I, Healey PR, Graham SL. Plasma homocysteine, MTHFR gene mutation, and open-angle glaucoma. J Glaucoma 2009; 18: 73-78.

越桔

Kwok-Fai So and Raymond Chuen-Chung Chang

名称为越桔，有时被称为蓝莓，欧洲越橘或 hurts，是考虑到它的几个品种具有低矮的灌木植株在越桔属。大多数时候是指欧洲越桔，一种熊喜欢食用的水果。它是一种天然的花青素抗氧化剂的潜在来源。

越桔一直被认为可以提高夜间视力，但一项对越桔对夜间视力和对比敏感度影响的研究不支持这一说法[1]。作者进行了一项双盲，安慰剂对照，用视力好的年轻人作为观察对象的交叉试验，将 160 毫克的越橘提取物的效果（25% 花青素）和安慰剂进行比较。

在一项研究中，用抗氧化剂包括曲克芦丁，越桔和羟苯磺酸钙，治疗链佐星（STZ）诱导的糖尿病大鼠，视网膜病变的产生和发展是眼底照相追踪[2]。与正常对照相比，20% 的糖尿病大鼠体内 VEGF mRNA 密度呈增加趋势，这种增加可以被 10 毫克 / 千克的曲克芦丁保护，50 毫克 / 千克的曲克芦丁和越桔纠正。因此，含有高浓度的花青素色素的越桔与延缓糖尿病视网膜病变相关联。

在另一项研究中，对患有早期老年性白内障和黄斑变性的加速 OXYS 大鼠，给予控制饮食或添加 25% 越橘提取物饮食（20 毫克 / 千克体重的包括 4.5mg 抗氧化剂）[3]。在三个月内，超过 70% 对照 OXYS 大鼠出现白内障和黄斑变性，而补充越橘提取物则完全防止视网膜和晶状体的损伤。

（袁援生 译）

参考文献

1. Muth ER, Laurent JM, Jasper P. The effect of bilberry nutritional supplementation on night visual acuity and contrast sensitivity. Altern Med Rev 2000; 5: 164-173.
2. Chung HK, Choi SM, Ahn BO, et al. Efficacy of troxerutin on streptozotocin-induced rat model in the early stage of diabetic retinopathy. Arzneimittelforschung 2005; 55: 573-580.
3. Fursova AZH, Gesarevich OG, Gonchar AM, et al. Dietary supplementation with bilberry extract prevents macular diegeneration and cataracts in senesce-accelerated OXYS rats. Adv Gerontol 2005; 16: 76-79.

针灸和青光眼

Simon Law

前言

针灸是中国传统医学的一个分支，对各种疾病的治疗已有 2000 多年的应用。在过去的二十年里，它在西方国家逐渐普及。在中国传统医学中，认为身体处于两种对立又不可分割的力量：阴和阳之间的一种微妙平衡状态。阴代表冷，慢，或被动的原则，而阳代表热，兴奋，或积极的原则。这两只力量的不平衡与气（生命力量或能量）的流动被阻塞就会导致各种疾病。气流经的路线被称为经络，经络将人体的针灸穴位连接起来（NCCAM 2009）。针灸理论基础是：功能障碍与气的流动有关，通过对人体表面相关穴位的刺激，可以预防或治疗疾病。刺激穴位通常是通过插入针；不过，相关的技术如手动（指压），电刺激或激光刺激通常也包括在针灸中[1]。

作用机制

针灸作用的确切机制或生理过程还未明确。研究工作主要集中在如何在西方医学的框架内解释它的作用机制。已经提出多种不同的作用机制[2, 3]。最常被引用的机制是刺激神经化学物质的释放（通常是内源性阿片类物质或 5- 羟色胺）。“门理论”或节段效应是另一种专门用于解释镇痛作用的机制。按照“门理论”，针灸的感觉输入被认为是阻止或干扰疼痛反射信号在脊髓水平传导。大量的研究报告认为针灸可能改变由植物神经系统调节的生理功能，如心率，血压，更年期后血管舒缩症候群及呼吸。通过将来自多个研究不同系统的结论进行整合，提出了一个被称为广义的下丘脑 - 垂体 - 肾上腺轴（BS-HPA）的模型[2]。该模型推测中枢神经系统对处理针灸调节植物神经系统、神经免疫系统和激素调节的作用是必不可少的[4, 5]。这似乎对机体不同系统的复杂交互作用提出了不同的作用机制。针灸可能会刺激自我调节的过程，这个过程对许多病理情况将产生有益的作用[3]。

对青光眼的潜在作用

在动物模型和小样本的受试者中，对与针灸相关的眼效应进行了研究。一些研究报告潜在的有益作用，眼内压降低，中心视力的改善，视野改变，眼部血流增加，保护多焦视网膜电图（mfERG）的正常波形特征，改变视觉诱发电位（VEP）检测的视功能，以及增加视网膜神经生长因子。

眼内压和中心视力

大多数有关针灸对眼压和视力影响的临床研究是病例组，并且结果是相互矛盾的。Dabov 等人[6] 报道称，用马克拉科夫压平眼压计测量八名青光眼患者的眼压三次，进行针灸治疗后 IOP 被降低。在这项研究中，50 例患有各种眼部疾病患者被纳入，所有视力的提高都是主观的。Uhrig 等[7] 人报告的 3 位青光眼患者和 15 位高眼压症患者在针灸治疗后 15 分钟和 24 小时，眼压明显下降。刘等人[8] 测量了 40 位正常人 79 眼单穴针灸前和针灸后 5 分钟的眼压。49 眼的眼压下降，8 眼的眼内压升高，22 眼无变化。平均眼压明显降低 1.61mmHg。吴等人[9] 测量 120 例原发性开角型青光眼针刺后的眼压（24.9±0.9mmHg），发现较基线（33.7±1.1mmHg）显著降低。Kurusu 等人[10] 发现在 11 位青光眼患者的 22 眼，在针刺后 15 分钟后眼压明显降低，视力明显提高。然而，随着时间的推移，每次治疗后的效果逐渐减弱，在受试者三至四天接受治疗后几乎都回退至基线水平。在 21 例 POAG 患者和 13 例 OHT 患者中，Ewert 和 Schwanitz[11] 发现针灸能显著降低眼压。患者还报告主观生活质量得到改善和使用药物的依从性更好了。Wong 等人[12] 观察到在青光眼患者中，视力提高，但眼压没有明显变化。Sold-Darseff 和 Leydhecker[13] 收治 18 例青光眼并发现眼压无明显变化。

大多数的研究，不是所有研究，包括没有对照组的，也都没有对针灸与假针灸进行比较。此外，通常把不同类型的青光眼纳入研究，而且患者经常正在接受多种局部滴眼液或全身碳酸酐酶抑制剂的药物治疗。

在动物身上进行的针灸对眼压影响的研究有更多的一致性。用兔青光眼模型评估电针灸的作用，将两枚针灸针置于在靠近坐骨神经的位置，楚等人[14] 指在刺激后的近 9 个小时内眼压持续降低。电针灸早期引起低血压的同时，同时还记录到血压，房水流量，和房水内儿茶酚胺水平（去甲肾上腺素和多巴胺）的降低，不过持续性眼压降低似乎与房水中脑内啡水平增加有关。此外，阿片受体拮抗剂，纳洛酮，可以抑制与电针灸相关的眼压降低。电针诱发眼压降低的作用在去神经支配眼中明显减少[14]。接受三个穴位治疗的狗的眼内压比对照组降低了接近 10%[15]。Ralston 等人[16] 在实验性青光眼犬模型中观察到针灸后眼压下降。

视野

在一项用盲点图探索针灸对对侧脑功能影响的研究中，40 名右侧盲点大于左侧盲点的健康志愿者，被随机分配接受身体右侧或左侧的单点电针灸治疗。电针灸使对侧视野盲点尺寸减小，而对侧盲点大小增加。作者认为电针灸治疗对对侧脑功能有较好的影响[17]。

血流

在对健康青年志愿者食指和拇指之间进行单点针灸后，用海德堡视网膜血流仪测量脉络膜视网膜血流量，显示血流量有着显著增加[18]。有经验的受试者比没有经验的受试者变化更大。刺激特定的穴位对脑、眼动脉血流量特定的影响。通过针灸眼部特定穴位，增加了眼疾患者滑车上动脉血流速度，而在大脑中动脉血流速度无明显增加。另一方面，刺激被认为能提高颅脑循环特定穴位，能明显增加大脑中动脉血流速度，但滑车上动脉却不受影响[19]。在另一项研究中，在针灸时，健康志愿者的眼动脉血流速度增加[20]。用彩色多普勒超声测得视网膜中央动脉血流量增加（CRA）只与国标经络的三个穴位针灸治疗中的一个有关，而对非经络穴位的针灸治疗并不会引起视网膜血流变化[21]。

多焦视网膜电图（mfERG）

在大鼠青光眼模型，Chan 等人[22]发现，接受 2Hz 电针灸治疗的大鼠保留了在一定 N/P 比例下的 mfERG 波形特征，而同时接受 100Hz 电针灸治疗的大鼠却没有。同样的实验组，在之前的实验中被证明，接受 2Hz 电针灸治疗可以抑制一氧化氮合成酶 -2（NOS-2）的表达，NOS-2 可能在青光眼损伤过程中起着作用[23]。

视觉诱发电位（VEP）

Sagara 等人[24]分析了 19 例健康受试者（38 眼），发现在那些 P100 潜伏期 ≥101.7 毫秒（本组的总平均值）个体中，针灸刺激使 P100 潜伏期缩短接近平均水平，导致 VEP 图形出现逆转。

视网膜生长因子

在视网膜细胞退化的一个关键发展阶段，与对照组相比，用低频电针灸治疗爱尔兰皇家外科学院（RCS）大鼠（一种遗传性视网膜色素变性大鼠模型）与视网膜神经生长因子（NGF）蛋白、脑源性神经因子（BDNF）蛋白和 NGF 高亲和力受体（TrkA）表达的增加相关[25]。治疗也与外核层（ONL）厚度的增加和增强血管化相关。

神经节细胞（RGCs）

在进行前房高压灌注的兔模型中，眼压升高至 30 毫米汞柱和 50 毫米汞柱的，与那些未接受治疗的相比，那些接受电针灸治疗的有更多的相对完整的 RGC 被保留下来[26]。

研究的局限性

长期的针灸包含各种刺激技术，包括应用不同类型的针灸针，电或激光刺激或无针针灸，艾灸与穴位按压。此外，对同一种类的针灸组，不同穴位或不同穴位组合、不同强度、持续时间、频率或重复频率的影响需要进一步研究。

对青光眼治疗效果的观察，穴位的选择通常基于临床经验和中医传统理论。重要的是要记住，中国传统医学认为疾病是相对力量，阴阳不平衡导致的。因此，穴位的选择是基于传统方法，辩证的方法，并将之应用到一个新的疾病中[27]。在临床上，用于治疗特定疾病或症状的主要穴位或添加穴位的数目不是固定的，可能会根据患者针灸过程中的反应有所不同。例如，最初通常使用传统眼部特定的主要穴位，并根据患者反应在需要进增加穴位。这种临床差异性使得对针灸的研究和分析比较困难。例如，在不同的患者中，所研究的针灸穴位的数目可以从1个到20个不等。

大多数关于针灸对青光眼疗效的研究都是没有比较组或对照组的病例组。另一种治疗的对照组可以为接受针灸治疗提供一个有效的鉴别，但与针灸治疗相关的安慰剂效应可能不能被控制。某些其他疾病的针灸研究设计了假针灸对照组。然而，假针灸可能不被视为一种非惰性的安慰剂，并可能引起生理反应。可能有人会说，针灸的效果可能不依赖于特定的穴位，位置或技术[28]。

并发症和安全性

针灸使用中相对较少的并发症已上报给食品和药物管理局（NCCAM 2009）。

启示

由于伦理方面的考虑，随机临床试验比较，针灸治疗与标准青光眼治疗或安慰剂治疗是不可能在已经建立起护理标准的国家中进行的了。不过，针灸的临床试验可以与另一个青光眼治疗方式相联合，并与单用其他青光眼治疗方式进行比较是同样有兴趣的。对有经验的研究人员和临床医生，对临床试验中某些基本的针灸实施标准取得一致意见将是很有意义的。关于眼压、中央视力、对比敏感度、视野改变、视神经和视网膜神经纤维层的分析、眼血流量、图形视网膜电图（PERG）、多焦视网膜电图、视觉诱发电位（VEP）、视觉诱发电位（mfVEP）。治疗潜在的危害、视觉相关的生活质量和经济效益的足够数量的数据将更有助于恰当地评估针灸的有效性和安全性[29]。

（袁援生　译）

参考文献

1. Rhee DJ, Katz L, Spaeth GL, Myers JS. Complementary and alternative medicine for glaucoma. Surv Ophthalmol 2001; 46: 43-55.
2. Cho ZH, Hwang SC, Wong EK, et al. Neural substrates, experimental evidences and functional hypothesis of acupuncture mechanisms. Acta Neurol Scand 2006; 113: 370-377.
3. Moffet HH. Sham acupuncture may be as efficacious as true acupuncture: A systematic review of clinical trials. J Altern Complementary Med 2009; 15: 213-216.
4. Kim HW, Kang SY, Yoon SY, et al. Low-frequency electroacupuncture suppresses zymosan-induced peripheral inflammation via activation of sympathetic post-ganglionic neurons. Brain Res 2007; 1148: 69-75.
5. Sakai S, Hori E, Umeno K, Kitabayashi N, Ono T, Nishijo H. Specific acupuncture sensation correlates with EEGs and autonomic changes in human subjects. Auton Neurosci 2007; 133: 158-169.
6. Dabov S, Goutoranov G, Ivanova R, Petkova N. Clinical application of acupuncture in ophthalmology. Acupunct Electrother Res 1985; 10: 79-93.
7. Uhrig S, Hummelsberger J, Brinkhaus B. [Standardized acupuncture therapy in patients with ocular hypertension or glaucoma--results of a prospective observation study]. Forsch Komplementarmed Klass Naturheilkd 2003; 10: 256-261.
8. Liu Y, Long YS, Long YS. The immediate effects of acupuncture on intraocular pressure. Chinese Acupuncture Moxibustion 1994; 14: 41.
9. Wu ZS, Yu MJ, Quan QL. The effect of acupuncture on intraocular pressure (IOP) and blood pressure (BP) of chronic glaucoma patients. Shanghai J Acupuncture Moxibustion 1998; 7: 6.
10. Kurusu M, Watanabe K, Nakazawa T, et al. Acupuncture for patients with glaucoma. Explore 2005; 1: 372-376.
11. Ewert H, Schwanitz R. [Influence of acupuncture on intraocular pressure and compliance of patients with ocular hypertension or primary wide-angle glaucoma. First results of a controlled prospective follow-up study]. Deutsche Zeitsch Akupunktur 2008; 51: 13-20.
12. Wong S, Ching R. The use of acupuncture in ophthalmology. Am J Chin Med 1980; 8: 104-153.
13. Sold-Darseff J, Leydhecker W. [Acupuncture in glaucoma]. Klin Monbl Augenheilkd 1978; 173: 760-764.
14. Chu TC, Potter DE. Ocular hypotension induced by electroacupuncture. J Ocul Pharmacol Therap 2002; 18: 293-305.
15. Kim MS, Seo KM, Nam TC. Effect of acupuncture on intraocular pressure in normal dogs. J Vet Med Sci 2005; 67: 1281-1282.
16. Ralston NS. Successful treatment and management of acute glaucoma using acupuncture. Am J Acupuncture 1977; 5: 283-285.
17. Woo YM, Lee MS, Nam Y, Cho HJ, Shin BC. Effects of contralateral electroacupuncture on brain function: a double-blind, randomized, pilot clinical trial. J Altern Complement Med 2006; 12: 813-815.
18. Naruse S, Mori K, Kurihara M, et al. Chorioretinal blood flow changes following acupuncture between thumb and forefinger. Nippon Ganka Gakkai Zasshi 2000; 104: 717-723.
19. Litscher G, Wang L, Yang NH, Schwarz G. Computer-controlled acupuncture. Quantification and separation of specific effects. Neurol Res 1999; 21: 530-534.
20. Litscher G. Computer-based quantification of traditional chinese-, ear- and Korean hand acupuncture: needle-induced changes of regional cerebral blood flow velocity. Neurol Res 2002; 24: 377-380.

21. Mizukami M, Yano T, Yamada J. Effects of ocular circulation by acupuncture stimulation on the crus outside – the comparison of GB36, GB37, GB38, and non-meridian point. J Japan Assoc Phys Med Balneol Climatol 2006; 69: 201-212.
22. Chan HH, Leung MC, So KF. Electroacupuncture provides a new approach to neuroprotection in rats with induced glaucoma. J Altern Complementary Med 2005; 11: 315-322.
23. Leung MCP, Chan HL, Butt YKC, Ji JZ, So KF. Electro-acupuncture decreases the activity and expression of nitric oxide synthase in a rat glaucoma model. Nitric Oxide Biol Chem 2000; 4: 288.
24. Sagara Y, Fuse N, Seimiva M, et al. Visual function with acupuncture tested by visual evoked potential. Tohoku J Exp Med 2006; 209: 235-241.
25. Pagani L, Manni L, Aloe L. Effects of electroacupuncture on retinal nerve growth factor and brian-derived neurotrophic factor expression in a rat model of retinitis pigmentosa. Brain Res 2006 ; 1092: 198-206.
26. Zhou W, Yang J, Xia Y, et al. The effect of electric acupuncture on the retinal ganglion cells in rabbits with acute high intraocular pressure. In: Peng Y, Weng X (Eds.).
27. Blackwell R, Macpherson H. "Bright eyes" the treatment of eye diseases by acupuncture. J Chinese Med 1992; 39: 1-8.
28. Moffet HH. How might acupuncture work? A systematic review of physiologic rationales from clinical trials. BMC Complementary Altern Med 2006; 6: 25.
29. Law SK, Li T. Acupuncture for glaucoma. Cochrane Database Syst Rev 2007; CD006030.

运动

Clement C.Y. Tham

前言

青光眼是一种伴有进行性和不可逆性的视神经纤维丢失的视神经疾病。青光眼的危险因素包括眼压、年龄、种族、家族史、屈光不正和血管因素。运动对眼压和血管因素既有短期的影响，也有长期的影响，如眼血流量（OBF）。因此，运动可能影响青光眼的发病机制和/或青光眼进展。

运动对青光眼患者的潜在益处

眼内压降低效应

等距离运动被定义为用肌肉长度没有变化的肌肉所进行的运动。一般来说，剧烈的等距离运动引起剧烈而短暂的眼压降低[1,2]，这与过度通气和低碳酸血症有关[2~5]。

动力性（匀速）运动的定义是由一个肌肉长度在变化的肌肉进行运动。例如散步和游泳就是动力性运动的。剧烈动力性运动在运动后期出现剧烈但短暂的眼压降低[6~11]。青光眼患者中，眼压降低幅度可以达到12.86毫米汞柱。动力性运动引起的眼压降低幅度似乎与动力性运动的强度相关[11~14]，而且在青光眼患者中比正常人群更明显[11]。它与血压[13,15]，心率[16]或低碳酸血症[17]无显著相关性。降眼压效果似乎是对青光眼药物的效果产生粘性[18]。有氧运动和无氧运动的在降眼压方面的差异无统计学意义[19]。动力性运动引起眼压降低幅度比等距运动更大，但持续时间较短[20]。

运动诱发眼压降低的机制没有得到很好的确认。有三种机制被提出：全眼球渗透性脱水，减少超滤使房水生成减少，和下丘脑反射[21~23]。

上述运动引起的眼压降低都是短时的，它们与慢性青光眼长期降眼压的相关性尚不确定的。长期规律运动的眼压降低与体质全面改善相关。身体素质与较低的基线眼压相关[24~27]，但减弱运动引起的急性眼压降低反应[9, 24, 27]。在终止的运动方案后，眼压在 3 周内再次恢复到训练前水平[26]。这种持续性眼压降低与规律运动和改善身体素质有关，并可能与停止青光眼的进展有更高的相关性，但仍需要对照研究以确认这种可能的治疗效果。

运动对眼部血流的影响

眼部血流量（OBF）减少是青光眼的一个潜在危险因素[28]。在健康受试者中，由于血管自身调节作用，运动中的 OBF 是没有变化的[29, 30]。在眼灌注压大于基线 67% 以上时，这种自身调节失代偿[29, 30]。这些发现与青光眼发病机制和进展的相关性还不确定。运动对青光眼患者 OBF 的影响还没有被研究。

运动对青光眼患者的潜在有害影响

某些等距运动，如举重和极限运动，可能会相反地增加眼压[31~36]，而当受试者屏住呼吸时，这种增加可能会更为显著[35]。颅内压升高可能也会引起眼压升高[34]。

运动还可以引起色素性青光眼患者的眼压升高[37]。在这些患者中，应仔细权衡运动对眼压的潜在危害性与对运动对总体健康的有益作用。

年轻的晚期青光眼患者有时会在剧烈运动时会暂时丧失视力。这是由于“窃血”现象[38]。这种现象与青光眼进展的相关性是不确定的。

结论

在一般情况下，剧烈运动在运动后期引起眼压急剧而短暂的降低。身体素质与长期规律性运动疗法引起的长期基线眼压值降低有关。某些类型的运动，如举重，可升高眼压。青光眼的某些亚型，如色素性青光眼，运动后有可能出现眼压升高。不过，这种运动引起的眼压变化与青光眼的发生、发展是否相关目前尚不清楚。还考虑了运动对总体健康和幸福感的有益作用，作者认为应鼓励青光眼患者进行规律的有氧运动。

（袁援生　译）

参考文献

1. Harris A, Malinovsky VE, Cantor LB, Henderson PA, Martin BJ. Isocapnia blocks exercise-induced reductions in ocular tension. Invest Ophthalmol Vis Sci 1992; 33: 2229-2232.
2. Marcus DF, Edelhauser HF, Maksud MG, Wiley RL. Effects of a sustained muscular contraction on human intraocular pressure. Clin Sci Mol Med 1974; 47: 249-257.
3. Poole DC, Ward SA, Whipp BJ. Control of blood-gas and acid-base status during isometric exercise in humans. J Physiol 1988; 396: 365-377.
4. Imms FJ, Mehta D. Respiratory responses to sustained isometric muscle contractions in man: the effect of muscle mass. J Physiol 1989; 419: 1-14.
5. Wiley RL, Lind AR. Respiratory responses to sustained static muscular contractions in humans. Clin Sci 1971; 40: 221-234.
6. Leighton DA, Phillips CI. Effect of moderate exercise on the ocular tension. Br J Ophthalmol 1970; 54: 599-605.
7. Leighton DA. Effect of walking on the ocular tension in open-angle glaucoma. Br J Ophthalmol 1972; 56: 126-130.
8. Myers KJ. The effect of aerobic exercise on intraocular pressure. Invest Ophthalmol 1974; 13: 74-76.
9. Qureshi IA. Effects of exercise on intraocular pressure in physically fit subjects. Clin Exp Pharmacol Physiol 1996; 23: 648-652.
10. Qureshi IA. Effects of mild, moderate and severe exercise on intraocular pressure of sedentary subjects. Ann Hum Biol 1995a; 22: 545-553.
11. Qureshi IA. The effects of mild, moderate, and severe exercise on intraocular pressure in glaucoma patients. Jpn J Physiol 1995b; 45: 561-569.
12. Harris A, Malinovsky V, Martin B. Correlates of acute exercise-induced ocular hypotension. Invest Ophthalmol Vis Sci 1994; 35: 3852-3857.
13. Qureshi IA, Xi XR, Wu XD, Zhang J, Shiarkar E. The effect of physical fitness on intraocular pressure in Chinese medical students. Zhonghua Yi Xue Za Zhi (Taipei) 1996b; 58: 317-322.
14. Kiuchi Y, Mishima HK, Hotehama Y, Furumoto A, Hirota A, Onari K. Exercise intensity determines the magnitude of IOP decrease after running. Jpn J Ophthalmol 1994; 38: 191-195.
15. Karabatakis VE, Natsis KI, Chatzibalis TE, Lake SL, Bisbas IT, Kallinderis KA, Stangos NT. Correlating intraocular pressure, blood pressure, and heart rate changes after jogging. Eur J Ophthalmol 2004; 14: 117-122.
16. Krejci RC, Gordon RB, Moran CT, Sargent RG, Magun JC. Changes in intraocular pressure during acute exercise. Am J Optom Physiol Opt 1981; 58: 144-148.
17. Martin B, Harris A, Hammel T, Malinovsky V. Mechanism of exercise-induced ocular hypotension. Invest Ophthalmol Vis Sci 1999; 40: 1011-1015.
18. Natsis K, Asouhidou I, Nousios G, Chatzibalis T, Vlasis K, Karabatakis V. Aerobic exercise and intraocular pressure in normotensive and glaucoma patients. BMC Ophthalmol 2009; 9: 6.
19. Kielar R A, Teraslinna P, Rowe DG, Jackson J. Standardized aerobic and anaerobic exercise: differential effects on intraocular tension, blood pH, and lactate. Invest Ophthalmol 1975; 14: 782-785.
20. Avunduk AM, Yilmaz B, Sahin N, Kapicioglu Z, Dayanir V. The comparison of intraocular pressure reductions after isometric and isokinetic exercises in normal individuals. Ophthalmologica 1999; 213: 290-294.
21. Feitl ME, Krupin T. Hyperosmotic agents. In: Ritch R, Shields MB, Krupin T (Eds.). The Glaucomas. St Louis: Mosby-Year Book 1996; pp. 1483-1488.

22. Podos SM, Krupin T, Becker B. Effect of small-dose hyperosmotic injections on intraocular pressure of small animals and man when optic nerves are transected and intact. Am J Ophthalmol 1971; 71: 898-903.
23. Krupin T, Civan MM. Physiologic basis of aqueous humor formation. In: Ritch R, Shields MB, Krupin T (Eds.). The Glaucomas. St Louis: Mosby-Year Book 1996; pp. 251-280.
24. Qureshi IA, Xi XR, Huang YB, Wu XD. Magnitude of decrease in intraocular pressure depends upon intensity of exercise. Korean J Ophthalmol 1996a; 10: 109-115.
25. Passo MS, Elliot DL, Goldberg L. Long-term effects of exercise conditioning on intraocular pressure in glaucoma suspects. J Glaucoma 1992; 1: 39-41.
26. Passo MS, Goldberg L, Elliot DL, Van Buskirk EM. Exercise training reduces intraocular pressure among subjects suspected of having glaucoma. Arch Ophthalmol 1991; 109: 1096-1098.
27. Passo MS, Goldberg L, Elliot DL, Van Buskirk EM. Exercise conditioning and intraocular pressure. Am J Ophthalmol 1987; 103: 754-757.
28. Moore D, Harris A, Wudunn D, Kheradiya N, Siesky B. Dysfunctional regulation of ocular blood flow: A risk factor for glaucoma? Clin Ophthalmol 2008; 2: 849-861.
29. Kiss B, Dallinger S, Polak K, Findl O, Eichler HG, Schmetterer L. Ocular hemodynamics during isometric exercise. Microvasc Res 2001; 61: 1-13.
30. Riva CE, Titze P, Hero M, Movaffaghy A, Petrig BL. Choroidal blood flow during isometric exercises. Invest Ophthalmol Vis Sci 1997; 38: 2338-2343.
31. Brody S, Erb C, Veit R, Rau H. Intraocular pressure changes: the influence of psychological stress and the Valsalva maneuver. Biol Psychol 1999; 51: 43-57.
32. Dane S, Kocer I, Demirel H, Ucok K, Tan U. Effect of acute submaximal exercise on intraocular pressure in athletes and sedentary subjects. Int J Neurosci 2006a; 116: 1223-1230.
33. Dane S, Kocer I, Demirel H, Ucok K, Tan U. Long-term effects of mild exercise on intraocular pressure in athletes and sedentary subjects. Int J Neurosci 2006b; 116: 1207-1214.
34. Dickerman RD, Smith GH, Langham-Roof L, McConathy WJ, East JW, Smith AB. Intraocular pressure changes during maximal isometric contraction: does this reflect intra-cranial pressure or retinal venous pressure? Neurol Res 1999; 21: 243-246.
35. Vieira GM, Oliveira HB, de Andrade DT, Bottaro M, Ritch R. Intraocular pressure variation during weight lifting. Arch Ophthalmol 2006; 124: 1251-1254.
36. Wimpissinger B, Resch H, Berisha F, Weigert G, Polak K, Schmetterer L. Effects of isometric exercise on subfoveal choroidal blood flow in smokers and nonsmokers. Invest Ophthalmol Vis Sci 2003; 44: 4859-4863.
37. Gallenga PE, Mastropasqua L, Costagliola C, Ciancaglini M, Carpineto P. The use of a standardized exercise as a provocative test in pigmentary dispersion syndrome. Acta Ophthalmol Scand Suppl 1997; 26-27.
38. Shah P, Whittaker KW, Wells AP, Khaw PT. Exercise-induced visual loss associated with advanced glaucoma in young adults. Eye (Lond) 2001; 15: 616-620.

青光眼应激

Lori Ventura

在疾病的发病机制或治疗中，对普通眼部疾病和青光眼病时的心理应激产生的影响考虑得特别少。在大量各领域的医学文献中，我们没有对负面情绪状态影响下的器官系统进行的研究[1]。作为中枢神经系统的一部分，并参与局部激素和神经递质的交流，有人推测认为眼睛特别容易受到心理应激的影响。

应激反应

交感神经兴奋

应激原诱发激活 SAM（交感 - 肾上腺髓质）和 HPA（下丘脑 - 垂体轴）的复杂性已在其他出版物的综合评述[2~4]。在这里对应激原诱发应激反应的神经通路做一个简短的总结。应激刺激可能首先被视觉或听觉感知，或者可以通过情绪信号或图像激发右前额叶皮层。无论应激原是什么，信号传导到海马并在原有记忆的基础上对事件进行解读。在海马，唤起恐惧的刺激将诱使杏仁核神经元发出突触连接至下丘脑室旁核（PVN）的神经元，该部位分泌促肾上腺皮质激素释放激素（CRH）和精氨酸加压素（AVP）[5]。除了抗利尿作用，AVP 还可以增加外周血管阻力升高血压。促肾上腺皮质激素释放激素（CRH）由下丘脑 - 垂体门脉循环到脑垂体（也许不到十秒）并刺激分泌促肾上腺皮质激素，脑啡肽和脑内啡释放[5,6]。除了调节促肾上腺皮质激素释放（和稍后皮质醇产生），CRH 弥漫整个大脑，并作为一种神经递质介导急性以及慢性交感神经兴奋，在自主神经和应激反应分支的肾上腺皮质之间提供了一个重要连接[6]。在脑干（蓝斑核）和脊髓的去甲肾上腺素能神经中心激活交感肾上腺髓质（SAM），从肾上腺髓质释放肾上腺素并从外周神经系统释放去甲肾上腺素。在中枢神经系统的 CRH 和去甲肾上腺素能神经元受神经支配并相互刺激[5]。

下丘脑 - 垂体 - 肾上腺轴（HPA）的激活

急性应激刺激在几秒钟内激活 SAM，同时下丘脑神经元产生皮质醇释放激素（CRH）。含有 CRH 的神经元刺激垂体释放促肾上腺皮质激素，内啡肽和脑啡肽进入血液[5]。促肾上腺皮质激素刺激肾上腺皮质释放皮质醇。下丘脑 - 垂体轴（HPA）应激反应没有 SAM 那么直接，但也在数分钟内发生[6]。在正常非应激条件下，在清晨皮质醇水平最高，在一天中以一个相当陡峭的斜坡持续下跌，下午 4 点到达一个较低水平并在整夜保持低水平，直到早晨再次升高至顶峰，这是众所周知的昼夜波动。慢性应激条件下，下丘脑的皮质醇反馈抑制失调，导致血清皮质醇水平原本应该在一天中明显下降的时候并没有下降，而是在较高水平形成一个平台。随着慢性应激，血清皮质醇水平在整个下午和晚上都维持在一个较高水平，从来不会下降到正常昼夜曲线最低水平的。这种失调的发生是复杂的。在某种程度上，这是由于中枢去甲肾上腺素能神经对 CRH 的刺激超过了对下丘脑的反馈抑制[6]。在长期应激的情况下，下丘脑的皮质醇受体的敏感性可能会下降。

慢性心理应激

产生皮质醇慢性升高的条件，是与失眠相关的重大生活事件。最有可能诱发慢性衰弱性应激的情况是退休后的情绪调整、减少收入、慢性疾病、丧失活动能力或功能、与伴侣分离或失去亲人、婚姻不和谐、离婚，慢性压力如看护者压力、孩子问题、搬迁、学校表现的问题、工作不满意及许多其他情况。

血管痉挛

应激可能会导致眼睛损伤的第一个机制是交感神经系统过度兴奋，减少微血管灌注形成的。急性心理应激反应，直接反应是激活交感 - 肾上腺髓质轴或者 SAM 引起血管收缩，收缩幅度随着小动脉硬化程度可逐渐变小。应激引起的血管痉挛可能会损害视神经循环系统微血管床的灌注，从而诱导缺氧，这可能会加剧青光眼。最初的突发性血管阻塞引起的缺血，或随后的再灌注都可能造成损伤。慢性心理应激，随着 SAM 持续的激活，血管长期收缩，并可能导致高血压和动脉硬化的加速发展。理论上眼的疾病可能因为急性或慢性心理应激引起的微血管疾病，如高血压性视网膜病变和 / 或糖尿病视网膜病变等而恶化。

内源性皮质醇升高

可能会加剧眼部疾病的第二个可能机制是，应激使下丘脑 - 垂体轴（HPA）过度兴奋。如前所述，慢性心理应激已被证明能提高皮质醇水平，诱发皮质醇在白天维持在较高水平[7]。这种慢性皮质醇升高，以及较高的维持水平，与乳腺癌的恶化相关，并可能对眼部疾病造成不利影响。有线索提示慢性应激和中心性浆液性脉络膜视网膜病变（CSR）之间关联，因为 CSR 众所周知是在患有库欣病时发生，同时有内源性皮质醇过量[8]。内源性库欣病患者也可以出现高眼压和青光眼[9]。

青光眼的心理应激与血管痉挛

视网膜神经节细胞（RGCs）作为新陈代谢最活跃的细胞，身体中有大量的线粒体。线粒体通过氧化磷酸化途径在能量（ATP）生产中发挥重要的作用，并通过细胞凋亡进行调节[10]。线粒体在 RGCs 视网膜内无髓鞘的轴突中特别丰富，为电信号传导和轴浆运输提供充足的能量[11]。一个稳定的氧气供应对氧化磷酸化产生 ATP 是必要的。随着老化，小动脉硬化的进展导致视网膜内层循环血管阻碍，微血管对 RGC 轴突的供氧能力逐渐恶化。在正常人群，RGC 随着老化而自然丢失[12]。一些危险因素已经确定，其中一些是高危险因素的，包括高眼压，年龄增长，青光眼家族病史，黑人以及其他可能的危险因素，包括高度近视，高血压，糖尿病，偏头痛和血管痉挛。这后面的四项可能进一步加重继发于老年性动脉粥样硬化的微血管损害。心理应激引起供应视神经的血管痉挛，进一步减少在这些病变情况下的灌注，理论上使轴突功能恶化，导致凋亡提早发生。无论是缺血本身和/或再灌注损伤，这些理论正在调查中。

青光眼的应激和内源性皮质醇升高

继发于慢性心理应激的内源性皮质醇水平升高可能破坏小梁网流出结构，这取决于这个浓度高低和持续时间的长短。人小梁网细胞含有糖皮质激素受体[13, 14]，因此对糖皮质激素有反应是在预料中的。外源性糖皮质激素在人类可以产生一个逐步升高的眼内压（IOP），这是取决于糖皮质激素的效力，药代动力学，治疗时间，给药途径，以及个体反应的差异。[15] 糖皮质激素引起的高眼压是由于增加房水流出阻力[15, 16]。糖皮质激素性青光眼患者的小梁组织形态学检查显示增加的细胞外物质沉积在小梁和小管旁结缔组织，使小梁内的空间减少[15, 17]。局部、眼周、玻璃体内注射或口服类固醇治疗眼部炎症，患者可能出现激素性高眼压，这种高眼压可能严重并维持相当长时间，甚至需要进行眼滤过手术降低眼压。Jaffe 等人[18] 研究了玻璃体腔氟轻松植入（Retisert）治疗葡萄膜炎的效果。植入术后 34 周，51.1% 的植入眼需使用降眼压药，5.8% 接受青光眼滤过手术。在这同一时期，对侧眼睛的眼压没有显著上升。2008 年 8 月，美国食品药品管理局的药物评价和研究中心批准了安全标签的改变（CDER）。基于 Retisert 临床试验，FDA 警告说，在植入三年内，大约 77% 的患者需要降眼压药物控制眼压，37% 患者需要滤过手术控制眼压。库欣氏病的内源性皮质醇升高与高眼压症相关[9]。在 Bascom Palmer 眼科研究所，观察到一例在先前已控制的青光眼患者因严重的慢性心理应激引起眼内压升高。眼压升高持续了几周，在为病人治疗并调整压力后又回到基线水平。内源性皮质醇升高与眼压反应的关系有待进一步研究。

青光眼的免疫平衡

不同研究者正在对青光眼的炎性机制进行研究。Michal Schwartz 率先提出利用免疫系统来对抗神经退行性疾病，包括青光眼的概念[19]。她的团队已经揭示，免疫缺陷或抑制削弱神经挤压伤后的恢复过程，而提高被动和主动免疫，可以促进恢复。那些同样能导致自身免疫性疾病的 T 细胞可以保护发生神经退行性疾病的神经元，而调节自身免疫反应的调节性 T 细胞群，同样可以促进对损伤的保护作用。Schwartz 博士的团队介绍一种治疗性 T 细胞介导的免疫接种概念，来刺激免疫反应，促进青光眼患者神经保护作用[19]。这种免疫防御包括淋巴细胞、居民和浸润天然免疫细胞、小胶质细胞和巨噬细胞。所选用的抗原是一种合成抗原，如醋酸格拉替雷，在视网膜和视神经呈弱交叉反应的自身抗原。该疫苗诱导有益的免疫反应，诱导新的免疫效应细胞，以抵消或中和许多产生持续破坏作用的化合物和因子，并支持细胞的更新和修复[20]。

青光眼的免疫平衡与心理应激

Schwartz 博士与 Cohen 等人[21]合作，还发表了在小鼠适应困难、出现心理应激时，通过调制免疫系统，消耗自然产生的调节性 CD4+CD25+ 细胞而减缓应激。这就引出适应不良的心理应激是如何影响青光眼患者的免疫平衡。此外，由 Wax 和 Tezel 带领的不同团队提出了炎性细胞因子 TNF-α 可能对青光眼视网膜神经节细胞有害，并且是青光眼的致病因子[22, 23]。缺血性损伤触发 TNF-α 介导的 RGC 损伤，但还不知道心理应激通过什么激发因素造成青光眼 RGC 损伤。众所周知，在其他疾病，如癌症、克罗恩病和其他自身免疫性疾病中，心理应激可能会改变的肿瘤坏死因子 -α 的产生。

结论

当眼压明显升高，临床医生经常询问患者最近使用的口服，外用或注射的类固醇，但不能询问情绪压力。有一个提示，虽然外源性类固醇的使用可能会导致眼压升高和青光眼，但长期应激导致内源性皮质醇和儿茶酚胺增加，以及后续的免疫反应改变，也可能导致高眼压和青光眼。一个以前控制得很好的青光眼患者，眼压急剧升高或突然功能恶化，临床医生可能需要调查一下患者相关潜在心理或环境压力。最后，冥想[24]、针灸[25]被认为可以增强副交感神经张力和释放内啡肽[26]，对减轻青光眼患者的应激反应是有帮助的。

（袁援生　译）

参考文献

1. Vedhara K, Irwin MA (Eds.) Human Psychoneuroimmunology. Oxford: Oxford University Press 2005.
2. Chrousos GP. Stressors, stress, and neuroendocrine integration of the adaptive response. The 1997 Hans Selye Memorial Lecture. Ann N Y Acad Sci 1998; 851: 311-335.
3. Charmandari E, Tsigos C, Chrousos G. Endocrinology of the stress response. Annu Rev Physiol 2005; 67: 259-284.
4. McEwen BS. Protection and damage from acute and chronic stress: allostasis and allostatic overload and relevance to the pathophysiology of psychiatric disorders. Ann N Y Acad Sci 2004; 1032: 1-7.
5. Tausk F, Elenkov I, Moynihan J. Psychoneuroimmunology. Dermatol Ther 2008; 21: 22-31.
6. Sapolsky RM, Romero LM, Munck AU. How do glucocorticoids influence stress responses? Integrating permissive, suppressive, stimulatory, and preparative actions. Endocr Rev 2000; 21: 55-89.
7. Sephton SE, et al. Diurnal cortisol rhythm as a predictor of breast cancer survival. J Natl Cancer Inst 2000; 92: 994-1000.
8. Garg SP, et al. Endogenous cortisol profile in patients with central serous chorioretinopathy. Br J Ophthalmol 1997; 81: 962-964.

9. Huschle OK, et al. [Glaucoma in central hypothalamic-hypophyseal Cushing syndrome]. Fortschr Ophthalmol 1990; 87: 453-456.
10. Kong GY, et al. Mitochondrial dysfunction and glaucoma. J Glaucoma 2009; 18: 93-100.
11. Wang L, et al. Varicosities of intraretinal ganglion cell axons in human and nonhuman primates. Invest Ophthalmol Vis Sci 2003; 44: 2-9.
12. Porciatti V, Ventura LM. Normative data for a user-friendly paradigm for pattern electroretinogram recording. Ophthalmology 2004; 111: 161-168.
13. Weinreb RN, et al. Detection of glucocorticoid receptors in cultured human trabecular cells. Invest Ophthalmol Vis Sci 1981; 21: 403-407.
14. Hernandez MR, et al. Glucocorticoid target cells in human outflow pathway: autopsy and surgical specimens. Invest Ophthalmol Vis Sci 1983; 24: 1612-1616.
15. Wordinger RJ, Clark AF. Effects of glucocorticoids on the trabecular meshwork: towards a better understanding of glaucoma. Prog Retin Eye Res 1999; 18: 629-667.
16. Bernstein HN, SchwartzB. Effects of long-term systemic steroids on ocular pressure and tonographic values. Arch Ophthalmol 1962; 68: 742-753.
17. Rohen JW, Linner E, Witmer R. Electron microscopic studies on the trabecular meshwork in two cases of corticosteroid-glaucoma. Exp Eye Res 1973; 17: 19-31.
18. Jaffe GJ, et al. Fluocinolone acetonide implant (Retisert) for noninfectious posterior uveitis: thirty-four-week results of a multicenter randomized clinical study. Ophthalmology 2006; 113: 1020-1027.
19. Bakalash S, et al. T-cell-based vaccination for morphological and functional neuroprotection in a rat model of chronically elevated intraocular pressure. J Mol Med 2005; 83: 904-916.
20. Schwartz M. Modulating the immune system: a vaccine for glaucoma? Can J Ophthalmol 2007; 42: 439-441.
21. Cohen H, et al. Maladaptation to mental stress mitigated by the adaptive immune system via depletion of naturally occurring regulatory CD4+CD25+ cells. J Neurobiol 2006; 66: 552-563.
22. Yan X, et al. Matrix metalloproteinases and tumor necrosis factor alpha in glaucomatous optic nerve head. Arch Ophthalmol 2000; 118: 666-673.
23. Tezel G, Wax MB. Increased production of tumor necrosis factor-alpha by glial cells exposed to simulated ischemia or elevated hydrostatic pressure induces apoptosis in cocultured retinal ganglion cells. J Neurosci 2000; 20: 8693-8700.
24. Tang YY, et al. Central and autonomic nervous system interaction is altered by short-term meditation. Proc Natl Acad Sci U S A 2009; 106: 8865-8870.
25. Mori H, et al. Pupillary response induced by acupuncture stimulation - an experimental study. Acupunct Med 2008; 26: 79-86.
26. Sapolsky RM. Why Zebras Don't Get Ulcers. 2nd ed. New York: W.H. Freeman 1998.

第9章 神经保护剂

Tina Wong，Jonathan Crowston，Ingeborg Stalmans，Francesca Cordeiro，Clive Migdal

章节主编：Clive Migdal

章节副主编：Jonathan Crowston，Tina Wong

编著者：Robert Casson，Francesca Cordeiro，Helen Danesh-Meyer，Stefano Gandolfi，Jonathan Kipnis，Ted Krupin，Len Levin，Stuart Lipton，Keith Martin，Carlo Nucci，Neville Osborne，Leopold Schmetterer，Michal Schwartz，Ingeborg Stalmans，Ian Trounce，Manuel Vidal-Sanz

共识观点

1. 青光眼的神经保护策略被确定为一种通过降眼压以外的其他机制，防止视神经病变的发生或进展，并保留视觉功能的治疗方法。

2. 降低眼压的药物已被证明可以保护青光眼进展的视神经。

注解：一些降低眼压的药物，可能还具有通过非依赖眼压降低机制，保护视神经的作用，但是目前还没有足够的证据证明任何药物具有这种双重效果。

3. 预防 RGC 死亡的治疗方法可以防止原发或继发视网膜神经节细胞变性。

4. 从实验模型的证据揭示，神经保护作用可以被赋予：

a. 抑制损伤或杀死 RGCs 的致病机制。

b. 使视神经更能耐受损伤。

5. 许多研究已经表明，在青光眼或视神经损伤的实验模型中具有神经保护作用，但在临床研究中缺乏神经保护作用的明确证据。

6. 在将神经保护作用的实验证据转化为临床证据时可能面临的挑战：

a. 对人类的治疗可能是无效的。

b. 缺乏足够强大的工具来评估临床上视神经健康状况。

c. 缺少能够很好代表人类青光眼的动物模型。

d. 缺乏精心设计和严格执行的临床研究。

7. 目前的检测方式对检测逻辑上可行时间框架内的变化不够敏感和特异。发展准确、敏感、特异性和可重复性的临床试验，提供当前视神经的健康状态信息，是临床开发神经保护剂所必需的手段。

注解：需要有这样一种在出现不可逆损伤之前就能够检测到损伤进展的临床检测方法。

什么是神经保护（NP）?

青光眼神经保护剂被确定为一种通过降眼压（IOP）以外的其他机制，防止视神经病变的发生或进展，并保留视觉功能的治疗药物。

- 虽然降低眼压的药物具有神经保护作用，但这一共识报告的目的，我们将重点放在非眼压机制的神经保护上。
- 神经保护剂可能直接作用于视神经 GGCs 或通过影响其他相关细胞群[1]而产生间接作用。
- 神经保护剂可保护视功能（通过主要机制），对视觉系统的保护超过对 ON 的保护。
- NP 可能包括神经再生（丢失的神经元复原）和神经修复（生病的神经元恢复正常功能）。

视神经损伤的机制

轴突功能失常

- 生物力学，应激和应变[2]
- 轴突运输阻滞[3]
- 缺血/RGC 轴突低灌注[4, 5]

原发性细胞体病变

- 相邻反应性胶质细胞引起继发性损伤[6]
- 星形胶质细胞活化也可以通过 IL-2 表达对 RGCs 产生有益作用——从而激活保护性自身免疫
- 其他来源的损伤：
- 视网膜内层缺血
- 从其他视网膜神经元的传入神经阻滞

神经保护的治疗目标

通过三个基本途径可以实现神经保护作用：

- 抑制由于青光眼视神经病变引起主要损伤的机制（例如，NMDA 受体拮抗剂，Bax 基因敲除小鼠，外源性神经生长因子）[7, 8]。

- 使视神经对损伤耐受性增强（例如，热量限制[9]）。这些方法的有效性已经经过实验模型证明。
- 抑制继发性变性的作用[10, 11]

具体的治疗途径可以被归类为：

机械力学

- 减少筛板处作用于 RGC 轴突的机械应力
- 改变视乳头的生物力学 / 物质特性
- 改变 RGC 轴突的物质特性

神经元

- RGC 轴突保护
- RGC 细胞体保护
- RGC 传输网的树突保护
- RGC 传输网的热量保护

神经胶质细胞

- 胶质细胞活化减少[12, 13]
- 胶质源性毒性 / 活化因子的抑制作用
- 增加胶质活化后的促存活和（或）促再生作用

免疫学的

- 实验证据也支持 T 细胞的保护作用
- 在多个动物模型中，格拉替雷（Cop-1）共聚物 -1 已被证实对神经退行性疾病具有预防作用[14]
- 据报道，在阿尔茨海默氏症和帕金森氏病中，T 细胞的参与受损神经细胞存活的丢失。

青光眼患者中神经保护（NP）证据——实验和临床研究

在一些实验性青光眼 / 神经损伤模型中，使用广泛的治疗药物已经证明神经保护作用。一个最近对成人青光眼[15]的神经保护治疗总结如下："尽管神经保护剂被预期作为药理拮抗剂来阻止细胞死亡，也有证据表明他们在预防视网膜神经节细胞死亡方面的效果，但是因此保留 OAG 患者视力的作用还没有得到证实。需要长期随机对照实验来观察神经保护剂是否真的对 OAG 患者有益。"

因为在临床工作中缺少合适的检测方法来评估青光眼或普通人的视神经健康状况，导致缺少证明人类青光眼视神经保护是通过其他机制而非通过降低眼压强力证据。

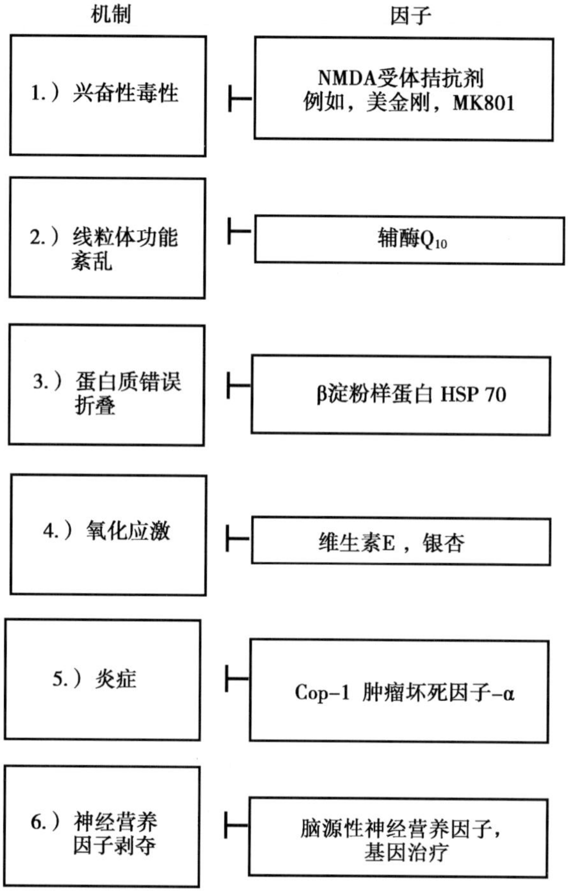

图 1 候选因子神经保护作用的机制

评估神经保护作用的实验和临床研究

动物研究

一定数量的急性和慢性视神经损伤的模型已经建立，主要使用啮齿类动物和非人类灵长类动物。包括短期（注射、灌注）和长期（激光、微胶珠、免疫学和转基因模型）高眼压和直接对视神经外伤（切割、钳夹）[16~18]。

形态结止点

- 神盘图像（OCT/HRT/GDx）
- RGC 成像技术

功能结止点

- 视野
- 对比敏感度
- 暗适应
- 图形视网膜电图

缺少能够提供当前视经神经健康情况信息的临床检测手段是阻碍神经保护剂开发和评估的主要原因。金标准的证据还需要来自随机双盲并具有合理性的试验。需要能够观测视神经/视网膜神经节细胞死亡或者健康状态的新成像技术，并对评估治疗作用有足够的敏感性和特异性，来进一步开发神经保护剂。

在将神经保护剂应用于临床实践所需面对的挑战——只与青光眼有关么?

- 确定参与青光眼 RGC 死亡的主要分子学路径
- 证明这种疗法能持续保护神经免受损伤
- 反映人类疾病过程的合适的动物模型（不仅是青光眼）
- 通过测量类似的结构和功能结果，建立动物模型和人类疾病神经保护药物的临床结止点。
- 绝对确认神经保护作用在停药后仍将继续帮助维持 RGCs 功能，排除那些只是暂时影响视网膜神经节细胞功能的药物。然而，这真的很重要吗？由于青光眼是一种终身性的进展性疾病，它似乎需要终生治疗来保持神经保护作用。
- 联合降眼压治疗似乎是神经保护剂的任务。

（袁援生 译）

参考文献

1. Neufeld AH, Liu B Glaucomatous optic neuropathy: when glia misbehave. Neuroscientist 2003; 9: 485-495.
2. Burgoyne CF, Downs JC, Bellezza AJ, Suh JK, Hart RT. The optic nerve head as a biomechanical structure: a new paradigm for understanding the role of IOP-related stress and strain in the pathophysiology of glaucomatous optic nerve head damage. Prog Retin Eye Res 2005; 24: 39-73.
3. Quigley H, Anderson DR. The dynamics and location of axonal transport blockade by acute intraocular pressure elevation in primate optic nerve. Invest Ophthalmol 1976; 15: 606-616.
4. Leske MC. Ocular perfusion pressure and glaucoma: clinical trial and epidemiologic findings. Curr Opin Ophthalmol 2009; 20: 73-78. Review.
5. Chung HS, Harris A, Evans DW, Kagemann L, Garzozi HJ, Martin B. Vascular aspects in

the pathophysiology of glaucomatous optic neuropathy. Surv Ophthalmol 1999; 43 Suppl 1: S43-50.
6. Levkovitch-Verbin H, Quigley HA, Kerrigan-Baumrind LA, D'Anna SA, Kerrigan D, Pease ME. Optic nerve transection in monkeys may result in secondary degeneration of retinal ganglion cells. Invest Ophthalmol Vis Sci 2001; 42: 975-982.
7. Seki M, Lipton SA. Targeting excitotoxic/free radical signaling pathways for therapeutic intervention in glaucoma. Prog Brain Res 2008; 173: 495-510.
8. Nickells RW, Semaan SJ, Schlamp CL. Involvement of the Bcl2 gene family in the signaling and control of retinal ganglion cell death. Prog Brain Res 2008; 173: 423-435.
9. Kim KY, Ju WK, Neufeld AH. Neuronal susceptibility to damage: comparison of the retinas of young, old and old/caloric restricted rats before and after transient ischemia. Neurobiol Aging. 2004 Apr;25(4):491-500. Nickells RW, Semaan SJ, Schlamp CL. Involvement of the Bcl2 gene family in the signaling and control of retinal ganglion cell death. Prog Brain Res 2008; 173: 423-435.
10. Selt M, Bartlett CA, Harvey AR, Dunlop SA, Fitzgerald M. Limited restoration of visual function after partial optic nerve injury; a time course study using the calcium channel blocker lomerizine. Brain Res Bull 2010; 81: 467-471. Epub 2009 Nov 11.
11. Schwartz M. Harnessing the immune system for neuroprotection: therapeutic vaccines for acute and chronic neurodegenerative disorders. Cell Mol Neurobiol 2001; 21: 617-627.
12. Chiu K, Yeung SC, So KF, Chang RC. Modulation of morphological changes of microglia and neuroprotection by monocyte chemoattractant protein-1 in experimental glaucoma. Cell Mol Immunol 2010; 7: 61-68.
13. Tezel G, Wax MB. Increased production of tumor necrosis factor-alpha by glial cells exposed to simulated ischemia or elevated hydrostatic pressure induces apoptosis in cocultured retinal ganglion cells. J Neurosci 2000; 20: 8693-8700.
14. Schori H, Kipnis J, Yoles E, WoldeMussie E, Ruiz G, Wheeler LA, Schwartz M. Vaccination for protection of retinal ganglion cells against death from glutamate cytotoxicity and ocular hypertension: implications for glaucoma. Proc Natl Acad Sci U S A. 2001; 98: 3398-3403. Epub 2001 Mar 6.
15. Sena DF, Ramchand K, Lindsley K. Neuroprotection for treatment of glaucoma in adults. Cochrane Database Syst Rev 2010; 2: CD006539.
16. Osborne NN, Chidlow G, Layton CJ, Wood JP, Casson RJ, Melena J. Optic nerve and neuroprotection strategies. Eye (Lond) 2004; 18: 1075-1084. Review.
17. Levin LA. Animal and culture models of glaucoma for studying neuroprotection. Eur J Ophthalmol 2001; 11 Suppl 2: S23-29.
18. Weinreb RN, Lindsey JD. The importance of models in glaucoma research. J Glaucoma 2005; 14: 302-304.

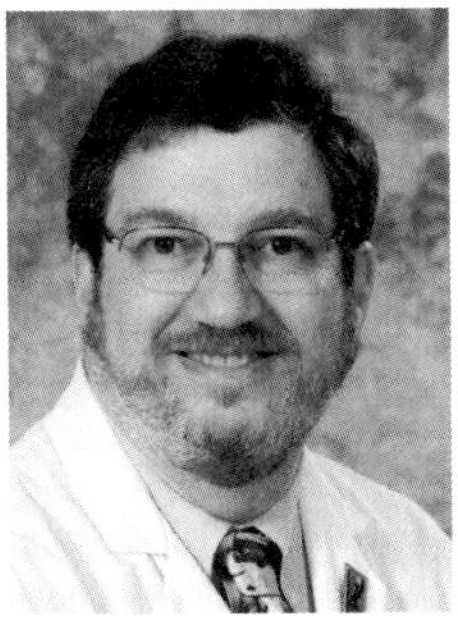

第 10 章　婴儿和儿童青光眼的药物治疗

James D. Brandt, M.D. 和 Elizabeth Hodapp, M.D.

编著者: Ivan Goldberg, Jeffrey Liebmann 及 Robert N. Weinreb

共识观点

1. 婴儿和儿童青光眼的主要治疗方式是手术。

注解: 在很多情况下，临床医生在等待手术或者在一个部分成功的手术后必须用药物治疗升高的眼压。

注解: 婴儿和儿童青光眼只有在罕见的情况下才以药物治疗为主要治疗方式。

注解: 儿童不是小的成年人: 很少在成人身上发生的副作用可以发生在儿童身上。

2. 促进房水外流的药物(毛果芸香碱和前列腺素类似物)对儿童青光眼的疗效不稳定，然而房水抑制剂可以稳定地降低眼压。

注解: 全身和局部碳酸酐酶抑制剂有效而且安全。如果可能，可以在儿科医生的监控下使用。

注解: 局部 β 受体阻滞剂有效; 全身安全性是最主要的顾虑。倍他洛尔比噻吗洛尔更安全。

注解: 局部溴莫尼定在 2 岁以下儿童绝对禁用，在稍大的儿童使用时也需要高度小心。

注解: 前列腺素类似物对孩子的疗效比成人小，对大些的儿童可能更有效。

注解: 有晶状体眼的儿童少用缩瞳药。

婴儿和儿童青光眼的主要治疗方法是手术。房角手术(例如，内路房角切开或外路小梁切开)单独或者联合小梁切除术的成功率很高，眼压控制长达几年或几十年。青光眼引流装置对于先天性无晶状体或复杂的前段综合征患者也有用。但是在很多情况下，临床医生必须在等待手术期间以及未完全成功的手术后用药物治疗眼压的升高。对于婴儿和儿童青光眼，药物治疗不能作为主要的治疗手段。因为儿童青光眼是一组多因素，罕见的疾病，现有青光眼药物的安全性和疗效还没有采用严格的成人临床试验方案在儿童身上进行试验，仅有的一个例外，婴儿的青光眼药物药代动力学也是非正式研究。但是，文献确实也提供了有用的信息，临床医生在治疗儿童青光眼时应该注意两大问题：

- **儿童不是年轻的大人**。局部药物的设计是保证药物在泪液膜达到一定的浓度足以促使药物进入成人眼。50μl 滴眼液的大部分会被全身吸收，对于 70kg 的成人，通常没有影响。另一方面，一个足月的 3.5kg 的婴儿会需要成人量的眼药来达到充足的眼内药物浓度，但是全身的吸收可能是巨大的。至今唯一的儿童局部抗青光眼药物全身药代动力学的前瞻性研究发现，小儿童（0 到 <3 岁）的拉坦前列素的全身暴露量是成人的 6 倍[1]。这个药代动力学研究指出，尽管没有发生任何不安全的结果，在小儿童，由于体重轻，血液容量低，可能肝血流量低，药物清除率也低，局部用药的全身药物浓度非常高。成人很少发生的全身不良反应可能会发生在儿童身上。对于有系统性疾病的儿童，眼科医生应该告知儿科医生，所有使用的局部药物的潜在的全身效应。
- **儿童的病理生理学和药物反应性可能有所不同**。尽管儿童存在所有经典青光眼机制（房角关闭，葡萄膜炎，激素诱导，'开角型'），出生 1 年发生的青光眼主要是由于眼外流通路发育异常引起的。目前还没有新诊断的婴儿青光眼眼睛的现代组织学研究，但是这些眼睛通常可见异常小梁网，术中有时候也找不到 Schlemm 管。因此，在外流通路异常的眼，药物的常见作用机制可能无效。这或许可以解释为什么促进外流药物（毛果芸香碱和前列腺素类似物）对儿童青光眼作用不定[2]，而房水生成抑制药物一般能够更稳定地降低眼压。

各类青光眼药物—儿童应用

碳酸酐酶抑制剂

碳酸酐酶抑制剂（CAI）能有效地抑制剂房水生成，也可以降低眼压。乙酰唑胺片可以压成粉末以混悬液形式给药，静脉用乙酰唑胺粉末也可以混在口服药内。常用的最终浓度是 50mg/ml，一般每六至八小时一次，每公斤体重 5～10mg。全身使用会引起代谢性酸中毒，可能与体重增加缓慢有关[3]；只有在极少数情况下才能长期用于儿童。

局部 CAI（杜噻酰胺和布林佐胺）的降眼压疗效低于全身乙酰唑胺[4]，但是这两种上市的滴眼液都非常安全[5,6]。有报道，局部和全身使用碳酸酐酶抑制剂会有轻度成瘾性[7]。局部 CAI 的全身药物动力学和它们对全身酸碱度的影响还没有经过研究。

β肾上腺素能拮抗剂(β阻滞剂)

局部β阻滞剂是强大的房水抑制剂，可以有效的降低儿童的眼压。这类药物会有很强的全身副作用包括心动过缓，中枢神经抑制和支气管痉挛，因此这些药物使用的关键是安全性。Passo及其同事随机测量了血浆里噻吗洛尔的水平，他们发现3周大的婴儿血浆药物浓度(34ng/ml)比十个成人患者(0.34ng/ml)高一百倍[8]。年轻青光眼病人使用局部β阻滞剂时，临床医生应该提醒儿科医生注意，很多儿科医生都不清楚这些全身副作用。因为倍他洛尔和其他β阻滞剂相比更多地与蛋白结合，分布容量更大，所以用在儿童使用会比噻吗洛尔更安全。

肾上腺能激动剂

局部α肾上腺素能激动剂(阿普可乐定和溴莫尼定)通过抑制房水分泌和增加葡萄膜巩膜流出量可以有效地降低眼压。溴莫尼定能穿过血脑屏障，可以引起两岁以下孩子的中枢神经抑制[9~13]。2岁以下儿童不能使用局部溴莫尼定，稍大点的儿童使用，需要非常小心。而阿普可乐定不会穿过血脑屏障，短期使用可能更安全。

前列腺素类似物

局部前列腺素类似物对儿童的效果不如对成人的效果，对年龄大的儿童和青少年型青光眼儿童更有效[2]。对合并青光眼的Sturge-Weber的早发型无效，但是对晚发型可能有用[15]。尽管对儿童的疗效多变，前列腺素类似剂的首要优势是全身安全性和每天使用一次的用药方案。

缩瞳药

局部缩瞳药很少用于有晶状体的儿童。频繁点眼，小儿童体内这些胆碱能受体激动剂的全身水平会上升，出现典型的类胆碱效应，如发汗和腹泻。葡萄膜炎性青光眼患者应该避免使用缩瞳药。1/8%碘化磷是一种局部胆碱酯酶抑制剂，已经上市，可能适合有晶状体儿童治疗青光眼。

推荐

新生儿

咨询儿科医生。通常首选一种碳酸酐酶抑制剂(CAI)，或者乙酰唑胺5mg/kg，每天3次，或者局部CAI一天三次。α激动剂绝对禁忌。在这个年龄，非常适合手术治疗。

婴儿和大于 3 岁的幼儿

咨询儿科医生。上面所述的 CAI 口服或者局部使用是首选。如果没有全身禁忌，β 阻滞剂是第二选择，常用倍他洛尔。避免使用 α 激动剂。前列腺素类似剂可能无效。

小儿，大约 3 岁到 9 岁左右

如果考虑肾上腺素能或口服药物，需要咨询儿科医生。如果可以在诊室准确地测量眼压，尝试先在一只眼睛上用药。这样可以了解疗效，并且全身吸收量只有双眼用药的一半，副作用也会较弱。

首选仍然是局部 CAI。如果不够，没有禁忌证，可以使用 CAI 加 β 阻滞剂的固定复方剂，用药更方便。如果仍然不够，对于这个年龄段的较大的小儿，可以考虑使用 α 肾上腺素能制剂。这个年龄段小儿可以使用前列腺素类似物，但是可能无效。

大儿童

如果考虑使用肾上腺素能或口服药物，需要咨询儿科医生。到这个年龄段，可以在诊室测量眼压。尽管前列腺素类似剂疗效可能不是很好，也可以试用，因为其全身副作用发生率低，作用时间长。除非禁忌，应该在使用局部 CAI 之前试用 β 阻滞剂一天一次，因为用药频率低。固定 CAI 和 β 阻滞剂复方剂一般是在 α 肾上腺素能制剂之后的选择。最好避免必须在上课时间使用的药物。

葡萄膜炎儿童

如果可能，应该由眼部炎症专业的医生进行诊治。炎性疾病的治疗，包括抑制细胞和房闪，预防粘连，是必要的。为了避免使用甾体药物或房水生成增加引起的眼压升高，而不积极治疗炎症，是不适当的。房水抑制剂（β 阻滞剂和 CAI）是儿童葡萄膜炎主要的抗青光眼药物。

（周　琦　译）

参考文献

1. Raber S, Courtney R, Maeda T, et al. Pharmacokinetics of Latanoprost Acid in Pediatric and Adult Glaucoma Patients Treated with Latanoprost 0.005%. Association for Research in Vision and Ophthalmology (ARVO) Annual Meeting. Fort Lauderdale, FL, 2010.
2. Enyedi LB, Freedman SF. Latanoprost for the treatment of pediatric glaucoma. Surv Ophthalmol 2002; 47 Suppl 1: S129-132.

3. Sharan S, Dupuis A, Hebert D, Levin AV. The effect of oral acetazolamide on weight gain in children. Can J Ophthalmol 2010; 45: 41-45.
4. Portellos M, Buckley EG, Freedman SF. Topical versus oral carbonic anhydrase inhibitor therapy for pediatric glaucoma. J AAPOS 1998; 2: 43-47.
5. Ott EZ, Mills MD, Arango S, et al. A randomized trial assessing dorzolamide in patients with glaucoma who are younger than 6 years. Arch Ophthalmol 2005; 123: 1177-1786.
6. Whitson JT, Roarty JD, Vijaya L, et al. Efficacy of brinzolamide and levobetaxolol in pediatric glaucomas: a randomized clinical trial. J AAPOS 2008; 12: 239-246 e3.
7. Sabri K, Levin AV. The additive effect of topical dorzolamide and systemic acetazolamide in pediatric glaucoma. J AAPOS 2006; 10: 464-468.
8. Passo MS, Palmer EA, Van Buskirk EM. Plasma timolol in glaucoma patients. Ophthalmology 1984; 91: 1361-1363.
9. Enyedi LB, Freedman SF. Safety and efficacy of brimonidine in children with glaucoma. J AAPOS 2001; 5: 281-284.
10. Bowman RJ, Cope J, Nischal KK. Ocular and systemic side effects of brimonidine 0.2% eye drops (Alphagan) in children. Eye (Lond) 2004; 18: 24-26.
11. Al-Shahwan S, Al-Torbak AA, Turkmani S, et al. Side-effect profile of brimonidine tartrate in children. Ophthalmology 2005; 112: 2143.
12. Fernandez MA, Rojas MD. Pediatric systemic poisoning resulting from brimonidine ophthalmic drops. Pediatr Emerg Care 2009; 25: 59.
13. Lai Becker M, Huntington N, Woolf AD. Brimonidine tartrate poisoning in children: frequency, trends, and use of naloxone as an antidote. Pediatrics 2009; 123: e305-311.
14. Wright TM, Freedman SF. Exposure to topical apraclonidine in children with glaucoma. J Glaucoma 2009; 18: 395-398.
15. Yang CB, Freedman SF, Myers JS, et al. Use of latanoprost in the treatment of glaucoma associated with Sturge-Weber syndrome. Am J Ophthalmol 1998; 126: 600-602.

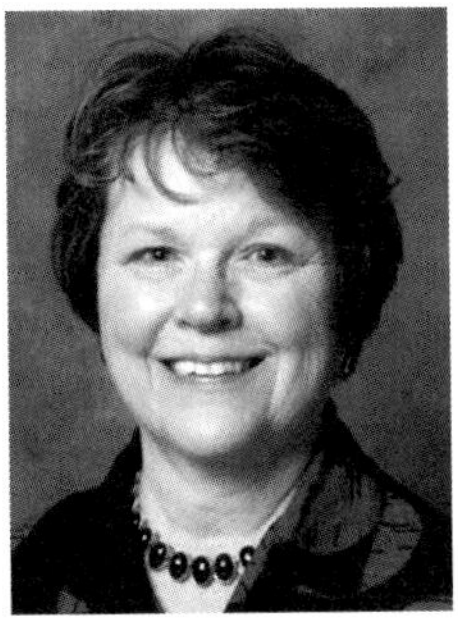

第 11 章　妊娠期青光眼治疗

Elizabeth Hodapp

编著者：Ivan Goldberg，Jeffrey Liebmann and Robert N. Weinreb

共识观点

1. 妊娠期 / 哺乳期青光眼患者的合理治疗需要平衡治疗对胎儿的风险和减少或停止治疗对母亲的风险。

注解：因为根本没有前瞻性的人类数据，更加难以做出决定，已经出版的资料可以作为一定的指导。

2. 和所有妊娠期和哺乳期使用的全身吸收的药物一样，局部抗青光眼药物也有致畸，影响怀孕或保胎，或者出现新生儿副作用的风险。

注解：前列腺素类似物可能会引起子宫收缩。

注解：β 阻滞剂和 α 激动剂可以引起严重的毒性反应（呼吸和中枢神经系统抑制）。如果有可能，应该在怀孕的最后几星期停止使用这些药物。

3. 妊娠和哺乳期妇女，激光小梁成形术是一种可行的初始或者辅助治疗。

4. 一定的病例可以考虑滤过手术，最好不使用抗纤维化治疗。

自从 20 世纪 60 年代反应停事件发生以来，病人和医生都会避免在妊娠期使用药物。但是大多青光眼女性每天都需要使用药物来防止进行性青光眼损害，大多眼科医师都不确定应该如何向孕妇推荐[1]。妊娠期青光眼患者合理治疗需要平衡治疗对胎儿的风险以及如果减少用药或者暂停用药对母亲的风险。目前完全缺少前瞻性人类资料使得这种平衡过程变得很复杂。典型的青光眼药物说明书都会声明：现在没有“充分的，对照良好的妊娠期妇女开展的研究”，提醒药物仅在‘药物的作用大于对胎儿的可能的风险’才能使用[2]。

虽然缺乏前瞻性研究，文献也提供了一些帮助，可以根据现有信息推荐可行的治疗方案。和所有的青光眼一样，治疗方法包括药物治疗，激光治疗和切口性手术。

治疗方法：药物治疗

信息来源

人类经验

生育年龄妇女青光眼不常见，人类青光眼药物疗效的数据很少。但是很多孕妇使用与青光眼药物类似或相同的全身性药物。高血压病人中有大量非对照的β阻滞剂和α受体激动剂的使用经验。拟副交感神经和碳酸酐酶抑制剂也被全身使用。此外，新生儿青光眼药物治疗时发现的副作用也有助于妊娠晚期患者选择治疗方法[3, 4]。

动物经验

所有新药都做过动物生殖研究，但是和人类的相关性还是不明确的。已知的人类致畸剂可能对实验室动物没有明显的作用，同时动物致畸剂也可能不会在人类身上导致异常。而且，这些研究大多采用远远高于临床使用的剂量[3~5]。现有的动物资料没有提供足够的信息，不足以指导药物的选择。

药理学

所有局部青光眼药物都多多少少会被全身吸收，基础药理学研究提示青光眼药物会进入胎儿的血液循环。经胎盘的扩散与低分子量，脂类，溶解度，缺少蛋白质结合和非离子状态相关[3]。所有的青光眼药物都是低分子量，有一定的脂溶性，不和蛋白结合，非离子状态；因此他们可以穿过胎盘[2]。同样，母体使用的青光眼药物也能进入母乳，虽然只有噻吗洛尔有过报告[6~7]。

药物治疗风险

除去主要担心的致畸性，药物还可能影响怀孕或保胎，可能会导致新生儿并发症。

致畸性

先天畸形很常见；单说风险，大概 3% 妊娠期使用青光眼药物的女性会生出严重的或轻微异常的胎儿[3]。因为主要器官发育较早，比如心脏，在 8 个月的时候就完全形成 - 长期药物治疗的女性患者，在知道自己怀孕之前，在发育的关键阶段，胚胎就已经暴露在药物中。没有发现一种青光眼药物，眼科麻醉剂或诊断性滴眼液是人类致畸剂。但是也没有一种被证明是没有风险的[4]。应该告知患者：药物治疗具有一定的风险，但是令人欣慰的是，现有资料表明这些风险出现的几率很低。

对妊娠的风险

青光眼药物对维持妊娠的影响是未知的。所有眼用前列腺素类似剂都可能引起子宫平滑肌的收缩。现在不知道是否局部用药引起的非常低的全身药物浓度是真正的风险，但是因为没有更好的数据，对于妊娠期或想怀孕的女性，避免使用前列腺素类似物还是合理的。

对胎儿和新生儿的风险

一项研究比较了 244 例使用局部青光眼药物的孕妇和 1952 例匹配良好的孕妇，发现除了 β 阻滞剂以外的药都和婴儿的低出生体重有关[8]。β 肾上腺素阻滞剂和溴莫尼定治疗新生儿青光眼，都有严重毒性反应的报道，包括呼吸和中枢神经抑制。如果在近分娩期间使用，这些药会存在于新生儿体内。碳酸酐酶抑制剂，包括口服乙酰唑胺，治疗先天性青光眼婴儿已经有数十年的历史，普遍耐受良好。但是也有一个报导，母亲使用药物，其早产的婴儿体内出现可测量的血清乙酰唑胺水平，导致暂时性肾小管酸中毒情况[9]。

治疗方法

激光治疗

对于大多数原发性开角型青光眼，色素性青光眼和囊膜剥脱性青光眼患者，激光小梁成型术能够降低眼压。对于这类患者是合理的初始治疗手段，而对怀孕或考虑怀孕的病人尤其具有吸引力。激光治疗可能会引起短暂或慢性眼压升高，但是对于适合的患者，作为一种初始治疗，风险还是很小的。

切口性手术

在妊娠期做切口性手术仅适用于那些眼压不能控制，疾病严重的患者。妊娠期眼部手术的报导很少，但是妊娠各个阶段中，全麻和局麻的非眼部手术报导很多。一般认为顺利的手术不会引起先天异常或其不良结果。如果必须手术，应该使用表面或局部麻醉；不应该使用抗纤维化制剂。术后甾体激素和睫状肌麻痹剂可能是安全的，眼用抗生素除了四环素也可能是安全的[3]。

治疗：当前妊娠或哺乳患者

幸运的是，青光眼一般是发展缓慢的疾病 - 早期青光眼试验发现，不治疗的青光眼患者只有 2/3 在 6 年后出现疾病进展[10]。决定青光眼患者治疗的积极程度时，疾病损伤程度通常比眼压更重要，因为疾病越到晚期，很小程度的恶化都会出现症状性损伤。

妊娠期患者的青光眼治疗步骤是：建立基线 / 疾病的阶段；确立目标；采取相应的治疗和监控疾病的进展。

眼压目标

妊娠期的眼压目标一般设定得比较松。大多数患者和医生会接受对母体有一定的风险，尤其是妊娠早期，以降低对胎儿的风险，但是几乎没有患者会愿意无条件的停止治疗。妊娠前 20 周合理的目标眼压，轻度损伤者为 35mmHg，中度损伤为 30mmHg，晚期病变为 25mmhg。从第 4 个月到哺乳结束，目标眼压 30mHg，25mmHg，和 20mmHg 是合理的。如果疾病发生恶化，就需要再降 30%。

治疗规则

对于所有病人，治疗顺序是完全相同的观察，然后如果适合采用激光，然后药物治疗，最终是切口性手术。

药物原则

当采用局部治疗时，应该遵守三条原则

- 用足以达到目标眼压的最少量药物
- 堵塞鼻泪管减少全身性吸收
- 和产科医生和儿科医生讨论治疗方法

药物选择

一个月到八个月

β 阻滞剂，α 激动剂和 / 或局部碳酸酐酶抑制剂可能是安全的。不建议使用前列腺素类似物，如果用了，一旦发生子宫收缩现象应该立刻停止。毛果芸香碱可能是安全的，但是大多数年轻病人很难耐受。

第九个月

一般应该停止使用 β 受体阻滞剂和 α 受体激动剂，防止出现新生儿并发症。如果继续使用，应该咨询儿科医生，应该建议患者在产程开始时停止使用药物。局部的碳酸酐酶抑制剂可以继续使用。

哺乳

局部碳酸酐酶抑制剂和前列腺素类似物是合理的选择。如果用了 β 受体阻滞剂和（或）α 激动剂，应该密切监测婴儿是否出现全身毒性。

随访频率

如果一个患者的眼压和产前大致一致，不需要改变随访频率。如果IOP比平常高，就应该更频繁地做视野和视神经检查。轻到中度疾病，每4到6个月做一次视野检查比较合理。对于严重疾病，应该每2到3个月进行视野检查。

考虑近期妊娠的患者

最好在怀孕之前和病人讨论生育计划。合理的治疗取决于患者的青光眼损伤程度，眼压的高低，个人喜好和计划妊娠数量。

愿意接受激光治疗的青光眼病人，可以采取这种措施。而需要药物治疗的病人，应该告知药物可能会到达宝宝体内，同时早期怀孕阶段致畸风险最高。希望怀孕的妇女应该避免前列腺素类似物的使用。疾病晚期和边缘眼压控制的患者，怀孕前手术治疗可能有好处。所有病人一旦怀孕就应该联系他们的眼科医生。

（周 琦 译）

参考文献

1. Vaideanu D, Fraser S. Glaucoma management in pregnancy: a questionnaire survey. Eye (Lond) 2007; 21: 341-343.
2. Physicians' Desk Reference 64th Ed. Montvale, NJ: PDR Network LLC 2009.
3. Cuningham G, et al. (Eds.). Williams Obstetrics, 21st Ed. New York: McGraw-Hill 2001.
4. Shephard TH. Catalog of Teratogenic agents, 9th Ed. Baltimore: Johns Hopkins University Press 1998.
5. Karanjit KS, Zimmerman TJ. Antiglaucoma therapy during pregnancy, Parts 1 and 2. Ann Ophthalmol 1988; 20: 166-169 and 208-211.
6. Lustgarten JS, Podos SM. Topical timolol and the nursing mother. Arch Ophthalmol 1983; 101: 1381-1382.
7. Madadi P, Koren G, Freeman DJ, et al. Timolol concentrations in breast milk of a woman treated for glaucoma: calculation of neonatal exposure. J Glaucoma 2008; 17: 329-331.
8. Ho JD, Hu CC, Lin HC. Antiglaucoma medications during pregnancy and the risk of low birth weight: a population-based study. Br J Ophthalmol 2009; 10: 1283-1286.
9. Ozawa H, Azuma E, Shindo K, et al. Transient renal tubular acidosis in a neonate following transplacental acetazolamide. Eur J Pediatr 2001; 5: 321-321.
10. Heijl A, et al. Reduction of intraocular pressure and glaucoma progression: Results from the Early Manifest Glaucoma Trial. Arch Ophthalmol 2002; 134: 481-498.

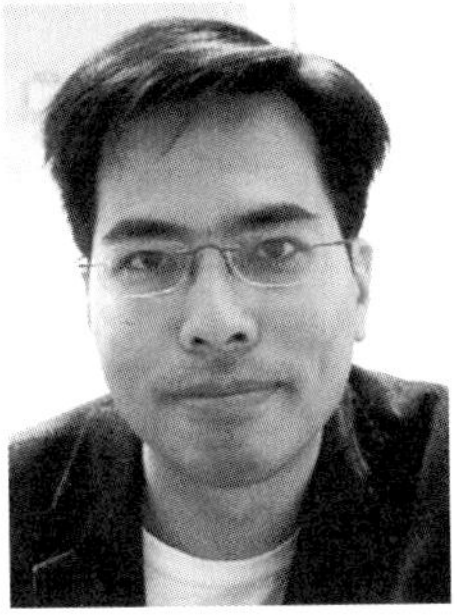

第12章　未满足的需要

Christopher Leung

共识观点

1. 发现视网膜神经节细胞功能紊乱的生物标记：

- 为了更有效地评价治疗结果，需要一种更可靠的测量视网膜神经节细胞健康状态的工具。
- 需要有新的测试药物的模型。

2. 发现降低眼压以及保护视网膜神经节细胞的青光眼治疗的新的目标。

注解：视乳头或视网膜神经纤维层结构变化经常在功能改变之前出现，可以作为临床试验的主要终点。

3. 新制剂的降眼压疗效不一定必须高于前列腺素类似物，特别是当它们可以和现有药物联合使用有额外疗效时。

4. 持续的眼压监控和家用眼压计：目前还没有市售的人类IOP连续监控设备。

注解：没有充分的证据显示现有的家用眼压计能够准确可靠地测量眼压。

注解：24小时持续降IOP药物可能有优势。

注解：但是，还不确定连续眼压监测或家用眼压计所提供的额外IOP数据能为当前眼压峰值，平均数和波动提供更多的临床信息。

5. 病人对青光眼药物的依从性的客观测量：青光眼患者不依从治疗方案的现象很常见。处理依从性差的危险因素以及发现新的提高依从性方法是有效治疗青光眼的关键。

6. 缺乏充分的发展中国家现有治疗实践和最适合青光眼治疗策略的信息。

7. 管理机构应该制定适用于全球的统一的含防腐剂和不含防腐剂药物标准。

8. 建议不同类型青光眼药物和固定复方剂的药瓶盖采用全球通用颜色编码方案。

9. 需要更多的有关改善眼血流及其和青光眼关系的研究。

10. 需要青光眼诊断和进展判定的生物标记。

11. 需要改良的药物给药方法。

12. 需要一种可以恢复视网膜神经节细胞功能或视神经再生的药物治疗。

发现和随诊视乳头，视网膜神经纤维层（RNFL）和视野变化是青光眼和进展监测的标准操作。常常用眼底照相或者数码成像技术，包括光学相干断层扫描，偏振激光扫描仪和激光共焦扫描激光检眼镜评估视乳头和 RNEL 变化。

视野的测量，自动白色视野计是当前的标准，尽管倍频技术（FDT）和短波长自动视野计（SWAP）可能可以比标准自动视野计更早地发现视野变化[1~5]。但是，视乳头，RNFL 和视野测量可能不能直接反映视网膜神经节细胞（RGC）的完整性。在早期青光眼，通常只有在大量的 RGC 和 RNEL 缺失之后才能检测到功能性损伤[6, 7]。当疾病加重时，很难测量到神经视网膜盘沿和 RNFL 厚度的进一步降低。需要发现一种更可靠的生物标记，可以监测青光眼不同阶段 RGC 的健康状态，在临床和试验环境下评估治疗结果。

生物标记一般被认为是一种可以通过物理或生物方法检测的生物学状态的指示器。测量 RGC 的进行性丢失是青光眼伤害的直接指示器。有一些研究体内 RGC 成像的试验研究。通过玻璃体内注射 Alexa Fluor 488- 标记的膜联蛋白[5]，Cordeiro 等发现在青光眼试验模型，采用共聚焦激光扫描眼底镜可以观察活体凋亡的视网膜细胞[8]。应用这项技术，他们研究了青光眼治疗可能的靶点淀粉样蛋白 -β 形成和聚集通路[9]。Leung 等介绍了一种非侵入性方法，采用改良的共聚焦扫描激光眼底镜，在转基因小鼠对 RGC 损伤进行成像，这种小鼠通过 Thy-1 启动子促进青荧光蛋白（CFP）表达增加[10, 11]。Thy-1 是一种细胞表面糖蛋白，在神经系统多部位的投射神经元有表达[12]。在视网膜，它主要表达在 RGC 上[13]。Thy-1 表达丢失被认为是由于程序性细胞死亡前或期间，非必须代谢功能停止，引起转录下降相关[14]。因此，Thy-1 表达下调可以作为一种敏感的 RGC 损伤指标。还需要对这种模型进一步研究才能确定其在评价新的青光眼治疗手段中的用途。

RGC 变性途径中有许多分子可以作为青光眼损伤的活性生物标记。氧化应激标记的增加[15, 16]，线粒体 DNA 损伤[17~19]以及基质金属蛋白酶表达增加[20, 21]都和青光眼病理过程相关。目前的研究目标是发现新的青光眼诊断和疾病进展的新型生物标记，研究分子诊断检验的用途。

连续眼压监测

虽然平均 IOP 升高是公认的青光眼发生和发展的危险因素，连续眼压监测对于青光眼治疗的重要性知之甚少。24 小时 IOP 波动被认为是由于房水动力学的变化（生成和引流途径），体位（坐位和仰卧位）以及其他生理和环境因素所导致。在生理位置（日间坐位，夜间仰卧位）测量 IOP，Liu 等发现正常个体和青光眼病人的夜间 IOP 更高[22~24]。青光眼患者，日间 IOP 波动更大，2/3 的患者的眼压峰值出现在夜间[25]。尽管这些研究表明连续 IOP 监测可能对指导治疗有帮助，24 小时 IOP 波动和青光眼进展的相关性仍然很薄弱。

Asrani 等采用自测眼压计（每天 5 次测量）测量眼压，发现日间眼压波动是青光眼患者平均随访 5 年期间视野进展的显著危险因素[26]。相反，Liu 等发现，未治疗的早期青光眼病人的 24 小时 IOP 波动幅度其实小于正常对照[27]。他们的结果不支持 24 小时眼压波动和早期青光眼伤害的相关性。有关长期眼压波动和青光眼进展的主要临床研究的数据也存在矛盾。在晚期青光眼干预研究（AGIS）中，随访日间眼压波动（定义为所有眼压测量值的标准差）和视野进展风险增加有关[28]。相反，在早期青光眼试验（EMGT）中随访日间 IOP 波动和视野或者视乳头变化无关[29]。不同的结论可能归因于研究设计和结果测量的不同。连续 IOP 监测的作用以及 IOP 波动和青光眼进展的相关性还需要进一步的研究。

虽然已经出现了一些便携式家用眼压计，目前市场上还没有可以持续测量 IOP 的设备[30~33]。家庭用眼压计增加了 IOP 测量次数，但是不能进行 24 小时动态测量。由于眼压测量的准确性取决于患者，可以设想肯定会存在较高的 IOP 值变化。IOP 感知隐形眼镜的发展可能有望用于连续眼压监测[34，35]。然而，还有一些技术性挑战，包括运动伪影和角膜的厚度及曲率的生理变化，只有克服了这些问题，这种临床检查才可能成为常规。

药物治疗的依从性

药物治疗的不依从是常见而公认的青光眼治疗困难。青光眼依从性和持久性研究（GAPS）发现，13 956 个接受初始青光眼药物治疗的实验对象平均药物使用率（发放处方药天数 / 第一次取药到再次取药的间隔天数）为 0.64，中位数天数为 0.57[36]。90% 的受试者在 12 个月研究期间没有再次开药。药物依从性差的患者存在疾病进展的风险，和完全青光眼视野丢失相关[37]。发现和识别不依从治疗的原因，提高依从性和坚持药物治疗是青光眼药物治疗的主要挑战。

简短的诊室时间发现和检查依从性存在困难。临床医生对依从性判断和患者实际用药量的相关性很弱[38、39]。因此需要一种客观的依从性监测方法。一个方法是使用用药帮手，可以记录日期、用药次数和和数量[40]。一项前瞻性研究评估了 196 例患者使用苏为坦 Travatan 用药帮手的依从性，Okeke 等人报道平均依从率为 0.71，介于 0.02 和 0.97 之间[41]。临床评价和用药帮手记录的依从率一致性很差。使用多种药物患者的依从性更差。研制并应用其他青光眼药物的用药帮手将有助于临床医生发现不依从现象，评估治疗效果。

客观准确地检查依从性是明确不依从原因的基础。196 名使用曲伏前列素的青光眼病人，使用用药帮手，发现，调整教育程度和收入后，依从性差的危险因素是高龄、非裔美国人、和健康状态不佳[42]。为了提高依从性，了解药物的数量、费用、耐受性、点眼药的难度和医患沟通对患者个体行为的影响也很重要。

一项随机对照试验中，Okeke 等人发现，一些活动，包括观看教育视频、回顾当前点药的困难、定期接受电话提醒、声光提示的眼药装置都可以提高青光眼药物使用依从性[43]。尽管还不确定哪种方法最有利，今后还需要研制性价比高的针对个别病人特殊困难的提高用药依从性的方法。

(周　琦 译)

参考文献

1. Johnson CA, Adams AJ, Casson EJ, Brandt JD. Blue-on-yellow perimetry can predict the development of glaucomatous visual field loss. Arch Ophthalmol 1993; 111: 645-650.
2. Johnson CA, Adams AJ, Casson EJ, Brandt JD. Progression of early glaucomatous visual field loss as detected by blue-on-yellow and standard white-on-white automated perimetry. Arch Ophthalmol 1993; 111: 651-656.
3. Sample PA, Bosworth CF, Blumenthal EZ, Girkin C, Weinreb RN. Visual function-specific perimetry for indirect comparison of different ganglion cell populations in glaucoma. Invest Ophthalmol Vis Sci 2000; 41: 1783-1790.
4. Cello KE, Nelson-Quigg JM, Johnson CA. Frequency doubling technology perimetry for detection of glaucomatous visual field loss. Am J Ophthalmol 2000; 129: 314-322.
5. Medeiros FA, Sample PA, Weinreb RN. Frequency doubling technology perimetry abnormalities as predictors of glaucomatous visual field loss. Am J Ophthalmol 2004; 137: 863-871.
6. Sommer A, Katz J, Quigley HA, Miller NR, Robin AL, Richter RC, Witt KA. Clinically detectable nerve fiber atrophy precedes the onset of glaucomatous field loss. Arch Ophthalmol 1991; 109: 77-83.
7. Swanson WH, Felius J, Pan F. Perimetric defects and ganglion cell damage: interpreting linear relations using a two-stage neural model. Invest Ophthalmol Vis Sci 2004; 45: 466-472.
8. Cordeiro MF, Guo L, Luong V, Harding G, Wang W, Jones HE, Moss SE, Sillito AM, Fitzke FW. Real-time imaging of single nerve cell apoptosis in retinal neurodegeneration. Proc Natl Acad Sci U S A 2004; 101: 13352-13356.
9. Guo L, Salt TE, Luong V, Wood N, Cheung W, Maass A, Ferrari G, Russo-Marie F, Sillito AM, Cheetham ME, Moss SE, Fitzke FW, Cordeiro MF. Targeting amyloid-beta in glaucoma treatment. Proc Natl Acad Sci U S A 2007; 104: 13444-13349.
10. Leung CK, Lindsey JD, Crowston JG, Lijia C, Chiang S, Weinreb RN. Longitudinal profile of retinal ganglion cell damage after optic nerve crush with blue-light confocal scanning laser ophthalmoscopy. Invest Ophthalmol Vis Sci 2008; 49: 4898-4902.
11. Leung CK, Lindsey JD, Crowston JG, Ju WK, Liu Q, Bartsch DU, Weinreb RN. In vivo imaging of murine retinal ganglion cells.J Neurosci Methods 2008; 168: 475-478.
12. Morris R. Thy-1 in developing nervous tissue. Dev Neurosci 1985; 7: 133-160.
13. Barnstable CJ, Drager UC. Thy-1 antigen: a ganglion cell specific marker in rodent retina. Neuroscience 1984; 11: 847-855.
14. Schlamp CL, Johnson EC, Li Y, Morrison JC, Nickells RW. Changes in Thy1 gene expression associated with damaged retinal ganglion cells. Mol Vis 2001; 7: 192-201.
15. Izzotti A, Bagnis A, Sacca SC. The role of oxidative stress in glaucoma. Mutat Res 2006; 612: 105-114.
16. Mozaffarieh M, Grieshaber MC, Flammer J. Oxygen and blood flow: players in the patho-

genesis of glaucoma. Mol Vis 2008; 14: 224-233.
17. Kong GY, Van Bergen NJ, Trounce IA, Crowston JG. Mitochondrial dysfunction and glaucoma. J Glaucoma 2009; 18: 93-100.
18. Jarrett SG, Lin H, Godley BF, Boulton ME. Mitochondrial DNA damage and its potential role in retinal degeneration. Prog Retin Eye Res 2008; 27: 596-607.
19. Kong GY, Van Bergen NJ, Trounce IA, Crowston JG. Mitochondrial dysfunction and glaucoma. J Glaucoma 2009; 18: 93-100.
20. Chintala SK. The emerging role of proteases in retinal ganglion cell death. Exp Eye Res 2006; 82: 5-12.
21. Golubnitschaja O, Yeghiazaryan K, Liu R, Mönkemann H, Leppert D, Schild H, Haefliger IO, Flammer J. Increased expression of matrix metalloproteinases in mononuclear blood cells of normal-tension glaucoma patients. J Glaucoma 2004; 13:66-72.
22. Liu JH, Gokhale PA, Loving RT, Kripke DF, Weinreb RN. Laboratory assessment of diurnal and nocturnal ocular perfusion pressures in humans. J Ocul Pharmacol Ther 2003; 19: 291-297.
23. Liu JH, Kripke DF, Twa MD, Hoffman RE, Mansberger SL, Rex KM, Girkin CA, Weinreb RN. Twenty-four-hour pattern of intraocular pressure in the aging population. Invest Ophthalmol Vis Sci 1999; 40: 2912-2917.
24. Liu JH, Kripke DF, Hoffman RE, Twa MD, Loving RT, Rex KM, Gupta N, Weinreb RN. Nocturnal elevation of intraocular pressure in young adults. Invest Ophthalmol Vis Sci 1998; 39: 2707-2712.
25. Mosaed S, Liu JH, Weinreb RN. Correlation between office and peak nocturnal intraocular pressures in healthy subjects and glaucoma patients. Am J Ophthalmol 2005; 139: 320-324.
26. Asrani S, Zeimer R, Wilensky J, Gieser D, Vitale S, Lindenmuth K. Large diurnal fluctuations in intraocular pressure are an independent risk factor in patients with glaucoma. J Glaucoma 2000; 9: 134-142.
27. Liu JH, Zhang X, Kripke DF, Weinreb RN. Twenty-four-hour intraocular pressure pattern associated with early glaucomatous changes. Invest Ophthalmol Vis Sci 2003; 44: 1586-1590.
28. Nouri-Mahdavi K, Hoffman D, Coleman AL, Liu G, Li G, Gaasterland D, Caprioli J; Advanced Glaucoma Intervention Study. Predictive factors for glaucomatous visual field progression in the Advanced Glaucoma Intervention Study. Ophthalmology 2004; 111: 1627-1635.
29. Bengtsson B, Leske MC, Hyman L, Heijl A; Early Manifest Glaucoma Trial Group. Fluctuation of intraocular pressure and glaucoma progression in the early manifest glaucoma trial. Ophthalmology 2007; 114: 205-209.
30. Asrani S, Chatterjee A, Wallace DK, Santiago-Turla C, Stinnett S. Evaluation of the ICare Rebound Tonometer as a Home Intraocular Pressure Monitoring Device. J Glaucoma 2010 Apr 29. In press.
31. Sacu S, Vass C, Schemper M, Rainer G. Self-tonometry with the Ocuton S: evaluation of accuracy in glaucoma patients. Acta Ophthalmol Scand 2004; 82: 405-409.
32. Lam DS, Leung DY, Chiu TY, Fan DS, Cheung EY, Wong TY, Lai JS, Tham CC. Pressure phosphene self-tonometry: a comparison with goldmann tonometry in glaucoma patients. Invest Ophthalmol Vis Sci 2004; 45: 3131-3136.
33. Kupin TH, Shin DH, Juzych MS, Olivier MM, Kim C. Use of a Tono-Pen for long-term home tonometry. Am J Ophthalmol 1993; 116: 643-644.
34. Greene ME, Gilman BG. Intraocular pressure measurement with instrumented contact lenses. Invest Ophthalmol 1974; 13: 299-302.
35. Leonardi M, Leuenberger P, Bertrand D, Bertsch A, Renaud P. First steps toward noninvasive intraocular pressure monitoring with a sensing contact lens. Invest Ophthalmol Vis Sci 2004; 45: 3113-3117.
36. Friedman DS, Quigley HA, Gelb L, Tan J, Margolis J, Shah SN, Kim EE, Zimmerman T, Hahn SR. Using pharmacy claims data to study adherence to glaucoma medications: methodology and findings of the Glaucoma Adherence and Persistency Study (GAPS). Invest

Ophthalmol Vis Sci 2007; 48: 5052-5057.
37. Stewart WC, Chorak RP, Hunt HH, Sethuraman G. Factors associated with visual loss in patients with advanced glaucomatous changes in the optic nerve head. Am J Ophthalmol 1993; 116: 176-181.
38. Kass MA, Gordon M, Meltzer DW. Can ophthalmologists correctly identify patients defaulting from pilocarpine therapy? Am J Ophthalmol 1986; 101: 524-530.
39. Quigley HA, Friedman DS, Hahn SR. Evaluation of practice patterns for the care of open-angle glaucoma compared with claims data: the Glaucoma Adherence and Persistency Study. Ophthalmology 2007; 114: 1599-1606.
40. Friedman DS, Jampel HD, Congdon NG, Miller R, Quigley HA. The TRAVATAN Dosing Aid accurately records when drops are taken. Am J Ophthalmol 2007; 143: 699-701.
41. Okeke CO, Quigley HA, Jampel HD, Ying GS, Plyler RJ, Jiang Y, Friedman DS. Adherence with topical glaucoma medication monitored electronically the Travatan Dosing Aid study. Ophthalmology 2009; 116: 191-199.
42. Friedman DS, Okeke CO, Jampel HD, Ying GS, Plyler RJ, Jiang Y, Quigley HA. Risk factors for poor adherence to eyedrops in electronically monitored patients with glaucoma. Ophthalmology 2009; 116: 1097-1105.
43. Okeke CO, Quigley HA, Jampel HD, Ying GS, Plyler RJ, Jiang Y, Friedman DS. Interventions improve poor adherence with once daily glaucoma medications in electronically monitored patients. Ophthalmology 2009; 116: 2286-2293.

共识点小结

第1部分——什么样的人应该接受治疗？

1. 总的来说，治疗是针对青光眼患者以及有视功能损害进展或者有视力相关生活质量降低风险的可疑青光眼患者。

注解：当疾病进展风险大于治疗所带来的风险和副作用时，通常建议治疗。

2. 所有的治疗决策都应该考虑到与之共存的患者眼部条件、预期寿命、全身健康情况以及患者对治疗的认识和期望。

3. 在考虑青光眼患者的治疗方案时，评估疾病进展是至关重要的。对于疾病进展速率将极有可能导致余生视力相关生活质量明显下降的患者建议治疗。

4. 一般来说针对有确定青光眼性视野缺损的患者，尤其是此类缺损是进展性缺损且此进展可以被检测到。

5. 视神经和视神经纤维层的青光眼特征性改变预示了青光眼的功能性视野缺损，因此这类确定有进展性损害的结构证据的患者一般需要进行降低眼内压治疗。

6. 要不要治疗可疑青光眼患者需要考虑以下关于疾病发展的危险因素，包括年龄、青光眼家族史、眼内压、中央角膜厚度、假性剥脱表现、视乳头出血、视神经乳头和视网膜神经纤维层结构及功能完整性的测量。

注解：虽然有关青光眼进展相关危险因素的研究已经取得进展，但仍需要做大量工作来更好改进风险模型。尽管如此，那些影响疾病进展的危险因素还是可以帮助判断患者疾病治疗的预后，决定随访的频率和所采取的治疗力度。

7. 视神经乳头和视网膜神经纤维层的影像资料能够提供有用的预测数据，估计青光眼造成的进展性的功能丧失的风险。因此能够作为视力功能损害可替代的检测方法。

8. 选择性的视功能检查可以预测青光眼患者的功能损失，因此可以作为辅助检查帮助决定治疗方案。

9. 前瞻性模型或者风险估算可以协助临床医生来提供更多关于个体患者进展性的青光眼风险客观评价的信息。

注解：前瞻性模型是根据严格筛选的患者群体建立的。患者群体是按照严格的入选标准和排除标准选择的，且可能不代表在每天的临床工作上遇到的全体患者。这些模型的使用应该严格针对那些与上述研究中类似的病人。

第2部分——治疗目标

1. 目标眼压是指眼内压处于一个安全范围，在这个范围里，临床医生认为病情的预期进展不会影响患者的生活质量。

注解：尽管目标眼压这个用法被绝大多数专家推荐，但是并没有充分的证据说明这可以带来更好的临床预后。

2. 目标眼压具体范围是由青光眼损伤、进展程度、造成损伤时的眼压、患者的预期寿命、严重青光眼患者患眼外的另一只眼情况、家族史等因素决定的。

3. 控制目标眼压需要不断地重新评估和调整。

4. 必须衡量为了达到目标眼压所采用的进一步治疗的利与弊。

注解：短期和长期眼压变化、眼压计读数的准确性、患者预期寿命、治疗的依从性、预期进展等不确定性仍然尚未解决。

5. 治疗目标包括眼压、视功能、解剖结构情况（视乳头、视网膜神经纤维层）以及生活质量。

注解：患者陈述的青光眼病情结果能否在临床实践中运用以及它们是否发现了有临床意义的病情变化是尚有疑问的。

第3部分——药物

1. 所有滴眼剂均存在潜在的系统性影响（即全身性作用），当使用者降低使用频率、鼻泪管阻塞及轻闭双眼时均可能会使得药物浓度轻微降低。

注解：在怀孕和哺乳期间，应对每位病人的用药风险及用药效益进行评估。

2. 局部外用胆碱能药物可有效地降低眼内压。

注解：在开角型青光眼，胆碱能药物可以通过收缩睫状肌增加经小梁网的房水外流。

注解：胆碱能药物能刺激虹膜括约肌并在某些情况下开放闭角型青光眼的部分房角。

注解：毛果芸香碱是该类药物的代表。毛果芸香碱与β受体阻滞剂，α-肾上腺素能激动剂，和碳酸酐酶抑制剂共同作用时具有降眼压作用。在一些患者中，毛果芸香碱作为辅助添加剂和前列腺素类药物共同使用。

注解：毛果芸香碱常见的眼部副作用令其使用受到限制，其中包括眉弓部疼痛、可能诱发调节性近视和视物昏暗。

注解：TID或QID剂量时患者使用的依从性差。

3. 间接作用型胆碱能药物仍应用于无晶状体的开角型青光眼或人工晶状体眼。

注解：间接作用型胆碱剂会导致发生白内障，且可能引起全身不良反应。

4. 选择性β受体阻滞剂是有效的降眼压药物。

注解：外用β受体阻滞剂通过减少房水生成降低眼压。所有非选择性β受体阻滞剂均有类似的降眼压效果。

注解：选择性和非选择性β受体阻滞剂的副作用与降眼压作用相比极低。

注解：虽然有些β受体阻滞剂具有内在拟交感活性（ISA）或α阻滞性，和其他的非选择性β拮抗剂对比其临床特性相似。但是，ISA 可减少对β阻滞剂相关的呼吸和心血管副作用。

5. 噻吗洛尔及其他β受体阻滞剂，在睡眠时的降眼压效果很小。

注解：非选择性局部应用β受体阻滞剂对以下患者是使用禁忌：哮喘、慢性阻塞性肺疾病（肺气肿及气管炎）、某些情况下的充血性心脏衰竭、心动过缓及心脏传导阻滞。

6. 相对选择性β-1 受体阻滞剂倍他洛尔的降眼压功效小于非选择性β受体阻滞剂。

评论：对于患反应性气道病的患者而言，与非选择性β受体阻滞剂相比，倍他洛尔相对安全。

7. 碳酸酐酶抑制剂（CAIs）是有效降眼压药物。

注解：CAIs 通过抑制碳酸酐酶同工酶 II 来减少的房水生成从而降低眼压。

注解：CAIs 是唯一市售的可以局部外用和全身使用的降低眼压药物。

注解：对于 CAIs 的全身应用，主要副作用包括感觉异常、全身乏力、胃肠功能紊乱、肾病、血液疾病及代谢性酸中毒。

注解：对于局部使用 CAIs，副作用包括眼部烧灼感、刺痛感、口苦、浅层点状角膜炎、视力模糊、流泪，头痛和一过性近视。

注解：CAI 类药物可能会增加眼部血流速度；但是没有足够的证据表明对这种效应对青光眼患者有临床作用。

注解：相对降眼压效果而言，外用 CAIs 和全身使用 CAIs 药物的不良效果极小。

8. 磺胺过敏禁止全身使用 CAIs，此外还有低血钠和 / 或血钾水平、引起代谢性酸中毒等副作用。

9. 非选择性肾上腺素能激动剂，肾上腺素和其前体药物（匹福林）是有效的降眼压剂。

注解：肾上腺素受体激动剂通过减少房水形成和增加葡萄膜巩膜途径的房水外流降低眼压。

评论：由于全身副作用，婴儿及儿童禁用肾上腺素受体激动剂。

注解：肾上腺素受体激动剂的降眼压功效小于噻吗洛尔。这类药物经常添加在前列腺素类药物中，但不与非选择性β受体阻滞剂同用。

注解：局部使用副作用包括结膜充血，睑结膜炎。全身副作用包括系统性高血压和心律失常。

10. 选择性α-2肾上腺素受体激动剂通过抑制房水产生和增加外流降低眼压。对巩膜静脉压同样有影响。

注解：选择性α-2肾上腺素受体激动剂的全身副作用，包括口干、嗜睡和低血压。

11. 没有足够的证据表明人类的选择性α-2肾上腺素受体激动剂具有神经保护作用。选择性α1A拮抗剂布那唑嗪，能增加葡萄膜巩膜流出。

注解：虽然耐受性良好，局部应用布那唑嗪的降压效果要弱于局部使用噻吗洛尔。

12. 前列腺素类似物（PGA）是最有效的局部抗青光眼降眼压药物，一般作为一线治疗药物。

注解：PGA通过增加葡萄膜巩膜通路的房水外流降低眼压，并且可能对流出通道有效果。

注解：前列腺素类似物常见的副作用包括结膜充血，可逆的睫毛增长、浓密、色素沉着，不可逆转的虹膜色素沉着增多，以及眼睑皮肤色素沉着增加。罕见的副作用包括葡萄膜炎、疱疹病毒性角膜炎和黄斑囊样水肿。

注解：PGA全身使用是安全的，但和其他抗青光眼药物同样禁用于怀孕妇女。

13. 多剂量的眼部局部药物中的防腐剂会引起眼表改变。

注解：应特别注意长期接触苯扎氯铵（BAK）与眼表疾病密切相关。越来越多的替代防腐剂被用于多剂量药物中，以期降低对眼表的伤害性影响。然而，这些药物之间缺乏直接比较。

注解：不含防腐剂的单位剂量包装形式以替代传统的多剂量瓶似乎可行。理论上，他们可能对眼表的影响更小，然而，缺乏药物之间的直接比较。

第4部分——药物选择

1. 评价一种降眼压药物疗效的唯一指标是降低眼压的效果。

2. 初始治疗：推荐前列腺素衍生物（PGA）作为大多数青光眼治疗的首选药物。

3. 初始单药治疗应至少降低基线眼压20%。

注解：眼压下降小于10%认为是无效的。

注解: 不同前列腺素类药物间替换有时可能增加眼压下降幅度。

4. 现有治疗不能达到目标眼压是联合治疗的指征。

注解: 限制一类药物中仅能选取一种参与联合治疗。

注解: 该药作为单药治疗时的降眼压效果通常小于联合治疗。

5. 如果使用复方制剂与单独使用两种药物达到的疗效相同,复方制剂较之优势在于使用更便利,减少药物防腐剂的剂量和提高患者依从性。

注解: 缺乏证据表明使用复方制剂降眼压效果优于分别点用其成分药物。

6. 以下情况可以考虑手术治疗:药物治疗不能降低眼压到足够低的水平或不能阻止病程进展,虽已采取药物治疗但疾病进展风险仍太高,对药物过敏、耐受性差、依从性差或缺乏药物时。

第5部分——其他类型开角型青光眼的药物治疗

1. 假性剥脱性青光眼及假性剥脱综合征患者眼压升高需要治疗时,PG类药物是单药治疗的首选。

注解: 毛果芸香碱可以减少假性剥脱患眼虹膜运动,因此可以减少剥脱物质及色素在小梁网的堆积。

2. PGA类药物是色素性青光眼单药治疗的首选。

注解: 毛果芸香碱对色素性青光眼有效,因为它可以减轻反向瞳孔阻滞,减少虹膜运动。

3. 抗感染治疗是葡萄膜炎继发性青光眼的一线治疗措施。

第6部分——给药

1. 不依从 / 无毅力 / 不服从是青光眼治疗过程中的主要问题。比规定剂量使用剂量少的患者,较多于规定剂量用药的患者预后更差。

注解: 多数关于青光眼患者研究估计他们平均仅接受了70%的剂量。这可能取决于治疗持续时间,药物的数量及疾病的严重程度。

2. 患者自我报告往往高估了其依从性。

注解: 医生不能准确预测哪些患者依从性差。

注解: 尽管暂时没有,期望有更好的系统能可靠和容易地监测患者的减少用药的行为并反馈给医生,使他们可更好的识别难以坚持和减少用药的患者。

3. 已明确的依从性差的危险因素,包括年幼及年长的患者,种族差异和抑郁。

注解: 虽然依从性差可以发生于所有患者中,但具有这些高危因素的患者需要更加留意。

4. 患者难于将滴眼液准确的滴入眼内。

注解：提高依从性应关注身体障碍。

注解：观察患者如何滴眼，可以发现那些不能点药的患者。

5. 至少在未来几年，局部降眼压药物仍是青光眼治疗的主要方式。

注解：尽管药物治疗有其局限性（使用不方便，依赖患者的依从性和已描述的不良副反应，尤其是结膜），局部抗青光眼药物相对便宜、容易获得、普遍安全，产生的副作用也是可逆的。

6. 滴眼液中防腐剂的成分更改成毒性更小且更温和的配方，和/(或)发展无防腐剂的给药系统，从而在需要足够药物控制眼压时可以降低防腐剂相关的副作用和组织毒性。

7. 青光眼非眼压依赖的治疗和新的给药系统在青光眼治疗中仍是一个首要的未实现的医疗需求。

第7部分——卫生经济学

1. 不同国家关于青光眼治疗成本的调查报告各不相同

注解：发展中国家关于此类信息几乎没有

注解：除了美国，治疗成本的差异主要与世界各区域的经济发展程度有关。

2. 一次手术的成本远超过短期的药物成本，但低于长期的药物成本。

注解：改变药物成本可能会改变这一点

注解：手术失败可能会改变这一点，因为需要额外的药物或手术治疗

3. 仿制药可能可以直接降低治疗成本。

注解：需要更多的研究用于比较仿制药和品牌药的不同

4. 青光眼药物的副作用对经济影响极小。

5. 固定复合制剂和单独药物成分的治疗成本没有明显的差异

6. 每个国家对治疗失败的定义是不同的，主要取决于该国家药物和手术治疗的成本及可获得性。

注解：青光眼的药物价格并不透明

第8部分——青光眼的非药物治疗及方法

1. 有少量的临床实验正在验证非药物性化合物（替代或补充治疗）对青光眼的神经保护作用。

注解：这些自然化合物还未进行很好的研究，还需要进一步研究它们的功效和安全性。

2. 运动可以降低眼内压，但这种降低的程度，持续时间和临床意义尚不清楚。

注解： 运动还可以增加眼的血流灌注，但这种改变的意义尚不清楚。

3. 据报道针灸可以降低眼内压并增加眼内血流。

注解： 这些报道的结果存在相互矛盾的地方，在这种方法应用于临床实践前需要进行更多的研究。

第9部分——神经保护剂

1. 青光眼的神经保护策略被确定为一种通过降眼压以外的其他机制，防止视神经病变的发生或进展，并保留视觉功能的治疗方法。

2. 降低眼压的药物已被证明可以保护青光眼进展的视神经。

注解： 一些降低眼压的药物，可能还具有通过非依赖眼压降低机制，保护视神经的作用，但是目前还没有足够的证据证明任何药物具有这种双重效果。

3. 预防RGC死亡的治疗方法可以防止原发或继发视网膜神经节细胞变性。

4. 从实验模型的证据揭示，神经保护作用可以被赋予：

a. 抑制损伤或杀死RGCs的致病机制。

b. 使视神经更能耐受损伤。

5. 许多研究已经表明，在青光眼或视神经损伤的实验模型中具有神经保护作用，但在临床研究中缺乏神经保护作用的明确证据。

6. 在将神经保护作用的实验证据转化为临床证据时可能面临的挑战：

a. 对人类的治疗可能是无效的。

b. 缺乏足够强大的工具来评估临床上视神经健康状况。

c. 缺少能够很好代表人类青光眼的动物模型。

d. 缺乏精心设计和并严格执行的临床研究。

7. 目前的检测方式对检测逻辑上可行时间框架内的变化不够敏感和特异。发展准确、敏感、特异性和可重复性的临床试验，提供当前视神经的健康状态信息，是临床开发神经保护剂所必需的。

注解： 需要有这样一种在出现不可逆损伤之前就能够检测到损伤进展的临床检测方法。

第10部分——婴儿和儿童青光眼的药物治疗

1. 婴儿和儿童青光眼的主要治疗方式是手术。

注解： 在很多情况下，临床医生在等待手术或者在一个部分成功的手术后必须用药物治疗升高的眼压。

注解：婴儿和儿童青光眼只有在罕见的情况下才以药物治疗为主要治疗方式。

注解：儿童不是小的成年人；很少在成人身上发生的副作用可以发生在儿童身上。

2. 促进房水外流的药物（毛果芸香碱和前列腺素类似物）对儿童青光眼的疗效不稳定，然而房水抑制剂可以稳定地降低眼压。

注解：全身和局部碳酸酐酶抑制剂有效而且安全。如果可能，可以在儿科医生的监控下使用。

注解：局部β受体阻滞剂有效；全身安全性是最主要的顾虑。倍他洛尔比噻吗洛尔更安全。

注解：局部溴莫尼定在2岁以下儿童绝对禁用，在稍大的儿童使用时也需要高度小心。

注解：前列腺素类似物对孩子的疗效比成人小，对大些的儿童可能更有效。

注解：有晶状体眼的儿童少用缩瞳药。

第11部分——妊娠期青光眼治疗

1. 妊娠期/哺乳期青光眼患者的合理治疗需要平衡治疗对胎儿的风险和减少或停止治疗对母亲的风险。

注解：因为根本没有前瞻性的人类数据，更加难以做出决定，已经出版的资料可以作为一定的指导。

2. 和所有妊娠期和哺乳期使用的全身吸收的药物一样，局部抗青光眼药物也有致畸，影响怀孕或保胎，或者出现新生儿副作用的风险。

注解：前列腺素类似物可能会引起子宫收缩。

注解：β阻滞剂和α激动剂可以引起严重的毒性反应（呼吸和中枢神经系统抑制）。如果有可能，应该在怀孕的最后几星期停止使用这些药物。

3. 妊娠和哺乳期妇女，激光小梁成形术是一种可行的初始或者辅助治疗。

4. 一定的病例可以考虑滤过手术，最好不使用抗纤维化治疗。

第12部分——未满足的需要

1. 发现视网膜神经节细胞功能紊乱的生物标记：

- 为了更有效地评价治疗结果，需要一种更可靠的测量视网膜神经节细胞健康状态的工具。
- 需要有新的测试药物的模型。

2. 发现降低眼压以及保护视网膜神经节细胞的青光眼治疗新的目标。

注解：视乳头或视网膜神经纤维层结构变化经常在功能改变之前出现，可以作为临床试验的主要终点。

3. 新制剂的降眼压疗效不一定必须高于前列腺素类似物，特别是当它们可以和现有药物联合使用有额外疗效时。

4. 持续的眼压监控和家用眼压计：目前还没有市售的人类IOP连续监控设备。

注解：没有充分的证据显示现有的家用眼压计能够准确可靠地测量眼压。

注解：24小时持续降IOP药物可能有优势。

注解：但是，还不确定连续眼压监测或家用眼压计所提供的额外IOP数据能为当前眼压峰值，平均数和波动提供更多的临床信息。

5. 病人对青光眼药物的依从性的客观测量：青光眼患者不依从治疗方案的现象很常见。处理依从性差的危险因素以及发现新的提高依从性方法是有效治疗青光眼的关键。

6. 缺乏充分的发展中国家现有治疗实践和最适合青光眼治疗策略的信息。

7. 管理机构应该制定适用于全球的统一的含防腐剂和不含防腐剂药物标准。

8. 建议不同类型青光眼药物和固定复方剂的药瓶盖采用全球通用颜色编码方案。

9. 需要更多的有关改善眼血流及其和青光眼关系的研究。

10. 需要青光眼诊断和进展判定的生物标记。

11. 需要改良的药物给药方法。

12. 需要一种可以恢复视网膜神经节细胞功能或视神经再生的药物治疗。

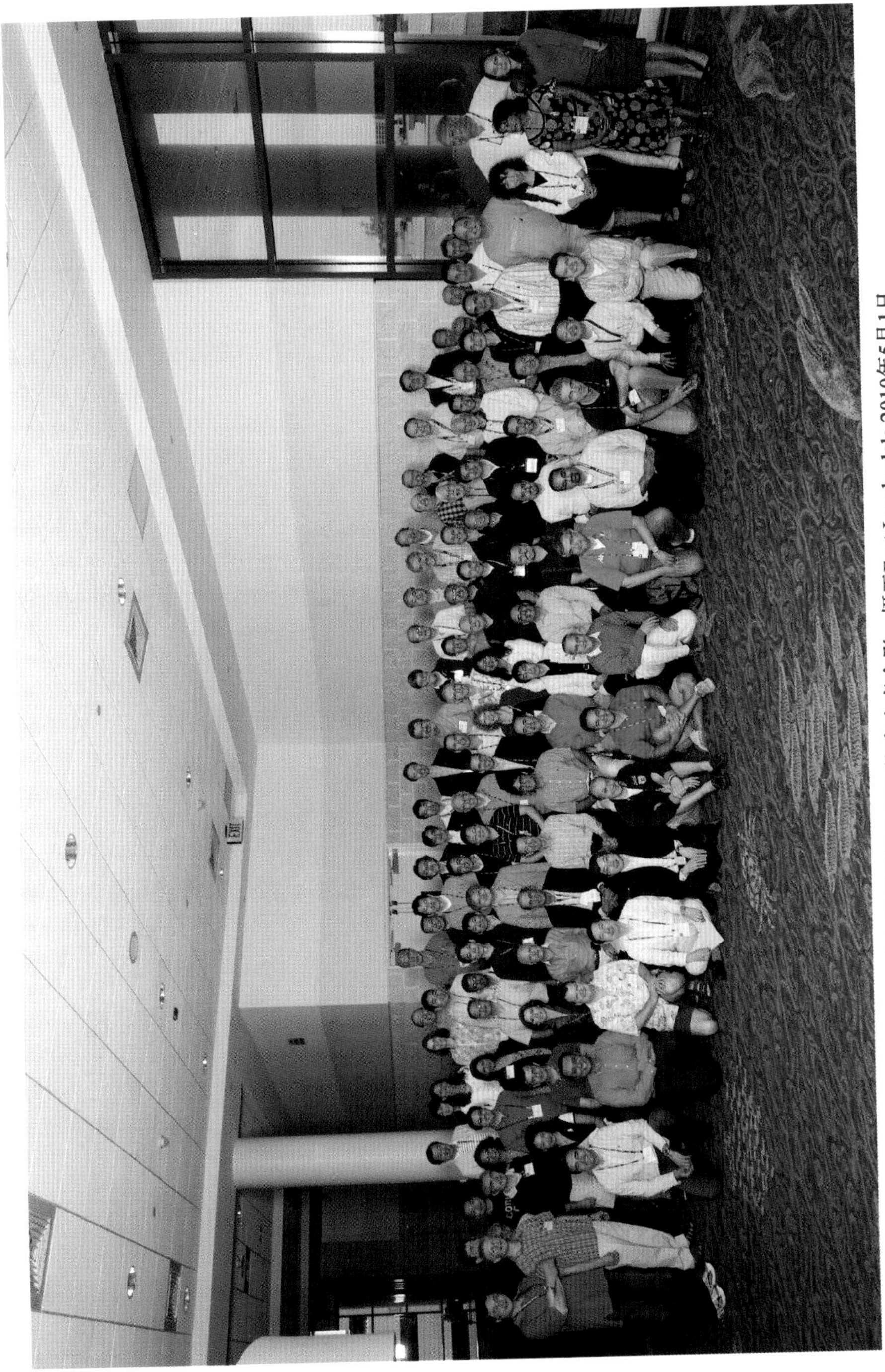

共识7青光眼的药物治疗会议参会者合影，摄于Fort Lauderdale,2010年5月1日